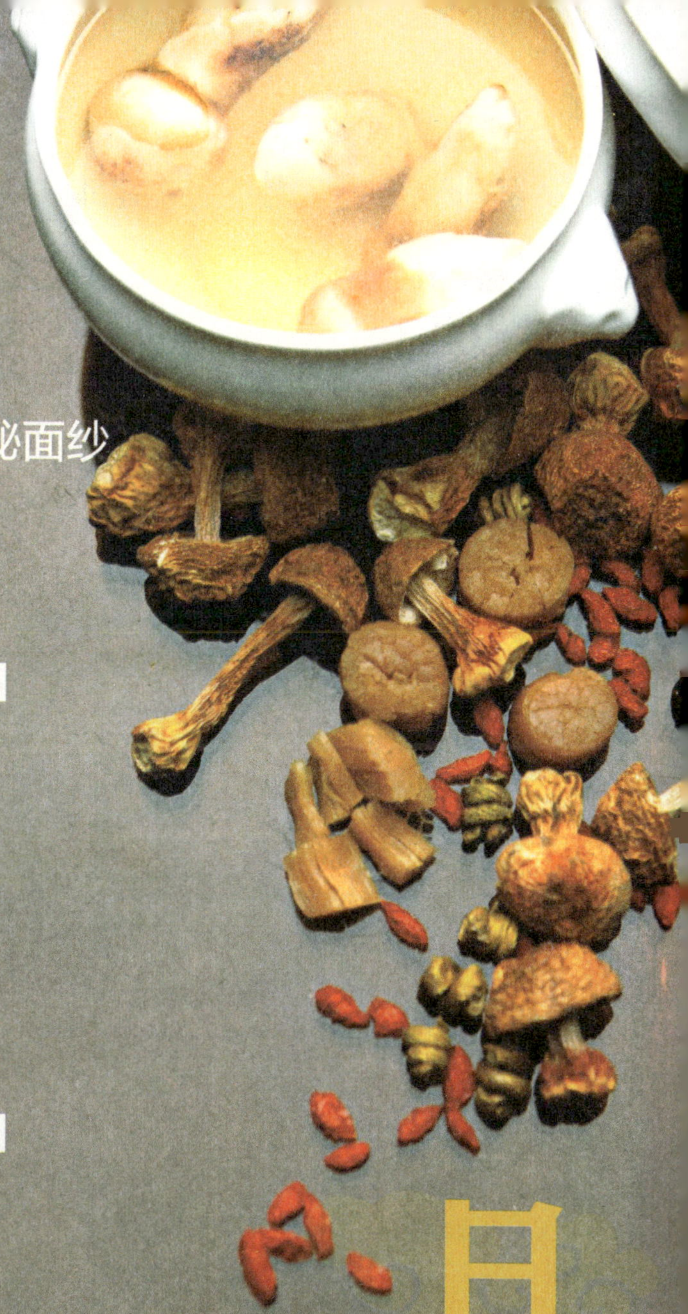

目录

contents

第一章

揭开美味汤煲的神秘面纱

U0669452

第二章

美味汤膳喝出全身健康

第三章

顺时汤补更养生

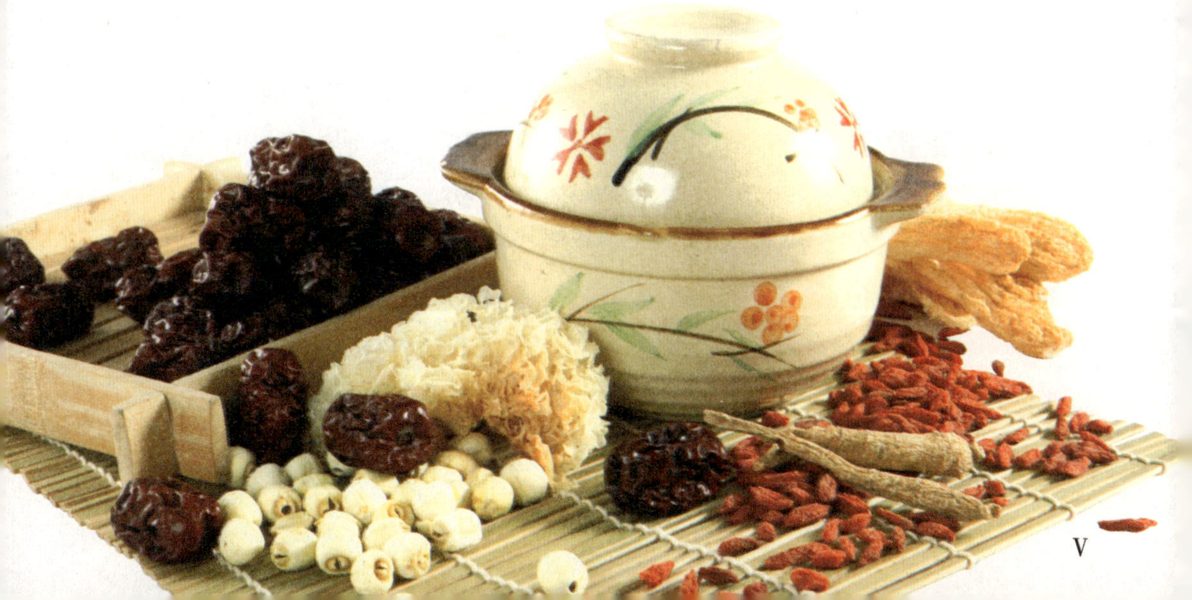

第五章

调养身体好汤品

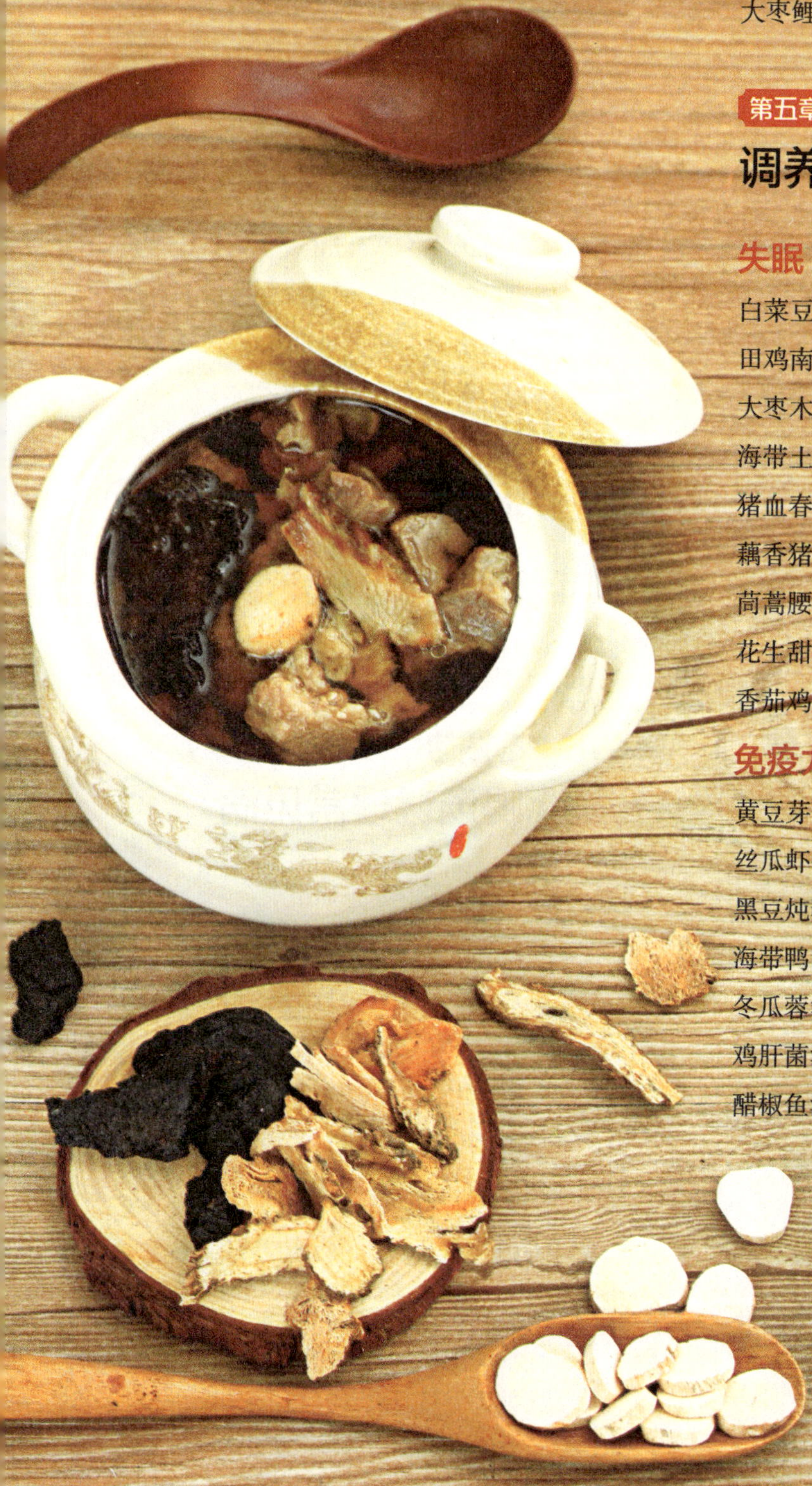

第六章

喝汤调理常见病

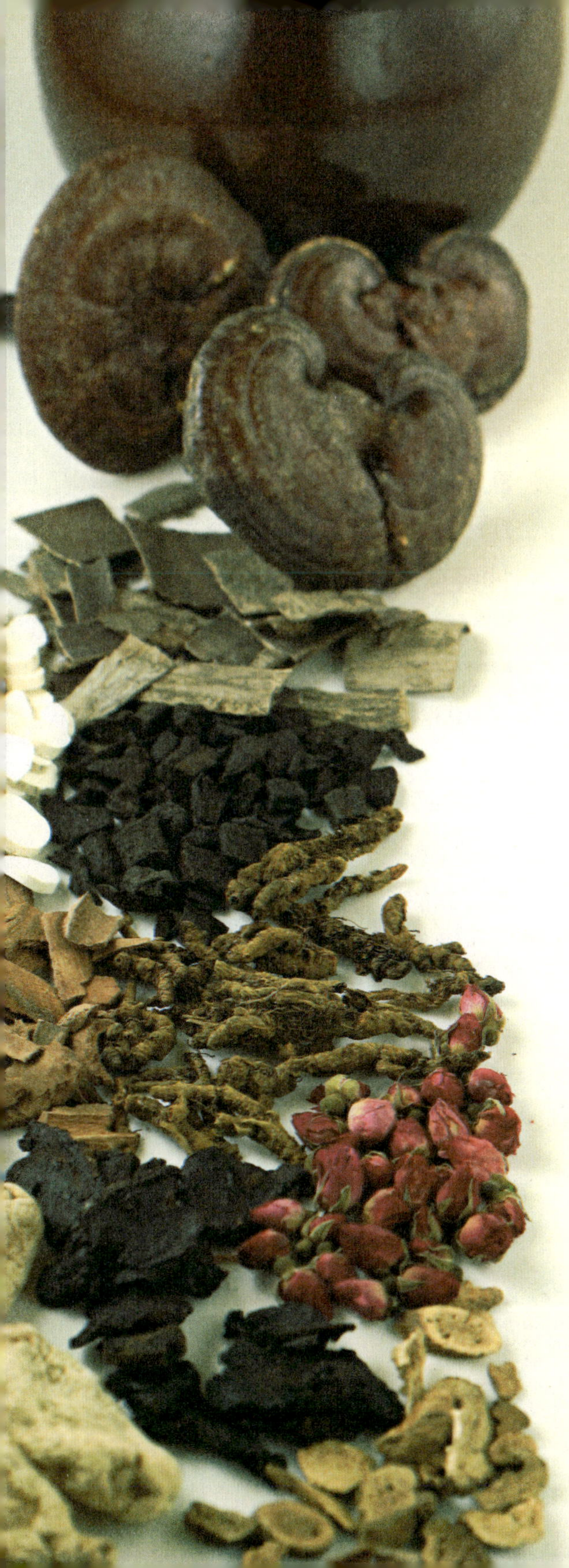

第一章 揭开美味汤煲的神秘面纱

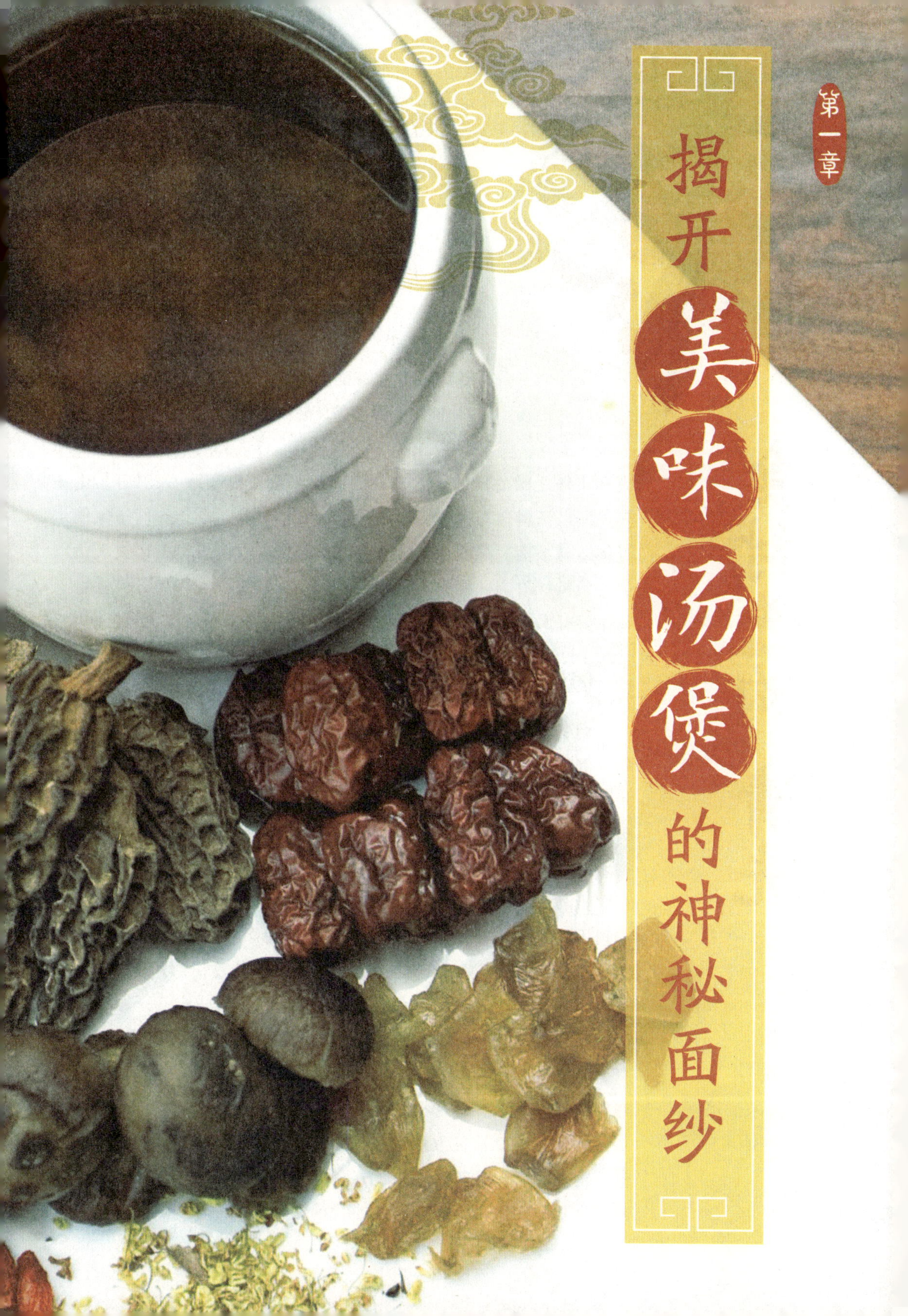

食材选购、清洗

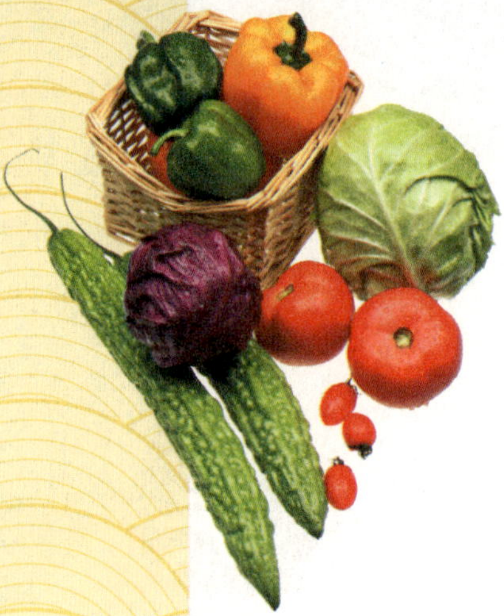

煲汤食材用心选

◎**选择新鲜食材：**新鲜的食材是做好汤的关键所在。所以，选择蔬菜和水果类食材做汤时要挑选鲜嫩者。对于鱼、畜、禽等食材，鲜也很必要，"鲜"主要是指最好在其被宰杀后3~5小时内烹调，此时鱼或禽肉的各种酶使蛋白质、脂肪等分解为氨基酸、脂肪酸等容易被人体吸收的物质，不但营养丰富，而且味道也好。

◎**酸碱平衡要考虑：**健康人的血液呈弱碱性，pH值为7.35~7.45。当其低于7.35时人就会处于健康和疾病之间的亚健康状态；当其低于中性值7时，人就容易生病。所以汤料选材应做到酸碱平衡。合理膳食、荤素相间搭配使身体酸碱平衡，从而使人体更健康。酸性食物主要有畜肉类、蛋类、鱼类、贝类、酒类以及面粉、大米、花生等淀粉类；碱性食物主要有水果、蔬菜以及豆制品、乳制品、菌类和海藻类等。

煲汤食材巧清洗

◎**流动水冲洗法：**蔬菜和水果上的农药不易溶于水，所以即使长时间浸泡，也无法有效地去除农药残留，因此最好用流水多次清洗蔬果表面。这种清洗方法适用于叶菜类的食材，如油菜、菠菜等。

◎**小苏打浸泡法：**先将食材冲洗干净，然后将其浸泡在小苏打溶液中5~10分钟，再用流动水多次冲洗干净即可。蔬菜水果多使用有机磷农药，而有机磷农药在碱性环境下能迅速分解。

◎**直接去皮法：**对于黄瓜、土豆、甘薯、胡萝卜等瓜果类、块茎类食材，清洗时直接把沾染过农药或化肥的外皮削去，再用清水略微冲洗即可。

◎**洗涤剂浸洗法：**实验证明，用稀释的洗涤剂直接刷洗或浸洗食材，可以去除大约40%的农药与化肥残留。但这种方法也存在着洗涤剂残留的危险，所以浸泡之后需要用大量流动水仔细清洗。

◎**沸水汆烫法：**这种方法就是将食材直接放到沸水中汆烫2~3分钟，再捞出水洗两遍。但这种方法容易使新鲜蔬果中的营养流失，所以只适用于表面凹凸不平或多缝隙的食材，如菜花、西蓝花等。

看着菜谱似乎人人都会做，做出的菜品质量却不一样，煲汤亦是如此。煲汤是有技巧的，若想做出上好的汤品，就一定要了解以下技巧。

材料搭配要适宜

许多食材之间已有固定的搭配模式，搭配得当有助于营养相互补充，即汤水中的“黄金搭档”。例如，将属于酸性食品的肉与属于碱性食品的海带组合在一起，不仅能使汤的味道更鲜美，而且其营养价值也会更高，人们称此类为“完美搭配”。值得一提的是，为了使汤的味道纯美，一般不提倡用多种肉煨一种汤。

食材入锅时间巧把握

煲汤时，肉食下锅前要先用冷水下锅煮沸，这样的话，肉外层的蛋白质才不会马上凝固，鲜香物质可以更充分地溶解到汤里，汤的味道才会更鲜美。此外，煲鸡汤时最好用整只鸡煲，这样煲好的鸡肉肉质细腻不柴。一些需要长时间炖煮的根茎类蔬菜宜切大块，与肉类同时放入锅中；一些比较易熟的嫩叶类蔬菜最好在起锅前几分钟放入，以免过于熟烂。

掌握好水的用量

水既是鲜香物质的溶剂，又是煲汤时的传热媒介，是汤的精华所在。煲汤时，用水量一般控制在主要食材重量的2～3倍，也可按熬一碗汤用两碗水的方法计算。另外，做鱼汤时注意水要一次加足，中间再补水，汤就瀨了，无法煲出奶汁样的汤。

调料的添加时间很关键

煲汤时，切记不要过早放盐，因为盐会使肉里所含的水分很快流失并加快蛋白质的凝固，从而有损汤的口感及营养价值。需要注意的是，与盐一样，味精和酱油也不宜早放。

添加调料要合理

煲汤的基本调料有盐、酱油、酱类、豆豉、醋、味精、鸡精、蚝油、虾油、辣椒、姜、葱、花椒、大料、香叶、丁香、孜然、肉蔻、茴香、陈皮等。煲汤讲究原汁原味，加入过多调料，会影响汤的口感，破坏汤的营养成分。

把握好煲汤的火候

汤对火候的要求很高，是用大火炖煮还是用小火慢熬，要因所选原材料而定。胡乱用火，会破坏汤中的营养成分。一般情况下，可遵循“大火烧沸、小火慢煨”的原则。另外，要想汤清、不浑浊，就要用小火烧，使汤“只开锅，不沸腾”。

煲煮清汤、浓汤有窍门

◎**让汤变浓的窍门：**使汤汁变浓的方法有两个：一是在汤中勾薄芡，增加汤的稠厚感；二是加油，令油与水份混合成乳浊液，具体方法是将油烧热，冲入汤中，盖严锅盖，以大火烧片刻，汤就会变浓了。

◎**让汤变清爽的窍门：**有些油脂成分较多的原料在煲煮的过程中会析出更多的油脂，使汤特别油腻。如果想让汤变得清爽一些，可将少量紫菜在火上烤一下，然后撒入汤中。

选择辅助材料至关重要

如果想要在汤中加入一些药材以增加汤的滋补作用，那么最好选择一般无任何不良反应的药材，如淮山药、百合、莲子、枸杞、人参、当归、黄芪等。此外，还可以根据自己的身体状况来选择合适的汤料，如为了健胃消食，就应该加入香叶、当归、肉蔻、砂仁等。

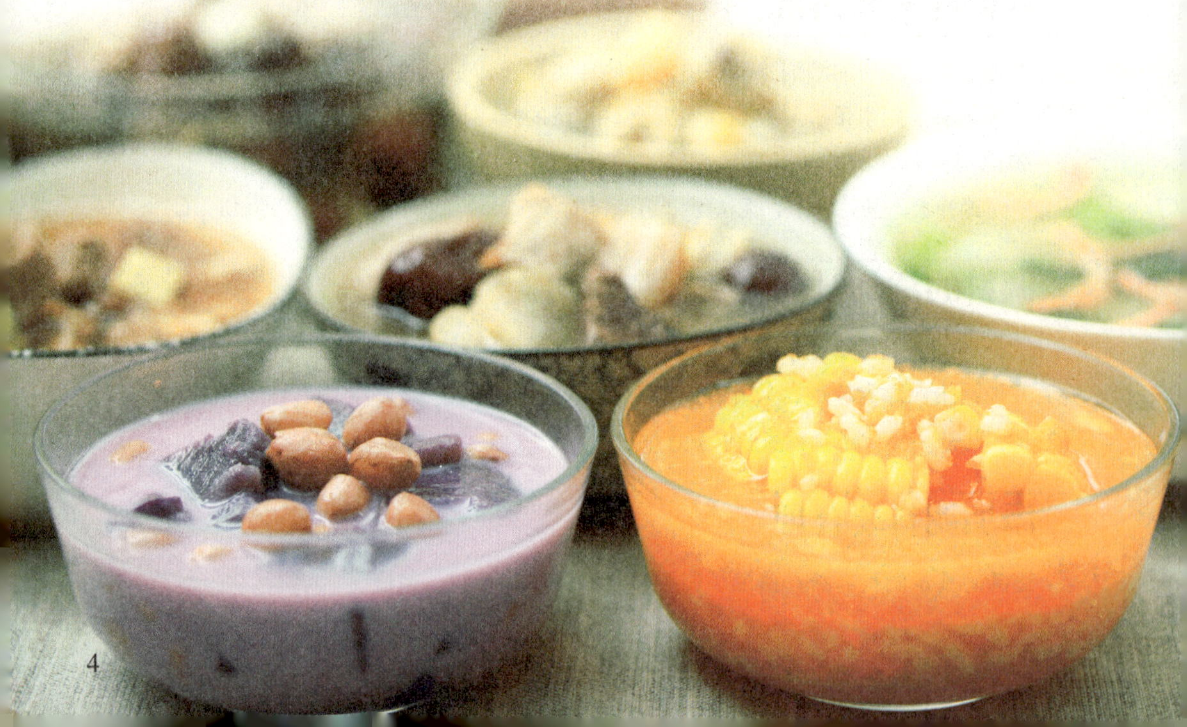

家常汤煲常用中药材

补养脏腑常用中药材

银杏

性平，味甘、苦、涩，归肺经

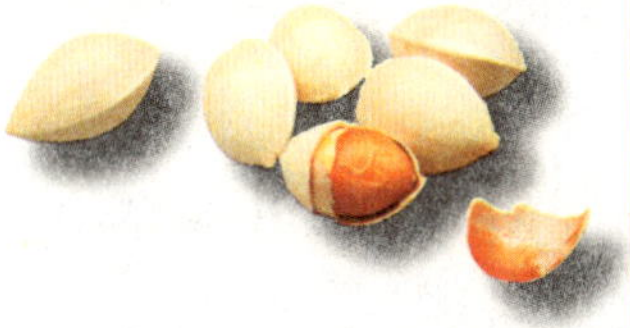

功效：敛肺平喘、止带缩尿。

应用：用于哮喘、咳痰、脾肾亏虚、带下过多或白浊、小便频数、遗尿等。

禁忌：儿童慎用；咳嗽痰稠不利者慎用。

当归

性温，味甘、辛，归肝经、心经、脾经

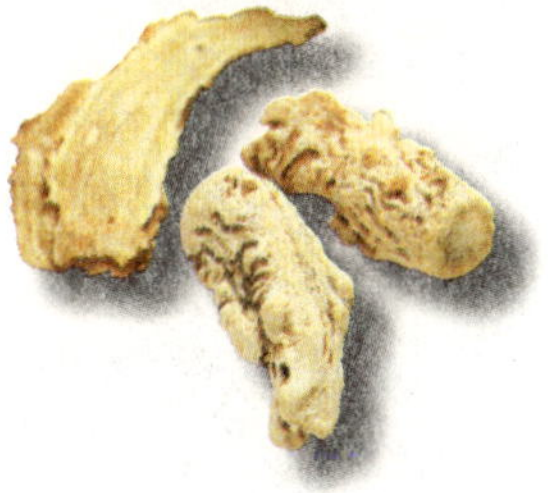

功效：补血活血、调经止痛、润肠通便、养肝。

应用：用于血虚引起的面色发黄、头晕眼花、便秘等；用于女性月经不调、痛经、闭经等。

禁忌：湿阻中满及便溏患者慎服。

补阳常用中药材

冬虫夏草

性平，味甘，归肾经、肺经

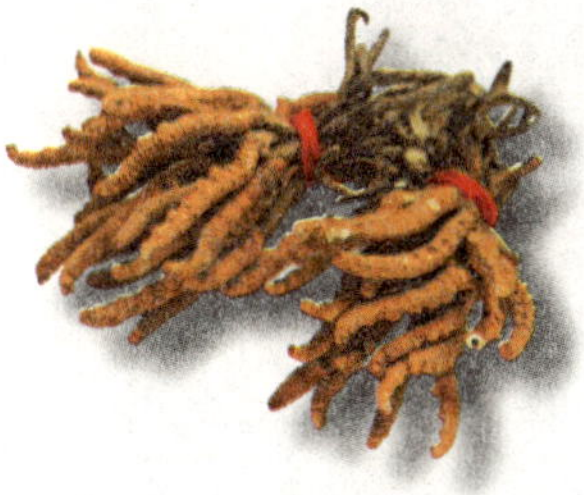

功效：补肾壮阳、补肺平喘、止血化痰。

应用：用于肾虚阳痿、遗精、头昏耳鸣；用于肺虚或肺肾两虚，喘咳短气、咯血等。

禁忌：体质偏热者最好忌吃。

杜仲

性温，味甘，归肝经、肾经

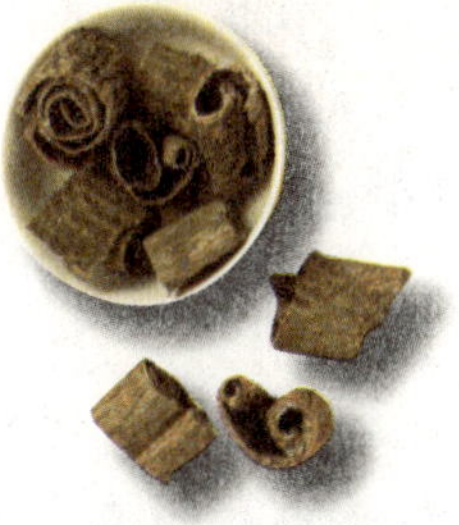

功效：补肝肾、强筋骨、安胎。

应用：用于肝肾不足引起的腰膝酸软、阳痿等；用于肝肾亏虚引起的妊娠下血、胎动不安等；还可用于高血压。

禁忌：杜仲性温，阴虚火旺者慎用。

补气常用中药材

甘草

性甘，味平，归心经、肺经、脾经、胃经

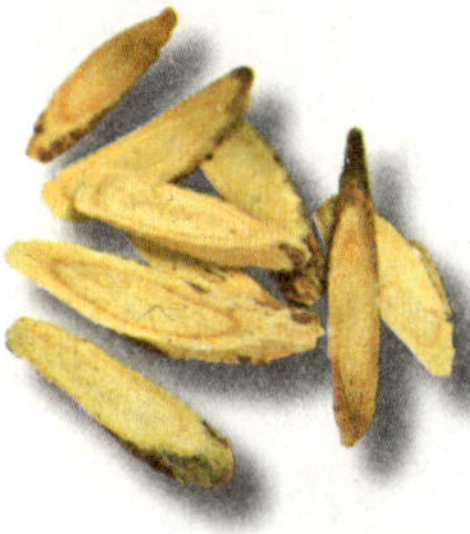

功效： 补脾益气、清热解毒、润肺止咳、缓急止痛、调和药性。

应用： 用于脾胃虚弱引起的倦怠无力；用于心气不足引起的脉律不齐；用于咳嗽气喘；用于脾虚引起的腹痛。

禁忌： 胸腹胀满、呕吐者忌用。

黄芪

性微温，味甘，归肺经、脾经、肝经、肾经

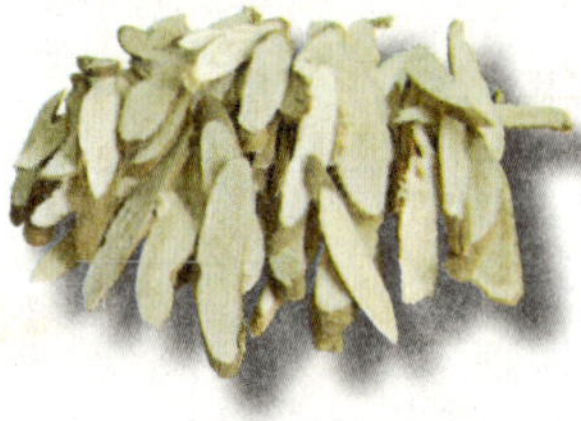

功效： 补气固表、止汗排毒、生肌、利尿、退肿。

应用： 用于气虚乏力、中气下陷、表虚自汗、久溃不敛、血虚萎黄、内热消渴、慢性肾炎、糖尿病等。

禁忌： 有表邪者、气实者、阳盛阴虚者忌用。

补血常用中药材

阿胶

性平，味甘，归肺经、肝经、肾经

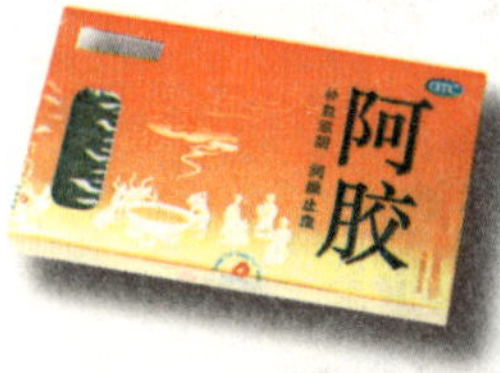

功效： 补血、止血、滋阴润燥。

应用： 用于血虚引起的面色发黄、头晕眼花、心慌等；用于吐血、便血、咯血等多种出血症状；用于妊娠期胎动不安、先兆流产、习惯性流产等。

禁忌： 本品滋腻，消化不良、大便稀薄者慎用。

何首乌

性微温，味甘，归肝经、肾经

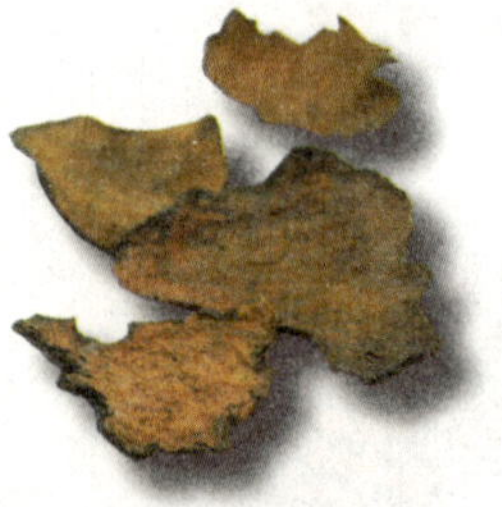

功效： 补肝肾、益精血。

应用： 用于血虚、头昏目眩、体倦乏力、萎黄；用于肝肾精血亏虚、眩晕耳鸣、腰膝酸软、须发早白；用于高血脂。

禁忌： 大便清泄及有湿痰患者不宜食用。

◎**猪骨汤：**先将猪骨洗净，剁成大块，汆烫后将其捞出，放入加有开水的汤锅中，加入葱段、姜片，用小火煲煮3～4小时即可。适用于各式汤品。

◎**鸡架汤：**将鸡架清洗干净，汆烫去血水，然后将鸡架捞出洗净，放入加有开水的汤锅中，用小火熬煮2小时，再加少许姜片提味去腥，煮至汤浓味香，撇去浮油即可。适用于各式汤品。

◎**牛骨汤：**将牛骨洗净，汆烫去血水，捞出洗净，放入汤锅内，加适量开水、姜片和少许葱段，用大火烧沸，然后转小火煲煮4～5小时，煮至汤汁乳白即可。适用于各式汤品。

◎**鱼汤：**鱼剖杀洗净，切成片，放入沸水锅中加适量葱段和姜片同煮，煮至水再次沸腾，去除浮沫，滤出清汤即可。适用于各式汤品。

◎**海鲜汤：**锅中加适量清水煮开，将洗净的干贝、蛏肉等海鲜放入，大火煮30分钟即可。适用于各式汤品。

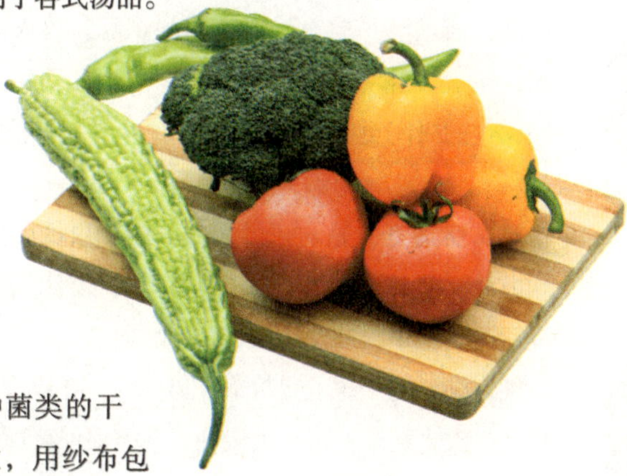

◎**蔬菜汤：**将一种或几种蔬菜择洗干净，切后放入汤锅中，加入清水小火煮1小时，过滤出菜料残渣即可。常作为素汤的汤底。

◎**菌汤：**将一种或几种菌类的干品分别用温水浸洗泡软，用纱布包装好放入汤锅内，加清水用大火烧沸后，转小火煲煮2～3小时即可。适用于各式汤品。

◎**奶油汤：**将老母鸡用醋和水清洗，剁块，放入锅中汆烫，捞出后放入加有开水的汤锅中，小火熬制2～3小时。另起锅，把奶油融化后和少许面粉拌匀，慢慢搅溶在汤中，使汤汁乳白略稠即可。一般用于果蔬类甜汤品的煲制。

◎**泡菜汤：**将鸡骨（或牛骨、猪骨）熬煮成高汤后，放入泡菜，煮30分钟即可。可作为蔬菜和水果类汤品的底汤。

◎**咖喱汤：**将牛骨清洗干净，汆烫后放入热水中煮沸。将咖喱粉用少许清水搅匀，再慢慢加入牛骨汤中，煮至入味即可。适用于各式汤品。

家常汤煲的五大技法

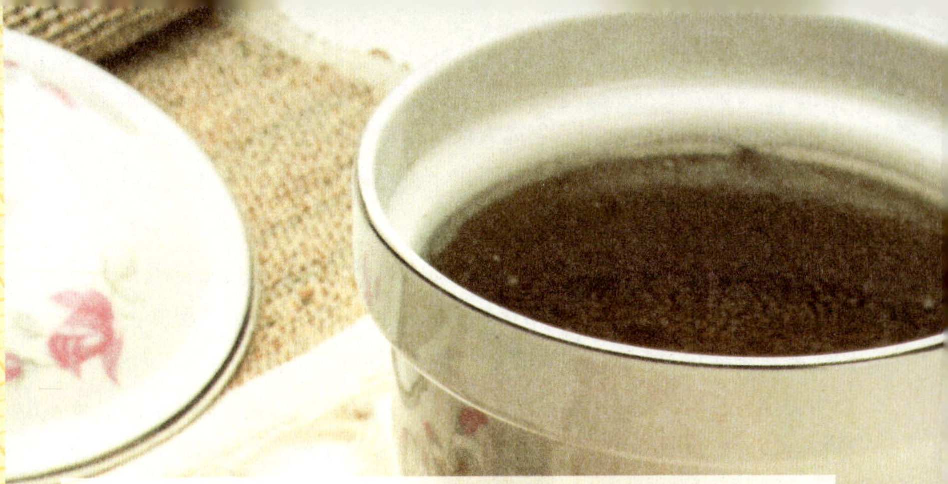

汤煲是家常菜肴中不可缺少的一道风景，怎样煲汤、怎样煲好汤是居家烹饪要掌握的厨艺之一。至于煲汤的技法，可以说方式各异，因此很有必要详细介绍一下。大体来说，煲汤的技法有以下五种。

◎**熬：**所谓熬，就是将食物初加工后，放入锅中，加入适量清水，用大火烧沸后改用小火熬至汤汁黏稠的烹制方法。熬的时间比炖的时间更长，一般在3小时以上，多适用烹制胶质丰富的材料。

◎**煮：**所谓煮，是与汆烫相似，但比汆烫用的时间长的一种烹制方法。具体来说，就是把主料放在汤汁或清水中，用大火烧开后，改用中火或小火慢慢煮熟。

◎**炖：**炖要先用葱、姜炝锅，再冲入汤汁或清水，烧开后下入主料，先大火烧开，再小火慢炖，不需要勾芡。炖一款美味鲜汤，还要在选料上细细思量，最好选择韧性较强、质地较坚硬的块状材料。

◎**汆烫：**所谓汆烫，就是对一些材料进行过水处理的方法，是煲汤的常用方法之一。汆烫的主料多加工成细小的片、丝、花刀形或丸子，而且成品汤比较多。这种做法容易产生浮沫，要撇净。

◎**煨：**所谓煨，就是将质地较老的材料放入锅中，用小火长时间加热直到材料熟烂为止，汤汁不用勾芡，盐一般在最后放入。需要进一步强调的是，煨汤必须选择质地较老、纤维较粗、不易煮熟的材料，并应将其切成较小的块状。煨出的汤具有主料熟烂、汤汁浓香、口味醇厚的特点。

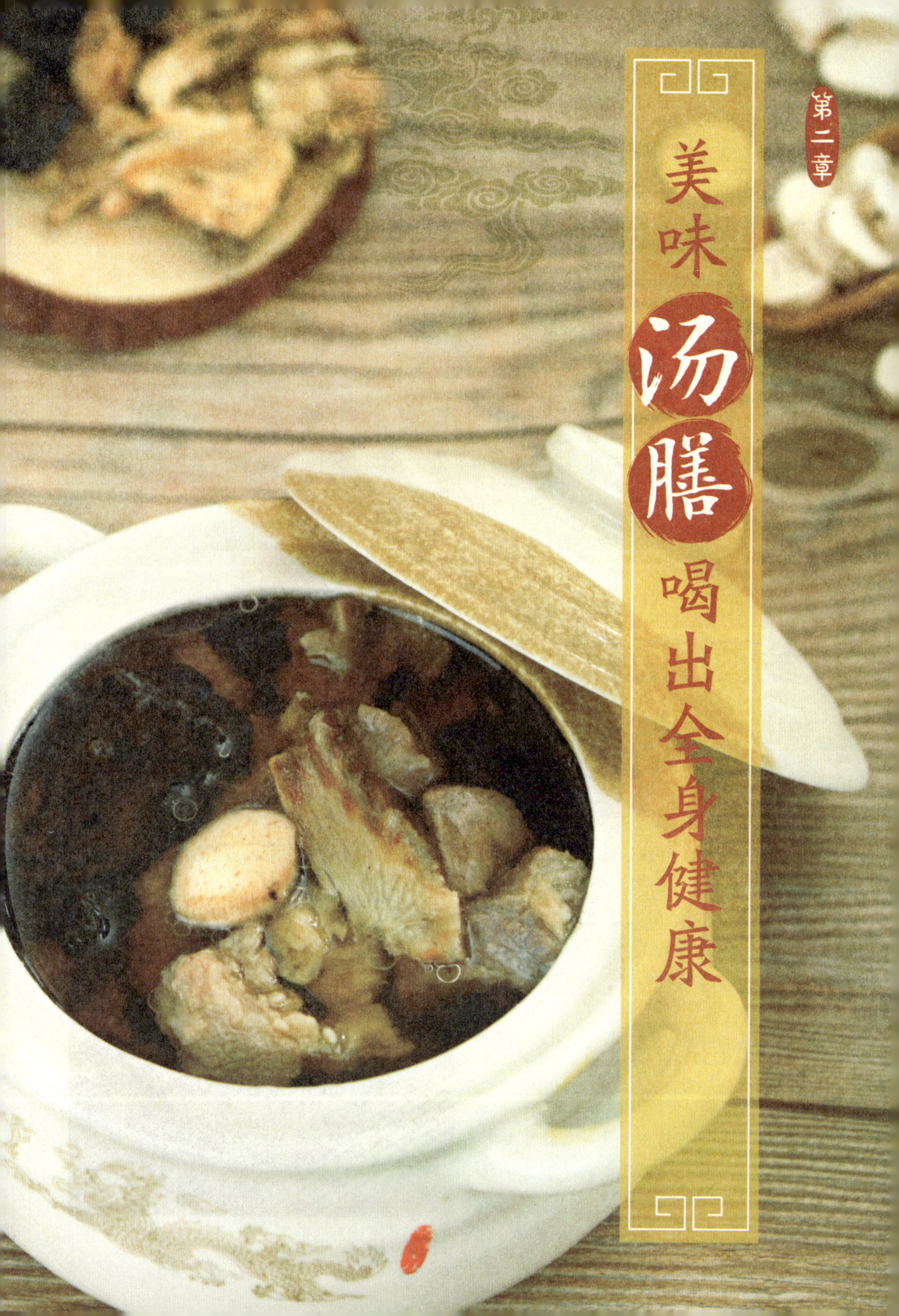

第二章

美味汤膳 喝出全身健康

益气补血

中医认为，气血是人体脏腑、经络等一切组织器官进行生理活动的物质基础。气血不足会影响脏腑组织的正常工作，从而诱发疾病。气血对人体健康有着决定性作用，只有将气血调理顺畅，才能达到养生保健的目的。因此，益气养血是养生保健的根本。

明星食材

乌鸡、黑芝麻、猪血、猪肝、牛肉、鸡肉、猪肉、糯米、白扁豆、黄豆、大枣、鲫鱼、鲤鱼、鹌鹑、黄鳝、虾、蘑菇等。

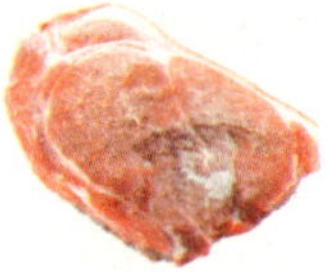

猪肉

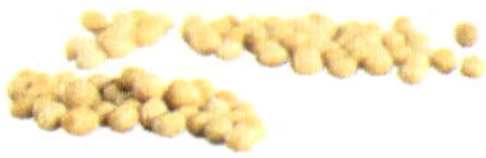

黄豆

推荐汤饮

参枣猪腿肉汤

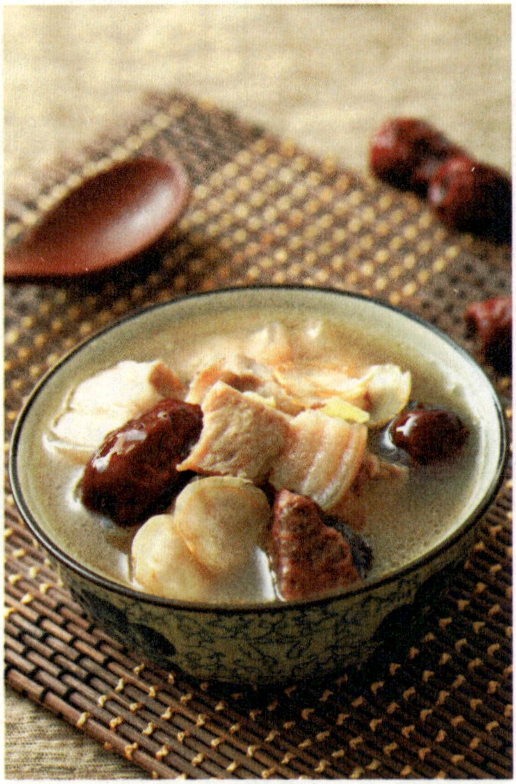

材料： 猪腿肉200克、大枣100克、何首乌40克、丹参适量。

调料： 盐适量。

做法：

1. 猪腿肉洗净，切块，汆烫备用；大枣去核洗净；何首乌、丹参分别洗净切片。
2. 砂锅置火上，加入适量清水，大火煮至水沸，放入猪腿肉块、大枣、何首乌片、丹参片再次煮沸，然后转小火煮2.5小时。
3. 调入盐即可。

营养解读

猪肉富含优质蛋白质、多种维生素和矿物质，有补中益气、润泽肌肤、益精滋阴、补心肺等功效。

乌鸡汤

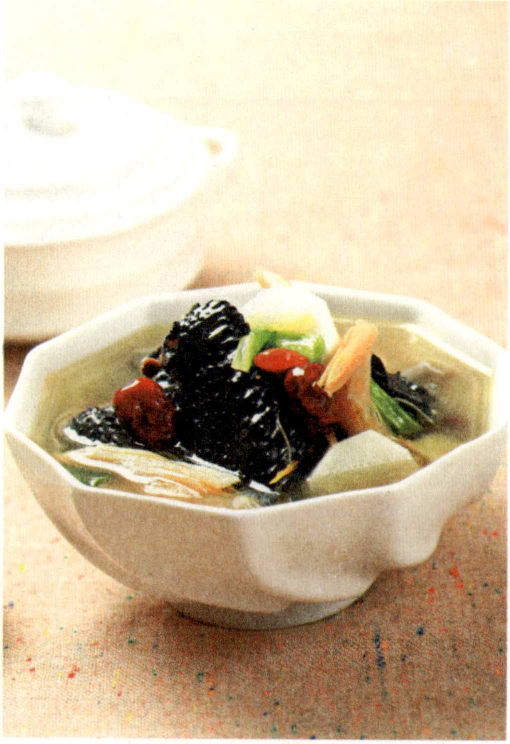

材料： 净乌鸡1只，花旗参、大枣、山药片各20克，枸杞15克，黄花菜10克，葱段、姜片各适量。

调料： 盐适量。

做法：

1 乌鸡氽烫去除浮沫，捞出洗净；花旗参、黄花菜分别洗净，大枣去核洗净，备用。

2 在炖盅中加入所有材料及适量水。

3 盖上盖子，隔水炖煮1.5～2小时至肉熟烂，加适量盐调味即可。

营养解读

乌鸡具有滋阴清热、补肝益肾、健脾止泻等作用，对血虚、肾虚等很有效。

猪蹄黄豆汤

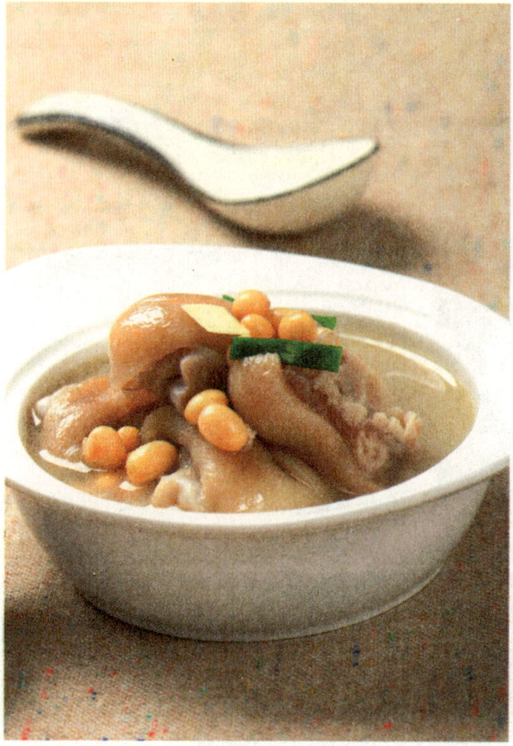

材料： 净猪蹄1个，黄豆100克，姜片、葱段各适量。

调料： 料酒、盐、味精、茴香各适量。

做法：

1 猪蹄切成大块，氽烫后去除浮沫，捞出洗净。

2 黄豆加水浸泡12小时，捞出洗净沥干。

3 猪蹄块入锅中，加料酒、姜片、葱段、茴香，倒入黄豆，大水煮沸，转小火焖煮至猪蹄熟烂，加适量盐、味精调味即可。

营养解读

黄豆有“豆中之王”之称，不但可以减轻女性更年期综合征症状、益气补血，还可以帮助降糖、降脂。

海鲜汤

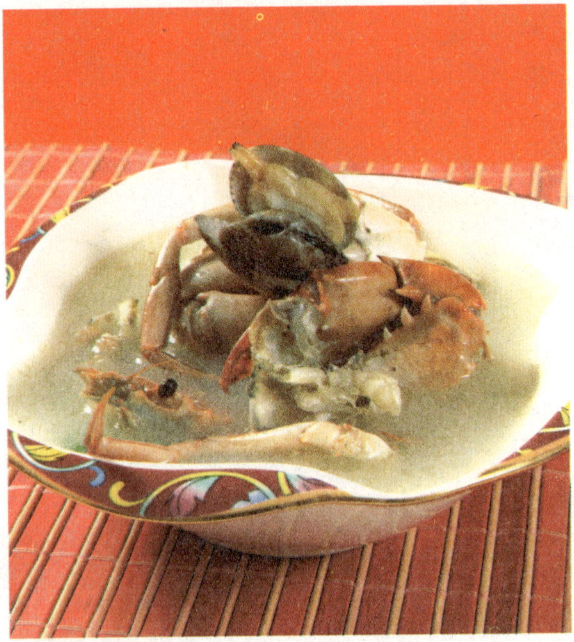

材料： 螃蟹1只、净墨鱼2条、蛤蜊200克、草虾4只、葱末少许、姜2片。

调料： 干淀粉、料酒、胡椒粉各适量。

做法：

1 螃蟹洗净后切成块，蘸少许干淀粉入热油锅中略煎，盛出。

2 墨鱼切成墨鱼花，略氽烫；草虾剪去须足，去虾线后洗净，略氽烫；蛤蜊提前入水中浸泡，待吐净泥沙后洗净。

3 锅中加适量水烧开，放螃蟹块、墨鱼花，加入适量料酒烧开，改小火略煮，加蛤蜊和草虾煮熟，加胡椒粉调味即可。

红烧牛肉煲

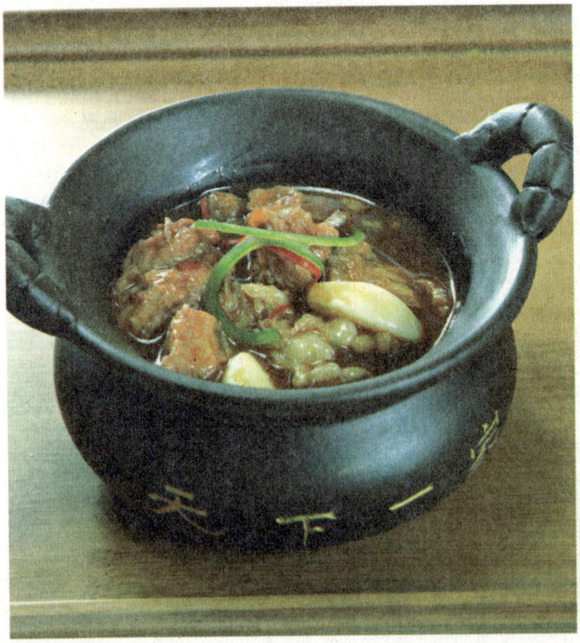

材料： 牛肉块500克，蒜6瓣，姜片及青、红甜椒丝各适量。

调料： 高汤400毫升，冰糖、米酒各1大匙，辣豆瓣酱5大匙。

做法：

1 牛肉块入水中煮沸，略氽烫，捞出沥干。

2 油锅烧热，放入冰糖，用小火炒至冰糖溶化并呈焦黄色，放入牛肉块和米酒，改中火炒均匀，再放入辣豆瓣酱炒匀。

3 将锅中材料移入砂锅中，加入高汤、蒜、姜片，撒上青、红甜椒丝，大火煮沸后，再改小火续煮至牛肉软烂即可。

奶香紫薯汤

材料： 糯米粉、紫薯块各200克。

调料： 牛奶1盒，冰糖适量。

做法：

1 糯米粉放入碗中，加适量温水和牛奶拌匀，揉成面团，再搓成条，切成小丸子。

2 锅置火上，加入适量清水煮沸，放入紫薯块煮至熟烂，然后放入糯米丸子，煮至丸子浮起，最后加冰糖调味即可。

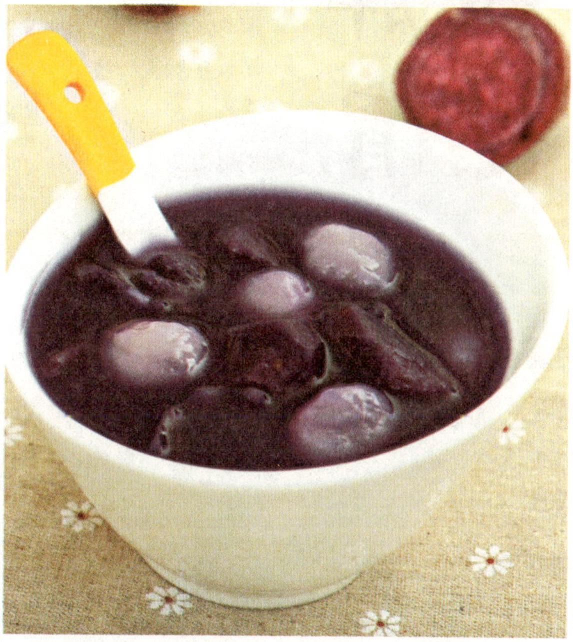

营养解读

紫薯富含硒和铁，有益于人体抗疲劳、抗衰老、补血。

莲藕牛腩汤

材料： 牛腩400克、莲藕块100克、海带结80克、姜片10克。

调料： 料酒1大匙、盐1小匙。

做法：

1 牛腩洗净，切成块，汆烫去除血水后捞出洗净，沥干备用；海带结洗净黏液。

2 将牛腩块放入砂锅中，倒入适量热水煮沸，加入料酒，改用小火续煮1小时。

3 把莲藕块、姜片放入锅中与牛腩块同炖40分钟直至肉软烂。

4 放入海带结再焖煮约10分钟，最后加盐调味即可。

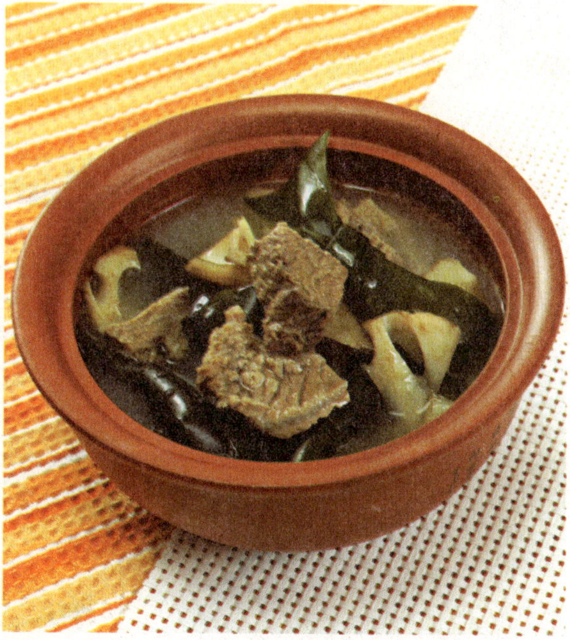

补脾健胃

中医认为，脾胃是人的后天之本，是五脏气血产生的源头。脾在五行中属土，是人体气血的“生产车间”。为了保护脾胃，我们应常吃些清淡易消化的食物，每餐不能过饱。此外，保持心情舒畅、适量运动也是调节脾胃功能的好方法。

明星食材

土豆、香菇、扁豆、栗子、大枣、山药、鸡肉、兔肉、猪肚、羊肚、牛肉、桂圆、银耳、木瓜、草鱼、榛子等。

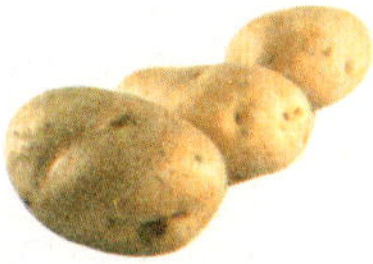
土豆

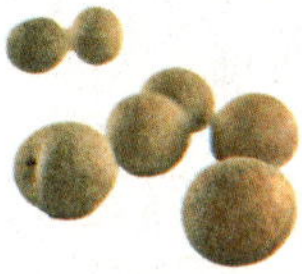
桂圆

推荐汤饮

猪肚腐竹汤

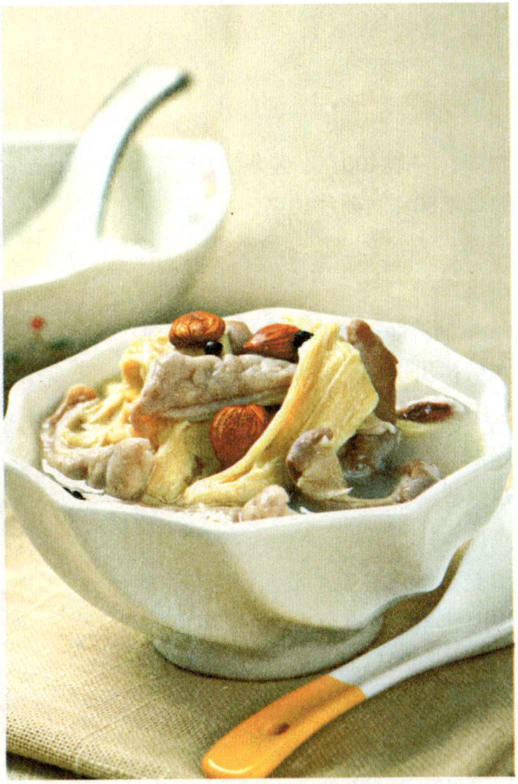

材料： 猪肚1只，腐竹100克，杏仁、姜片各适量。

调料： 盐、面粉、胡椒粒、油各适量。

做法：

1 猪肚用面粉和油揉洗干净，放入加了少许姜片的沸水中汆烫2分钟，捞出，晾凉后切成条。

2 腐竹用水泡发，切成段备用。

3 砂锅中加水，放入姜片煮沸，再放入猪肚条、腐竹段、杏仁和胡椒粒，再次烧开后转小火煲1.5小时，加盐调味即可。

营养解读

杏仁不宜多吃，煲汤时可以将其装入调料包，汤煲好后直接捞出来扔掉即可。

山药牛肚汤

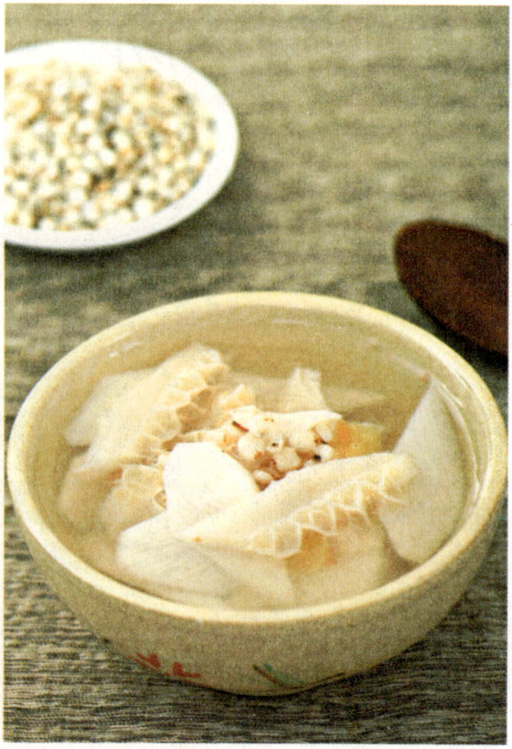

材料： 山药250克、鲜牛肚200克、薏米35克、姜适量。

调料： 干淀粉少许、盐适量。

做法：

1 山药洗净，去皮，切成片。

2 牛肚去白筋，洗净后加少许盐、干淀粉腌渍，切成片。

3 薏米淘洗干净，用清水浸泡35分钟；姜洗净切片，备用。

4 锅置火上，加入适量清水，大火煮沸后放入山药片、牛肚片、薏米、姜片。

5 再次煮沸后转小火煮1小时左右，最后加盐调味即可。

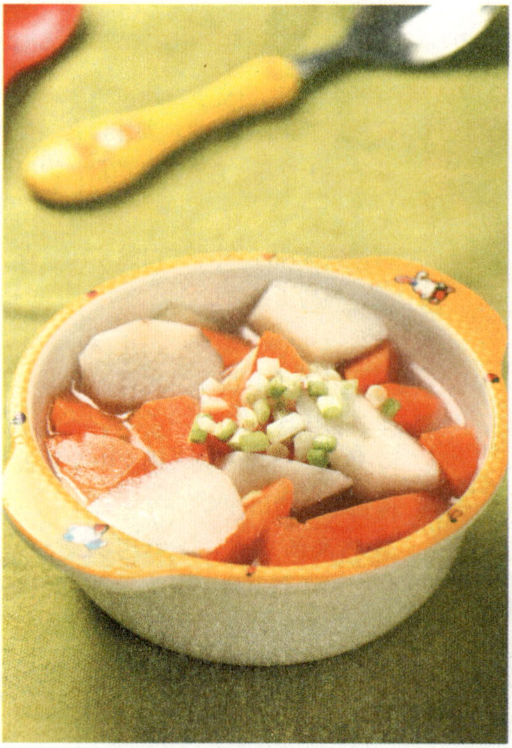

山药萝卜汤

材料： 山药300克，胡萝卜150克，芹菜末、葱末、蒜末和姜末各少许。

调料： 盐、味精、油各适量。

做法：

1 将山药去皮洗净，切成滚刀块；胡萝卜洗净，切成滚刀块。

2 油锅烧热，蒜末和姜末入锅中爆香，下入山药块和胡萝卜块快速翻炒1分钟左右，注入适量水，煲至汤沸。

3 调入盐与味精略煮，撒上芹菜末和葱末即可。

营养解读

山药是平补脾胃的药食两用之品，脾阳亏者或胃阴虚者都可食用。

健脾瘦肉汤

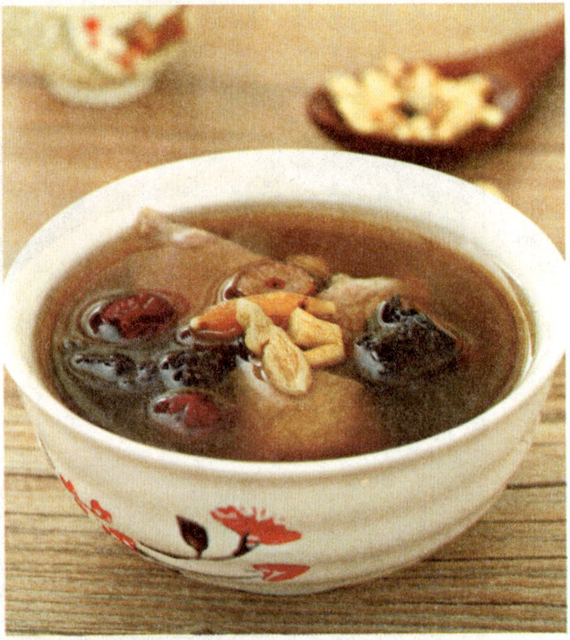

材料： 猪瘦肉块400克、麦冬25克、净大枣适量、党参15克、生地10克。

调料： 盐适量。

做法：

1 麦冬、党参、生地分别洗净。

2 锅中加适量清水，下猪瘦肉块、麦冬、党参、生地、大枣，大火煮沸后转小火煮1.5小时，最后加盐调味即可。

营养解读

这道汤中含有微量生物碱、皂苷等，能补五脏、利脾胃。

香菇鸡汤

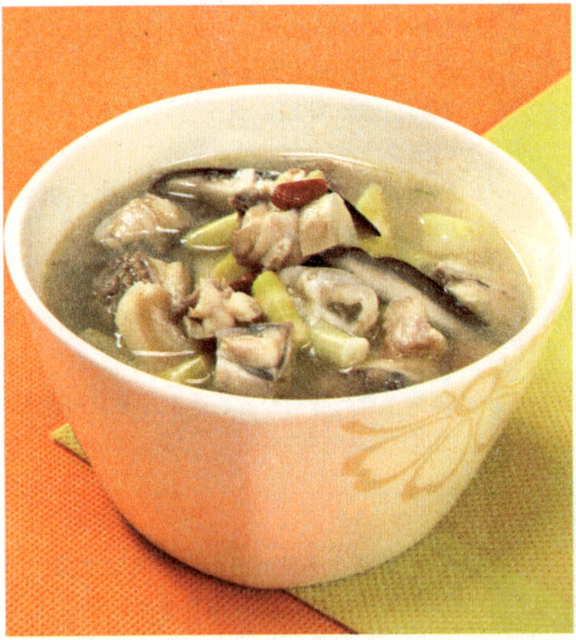

材料： 鸡肉块300克，姜片15克，香菇条、干竹荪、竹笋段各适量，枸杞少许。

调料： 鸡精、料酒、白糖、盐、香油、鸡高汤各适量。

做法：

1 干竹荪泡软洗净，汆烫，捞出沥干，切段。

2 鸡肉块洗净，放入沸水中汆烫去除血水，捞出冲净。

3 鸡高汤煮沸，下鸡肉块煮5分钟，加入竹荪段、香菇条、姜片、竹笋段和枸杞，小火煮至鸡肉块熟透后，加鸡精、料酒、白糖、盐调味，最后淋上香油即可。

燕麦山药羹

材料： 山药块100克，薏米30克，燕麦、枸杞各适量。

调料： 冰糖适量。

做法：

1 薏米洗净，入清水中浸泡2个半小时。

2 锅中加入适量清水，放入薏米、山药块，大火煮沸后，放入冰糖、燕麦拌匀，最后放入枸杞略煮即可。

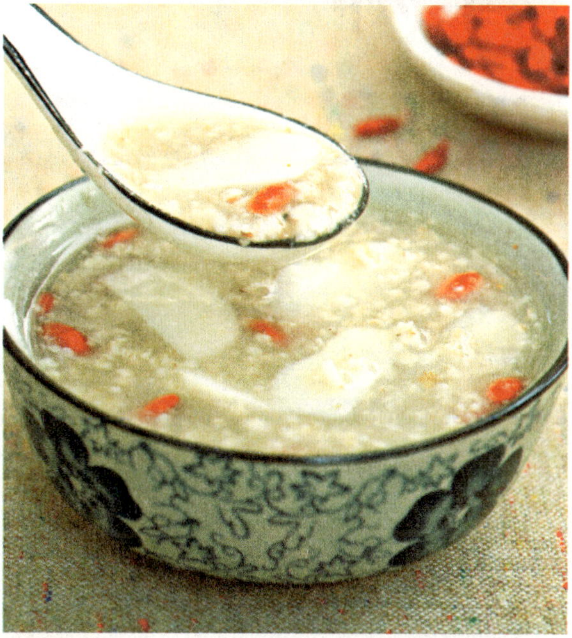

营养解读

薏米具有利水消肿、健脾祛湿、清热排脓等功效，为常用的利水渗湿药。

奶油蔬菜汤

材料： 西蓝花、香菇片、芹菜丁、洋葱丁各200克，鸡胸肉丁100克。

调料： 鲜奶油180克，胡椒粉、香料粉、盐、白糖、面粉、高汤各适量。

做法：

1 西蓝花入淡盐水中略浸泡，洗净后切成小朵。

2 锅中加部分奶油烧化，加面粉拌成面糊。

3 油锅烧热，放洋葱丁炒香，加鸡胸肉丁和西蓝花、芹菜丁、香菇片炒至将熟，再加入剩余奶油、高汤和面糊拌匀，最后加入剩余调料煮熟即可。

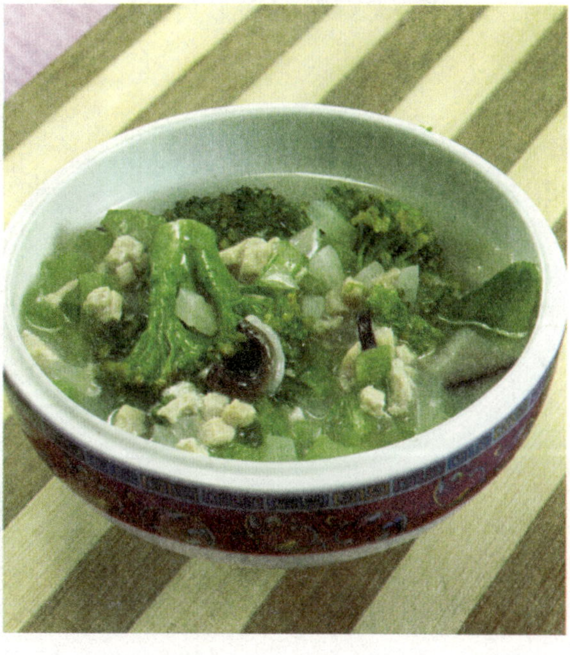

润肺化燥

中医认为，肺是主管体内“气”的生成和散布的器官，能为脏腑“挡风遮雨”。肺还是身体内外气息的交换场所，可将新鲜空气吸入肺中，呼出肺中的浊气，完成气的交换。当肺出现病变时，体内的“气”与各脏腑就会出现病症。只有肺部濡润，才能保证身体健康。

明星食材

鱼、虾、蛋、莲子、百合、银耳、黑木耳、木瓜、雪梨、杏仁、核桃、鸡血藤、人参、冬虫夏草等。

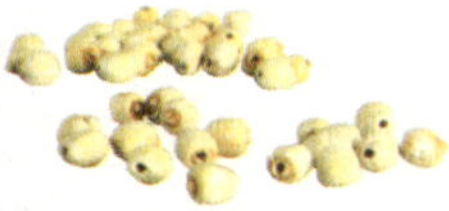

莲子

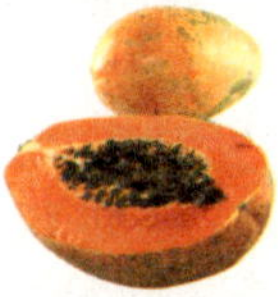

木瓜

推荐汤饮

木瓜银耳汤

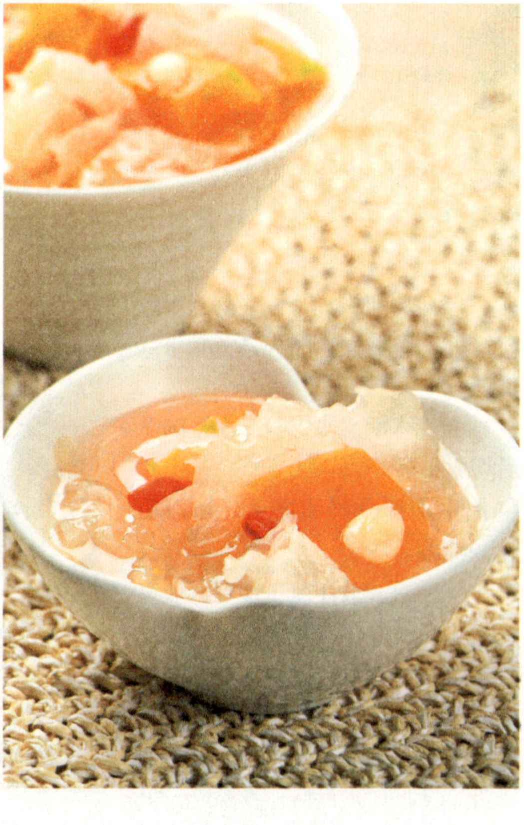

材料： 木瓜半个，银耳、杏仁、枸杞各适量。

调料： 冰糖适量。

做法：

1 将银耳泡发，去蒂，撕成小朵，备用；枸杞洗净。

2 木瓜去皮，去瓤，洗净切块；杏仁浸泡20分钟，备用。

3 锅中倒入清水，水沸后放入冰糖、杏仁煮5分钟，再放入木瓜块、银耳、枸杞继续炖20分钟即可。

营养解读

杏仁能止咳平喘、润肠通便，可辅助治疗肺病。甜杏仁和日常吃的干果大杏仁偏滋润，具有一定的补肺作用。

润肺雪梨汤

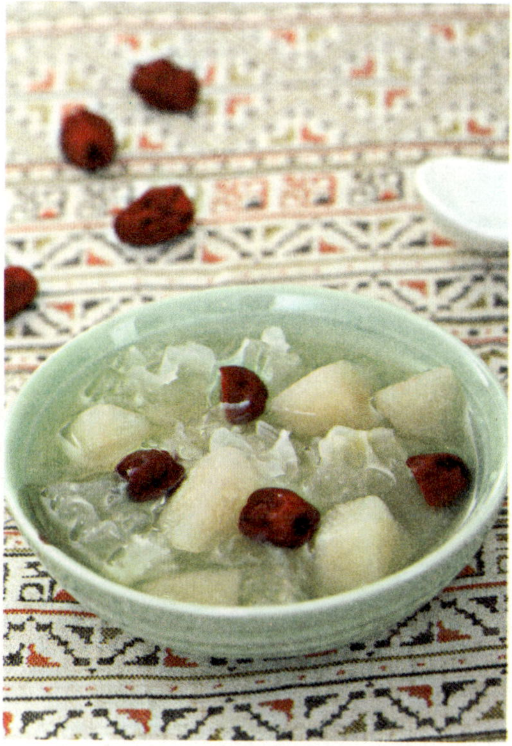

材料： 雪梨500克，银耳、大枣各适量。

调料： 冰糖适量。

做法：

1 雪梨洗净，去皮、核，切成块；银耳入温水中浸泡至发，去蒂洗净，撕成小朵；大枣去核洗净，备用。

2 锅置火上，加入适量清水，放入雪梨块、银耳、大枣，大火煮沸后转小火煮45分钟，最后放入冰糖煮至入味即可。

营养解读

雪梨味甘、性寒，含苹果酸、柠檬酸、维生素B1、维生素B2、维生素C、胡萝卜素等，具有生津润燥、清热化痰之功效。

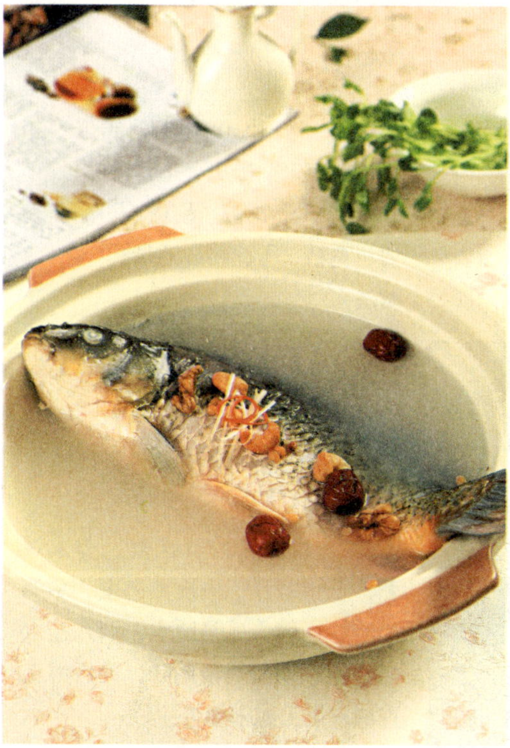

坚果鲤鱼汤

材料： 鲤鱼1条，核桃仁、腰果各20克，柏子仁5克，大枣4颗，葱白丝、红甜椒丝各少许。

调料： 盐少许。

做法：

1 将鲤鱼去鳞、内脏，用清水冲去血水，擦干备用；柏子仁、核桃仁、腰果洗净备用；大枣洗净，去核备用。

2 将鱼（可以放进鱼袋，防止烧散架）和做法1中的其他材料一起放入汤锅中，加入2000毫升水，先用大火煮开，再转小火煲2个小时，加盐煮至熟透入味，撒上葱白丝、红甜椒丝即可。

雪梨莲藕汤

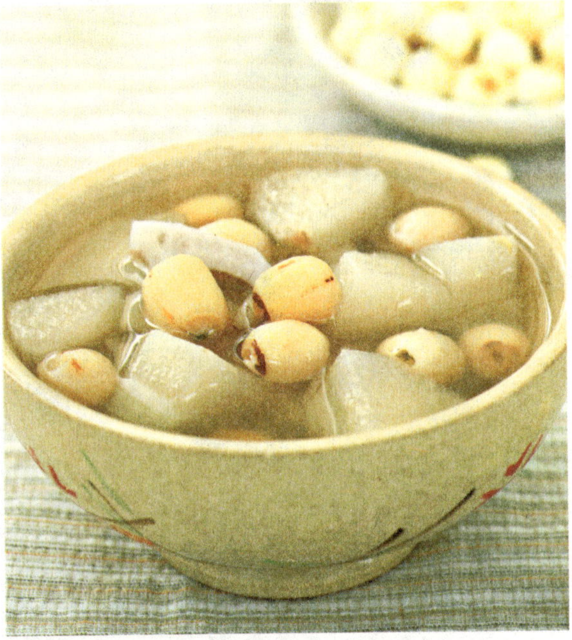

材料： 雪梨块、莲藕块各200克，莲子100克。

调料： 冰糖适量。

做法：

1 莲子洗净，浸泡20分钟，备用。

2 锅中加入适量清水，放入雪梨块、莲藕块、莲子，大火煮沸后转小火，煮至材料熟烂后调入冰糖煮至融化即可。

营养解读

莲藕可清热解烦，而煮熟的莲藕性温味甘，能健脾开胃、益血补心。

鸽蛋猪肝汤

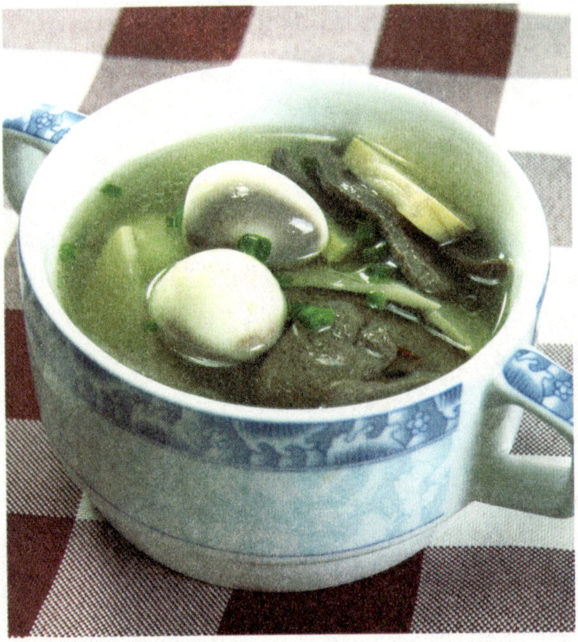

材料： 猪肝片100克，熟鸽蛋、冬笋片、葱末、姜末各适量。

调料： 盐、花椒、胡椒粉、醋、香油、鸡精、干淀粉各适量。

做法：

1 将熟鸽蛋剥壳洗净；冬笋片入沸水中略汆烫后捞出；猪肝片加干淀粉抓匀。

2 油锅烧热，放入猪肝片炒熟，盛出。

3 锅留油烧热，下花椒、姜末爆香，下猪肝片、去皮熟鸽蛋、冬笋片略炒，倒入适量清水，调入盐、胡椒粉、醋、鸡精调味，最后淋上香油，撒上葱末即可。

椒豆虾汤

材料： 净虾仁11个，熟豌豆、黄甜椒块各55克，净黄豆芽100克，蒜片适量。

调料： 盐、生抽、料酒、泰式咖喱酱、咖喱粉、椰浆、白糖各适量。

做法：

1 油锅烧热，下蒜片爆香，接着放入黄豆芽翻炒片刻，再调入生抽、料酒，然后加入咖喱酱、咖喱粉翻炒至上色。

2 放入熟豌豆翻炒均匀，再放入白糖和适量清水。大火煮沸后放入虾仁，倒入椰浆再次煮沸，加盐调味，最后在出锅前放入黄甜椒块略煮即可。

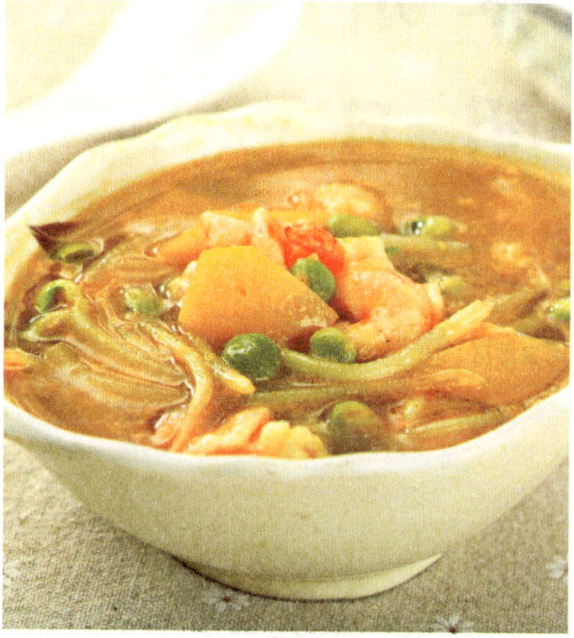

河虾苦瓜汤

材料： 河虾150克，苦瓜片50克，葱末、姜丝、蒜片各适量。

调料： 盐、味精、白糖、川椒粉、花椒、米酒、香油各适量。

做法：

1 河虾去虾线后洗净；苦瓜片加少许盐拌匀，略腌渍5分钟后洗净盐分。

2 油锅烧热，放入葱末、姜丝、蒜片及花椒爆香，再放入河虾炒至变色。

3 放入苦瓜片略炒，倒入适量水，调入盐、味精、白糖、川椒粉、米酒烧至熟透入味，最后淋入香油即可。

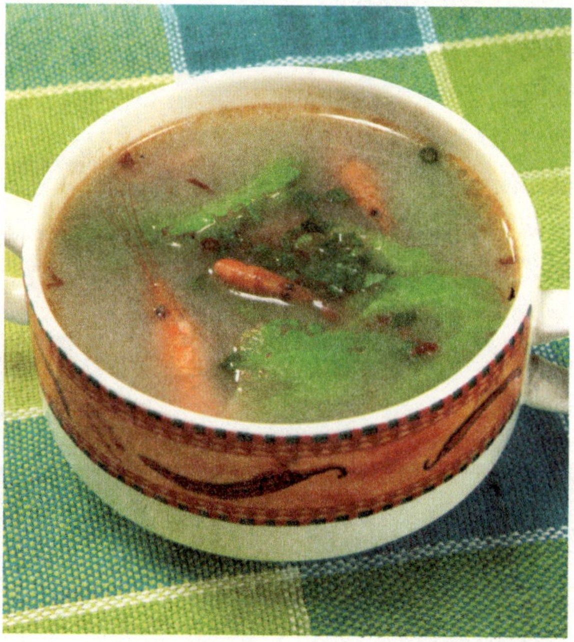

养肝明目

肝是人体最大的腺体，与身体其他器官联系密切。肝仿佛是一个巨大的化学加工厂，具有代谢、解毒、调节免疫、调节电解质平衡等功能，因此被称作“将军之官”。想要保持肝的健康，平时宜多吃有疏肝养血作用的食物，同时要注意保持乐观开朗的心情。

明星食材

动物肝脏、鸭血、菠菜、糯米、黑米、高粱、花豆、大枣、核桃、栗子、牛肉、鲫鱼、桂圆、莴笋、菜花、鲤鱼等。

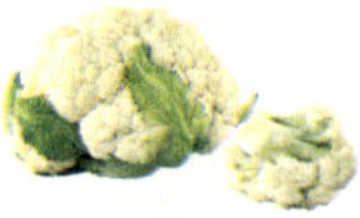

菜花

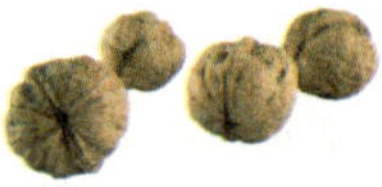

核桃

推荐汤饮

党参猪肝汤

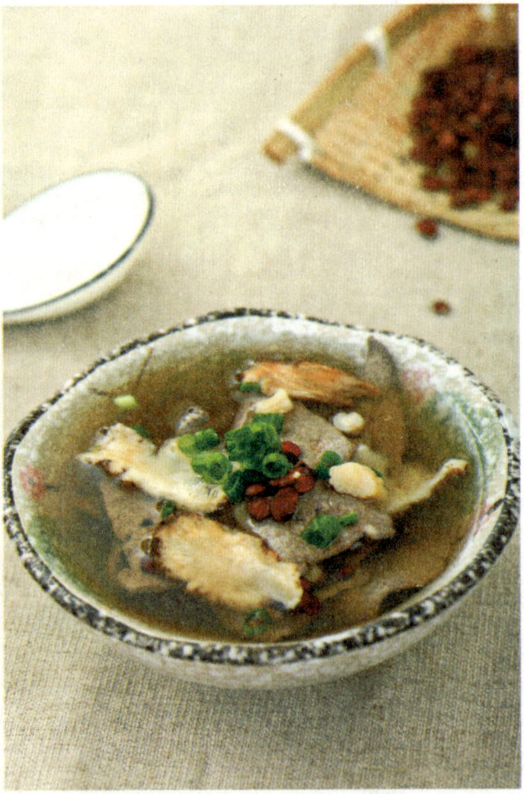

材料： 猪肝250克，当归、党参各20克，酸枣仁、葱、姜各适量。

调料： 料酒、盐各适量，香油少许。

做法：

1 将猪肝处理干净，切成薄片；当归、党参分别洗净、切片；酸枣仁洗净；葱、姜分别洗净、切末，备用。

2 猪肝片加盐、料酒搅拌均匀，略腌渍。

3 锅置火上，加入适量清水，放入当归片、党参片、酸枣仁，大火煮沸后转小火煮10分钟。

4 放入猪肝片，煮至变色后放入姜末继续煮35分钟，出锅前撒上葱末即可。

营养解读

猪肝可补肝养血，肝脏虚弱者宜食。

鲫鱼清汤

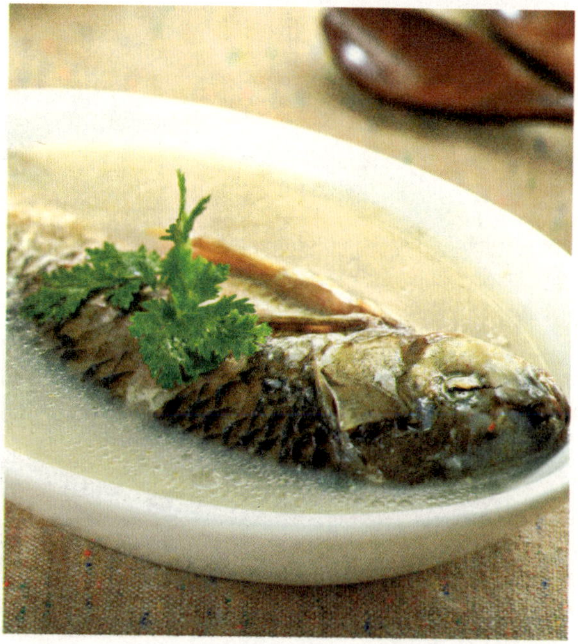

材料： 鲫鱼300克，葱白、姜、香菜叶各适量。

调料： 陈皮、盐、花椒、胡椒粉各适量。

做法：

1 将鲫鱼处理干净，葱白洗净切成段，姜洗净切成片，陈皮洗净。

2 葱白段、姜片、花椒、陈皮放入纱袋中封好，备用。

3 锅置火上，加入适量清水，放入鱼及纱袋，大火煮沸后继续煮10分钟左右。

4 转小火煮25分钟，加盐、胡椒粉煮至入味。

5 盛出点缀上香菜叶即可。

银耳鸡肝汤

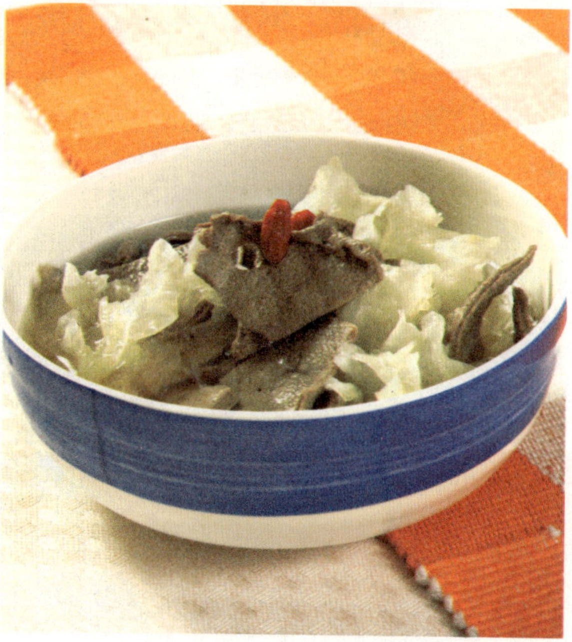

材料： 鸡肝60克、银耳50克、枸杞30克、姜10克。

调料： 米酒1大匙、盐适量。

做法：

1 银耳泡发，洗去杂质，撕成小朵；姜去皮，洗净后切片；枸杞洗净。

2 鸡肝洗净，切成薄片，加米酒拌匀，腌渍约10分钟。

3 锅置火上，倒入适量清水，加入银耳、姜片和部分枸杞煮沸，撇去浮沫，再放入腌渍好的鸡肝片煮至熟透，加盐调味，盛出前撒上枸杞即可。

老鸭绿豆汤

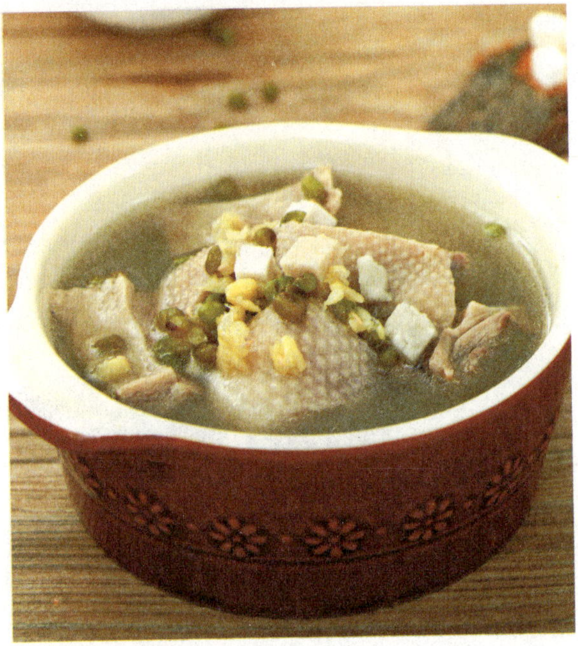

材料： 老鸭块500克、绿豆200克、净土茯苓丁适量。

调料： 盐适量。

做法：

1 老鸭块略汆烫。

2 绿豆洗净。

3 锅中加入适量清水，放入老鸭块、绿豆、土茯苓丁，小火慢炖3.5小时。

4 加盐煮至入味即可。

营养解读

绿豆可明目、解热毒、护肝，常食此汤可养肝明目。

什锦雪梨汤

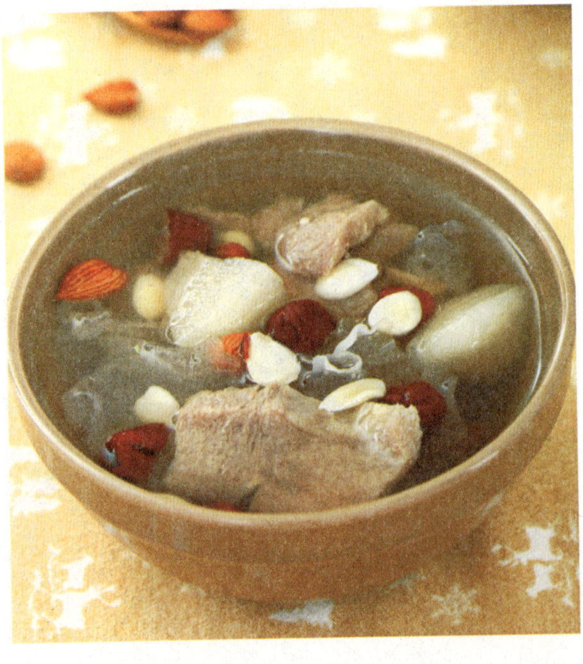

材料： 雪梨400克，猪瘦肉块350克，甜杏仁40克，银耳、苦杏仁、大枣各适量。

调料： 盐适量。

做法：

1 银耳入温水中浸泡至发，去蒂洗净，撕成小朵，备用。

2 雪梨洗净去皮，切块备用。

3 锅置火上，加入适量清水及所有材料，大火煮沸后盖盖转小火煮2小时左右，最后加盐调味即可。

营养解读

猪瘦肉可以滋肝阴，润燥补虚，肝硬化患者适宜食用此汤。

菠菜猪肝汤

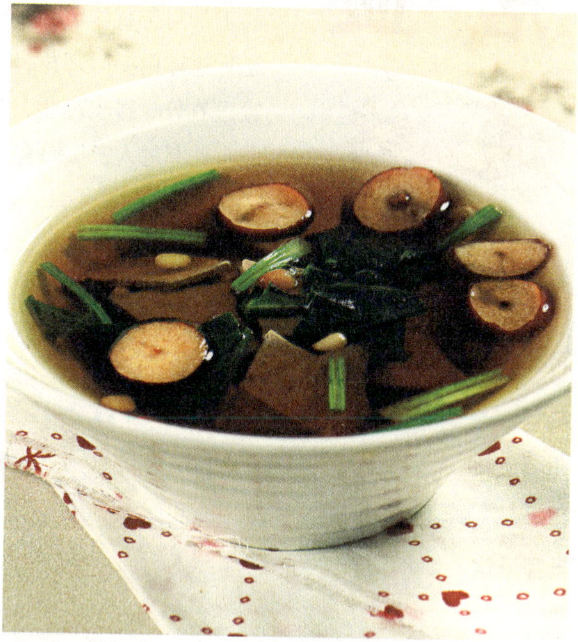

材料： 猪肝200克，菠菜50克，大枣、柏子仁各10克。

调料： 盐适量。

做法：

1 猪肝入清水中浸泡出血水，捞出洗净，切成片。

2 菠菜择洗干净，切成段。

3 大枣、柏子仁洗净，大枣切成片。

4 猪肝片略氽烫，捞起，和菠菜段、大枣片、柏子仁一起放入炖锅中加水中火炖煮。

5 煮至所有材料熟软后，加盐调味即可。

萝卜丝鲫鱼汤

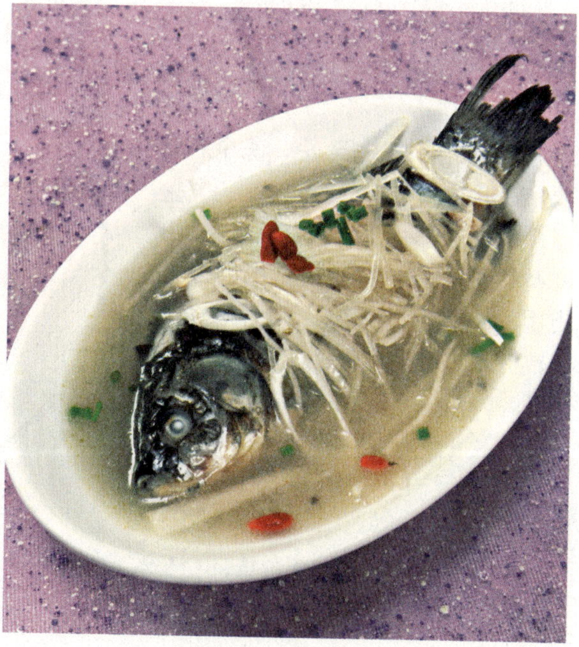

材料： 净鲫鱼1条，白萝卜丝、香菇丝、葱末、姜片、葱丝各适量，枸杞少许。

调料： 盐、米酒、胡椒粉各适量。

做法：

1 鲫鱼剖洗干净，改花刀，备用。

2 锅置火上，倒油烧热，放入姜片、葱丝爆香，将鲫鱼下锅，煎至两面微黄。

3 注入适量水，烧开后加米酒、白萝卜丝、香菇丝、枸杞，煮至白萝卜丝软透，再加入盐和胡椒粉调味，出锅前撒上葱末即可。

活血通络

中医认为，经脉是气血运行的主要通道。经络的功能正常与否直接关系着气血的好坏。通经活络的目的就是打通体内瘀阻部位，确保血液畅通，及时为脏腑器官输送养分、排出废物，保证身体的各项机能正常运行，阻止外邪进入，从而有效预防疾病。

明星食材

黄豆、黑豆、茴香、山楂、黑木耳、洋葱、韭菜、茄子、芦笋、油菜、杧果、海参、红糖等。

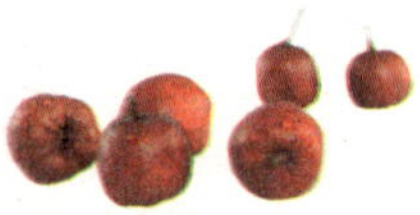

山楂

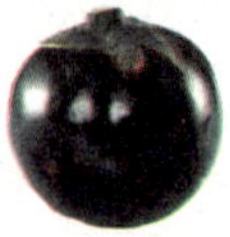

茄子

推荐汤饮

海参木瓜煲

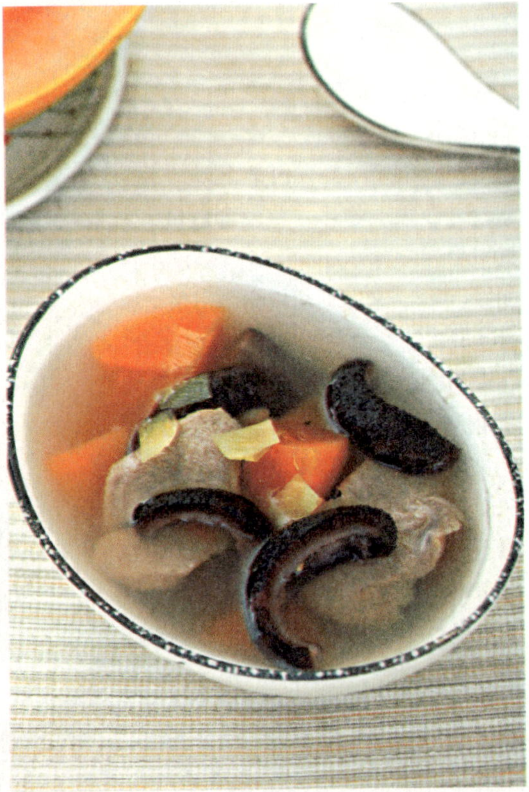

材料： 海参200克，猪瘦肉片100克，木瓜块、姜片各适量。

调料： 盐适量。

做法：

1 海参用清水浸泡至发，洗净后切成块，备用。

2 猪瘦肉洗净后切成片，略汆烫后捞出。

3 砂锅置火上，加入适量清水，放入猪瘦肉片、海参块、木瓜块、姜片，大火煮沸后转小火煮1.5小时，然后加盐再煮30分钟即可。

营养解读

海参具有很好的营养价值，对人体补益作用很大。

西式芦笋汤

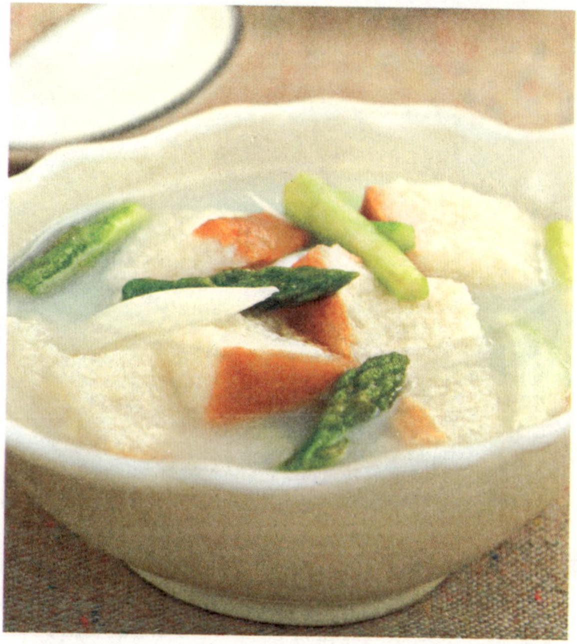

材料： 芦笋段350克，面包块、洋葱丝、蒜末各适量。

调料： 盐、鸡精、胡椒粉、面粉、牛奶、奶油各适量。

做法：

1 芦笋段入沸水中汆烫熟，捞出，装碗。

2 油锅烧热，炒香蒜末、洋葱丝，接着放入面粉、盐、胡椒粉、鸡精炒匀，倒入汆烫芦笋用的水，煮沸后移入砂锅中，倒入牛奶、奶油搅拌煮熟后，倒入芦笋碗中。

3 净锅加油烧热，放入面包块略煎后捞出，放入汤碗中搅匀即可。

银耳海参汤

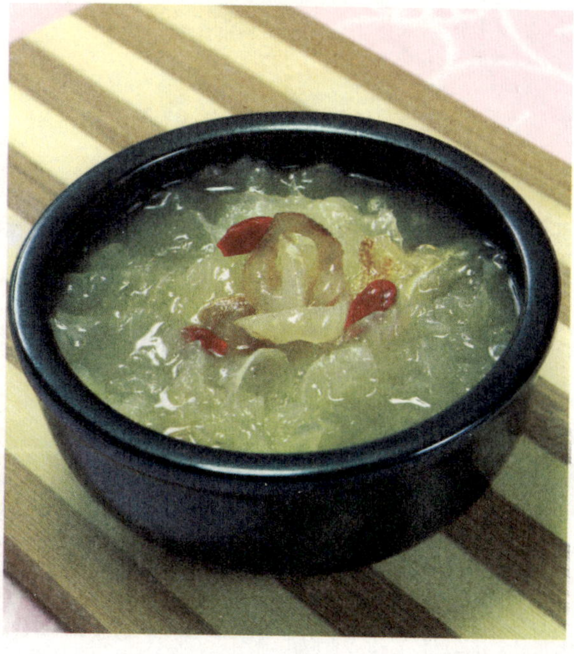

材料： 海参、银耳各100克，枸杞、姜、葱各适量。

调料： 盐、味精、料酒各少许。

做法：

1 海参入水中充分涨发；银耳洗净，浸泡至透，撕成小朵；姜洗净切成片；葱洗净切成段。

2 锅内加水烧开，放入姜片、海参稍煮片刻，捞起，沥干备用。

3 将海参、枸杞、银耳、葱段、料酒放入瓦煲内，加入清水用中火煲约2小时，加入盐、味精调味即可。

米汤炖鸡

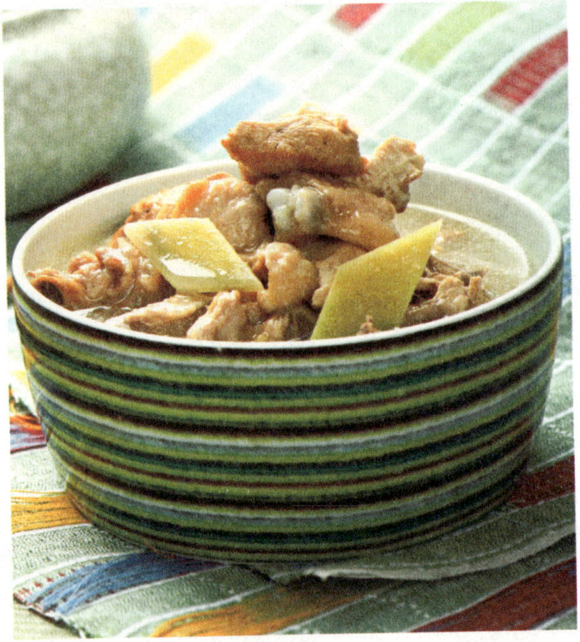

材料： 三黄鸡半只、姜片适量。

调料： 米汤、料酒、盐各适量。

做法：

1 三黄鸡剖洗干净，切成块。

2 锅置火上，加入适量油烧热，然后爆香姜片。

3 米汤放入砂锅煮开，加入三黄鸡块、姜片、料酒，中火烧开，转小火炖至鸡肉软熟。

4 出锅前放适量盐调味即可。

营养解读

鸡肉含有比较丰富的蛋白质，且易于消化，有很好的补血养血的作用。

三豆双菇汤

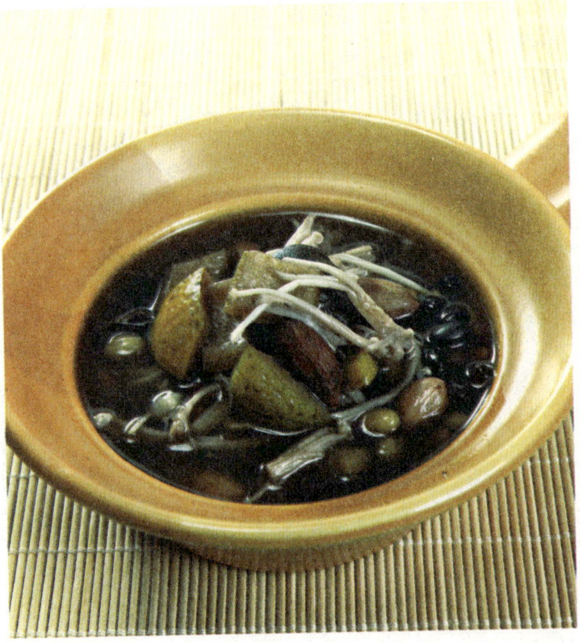

材料： 黄豆、黑豆、红豆各50克，花生、香菇片、净金针菇、陈皮各适量，姜2片。

调料： 盐适量。

做法：

1 红豆、花生洗净，浸泡2小时；黄豆、黑豆洗净，浸泡1小时。

2 陈皮浸软，切成小块。

3 锅中加适量水、陈皮块，以大火烧开，放入姜片、黄豆、红豆、黑豆、花生煮沸，改小火煮约60分钟，加入香菇片和金针菇再煮约15分钟，最后加盐调味即可。

养心安神

中医认为，心是五脏六腑的君主，有非常重要的地位。中医里说的“养心”，养的不只是心脏，还有精神。如果心养好了，很多疾病就没有机会入侵。因此，人若想健康长寿，就要注意养心。

明星食材

圆白菜、西红柿、红甜椒、百合、薏米、小麦、小米、蜂蜜、莲子、菊花、桂圆、柏子仁、远志、天麻、冰片、人参、西洋参、黄芪等。

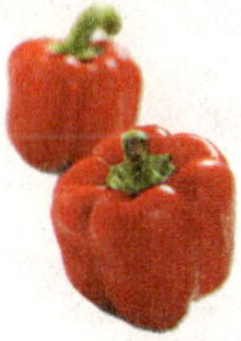
红甜椒

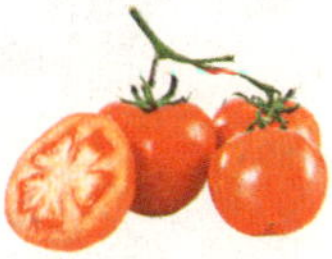
西红柿

推荐汤饮

莲子桂圆汤

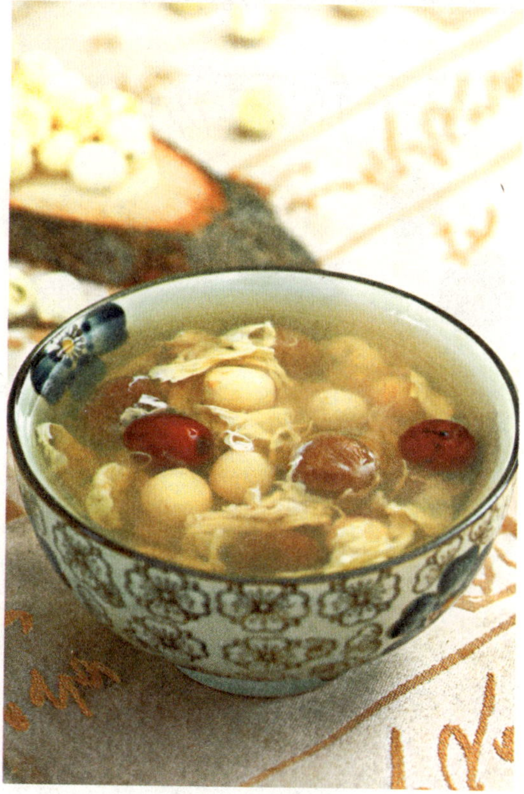

材料： 莲子55克，鸡蛋2个，桂圆肉、大枣、姜片各适量。

调料： 味精、盐各适量。

做法：

1. 鸡蛋磕入碗中，打散；莲子洗净，去心；大枣去核，洗净。
2. 锅置火上，倒入适量清水煮沸后，放入桂圆肉、姜片、大枣、莲子，煮沸后转小火煮35分钟，淋入蛋液，最后加味精、盐煮至入味即可。

营养解读

鸡蛋的蛋黄中含有丰富的卵磷脂，有助于脑细胞发育。鸡蛋中还含有一定的卵黄素，对神经的发育起着重要的作用。

砂锅鱼头煲

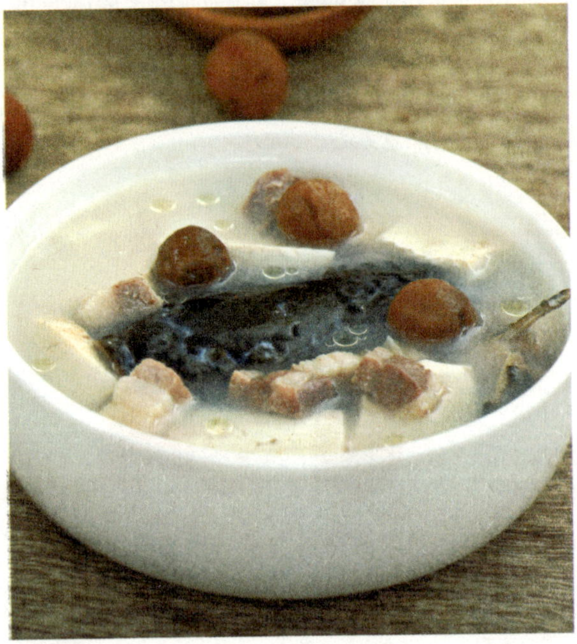

材料：鱼头1个，豆腐300克，猪肉100克，桂圆肉、姜片各适量。

调料：盐适量。

做法：

1 鱼头处理干净后对切；猪肉洗净，切成丁。

2 豆腐洗净，切成块。

3 鱼头、猪肉丁分别汆烫去血水，捞出沥干，备用。

4 砂锅置火上，加入适量清水煮沸后放入鱼头、猪肉丁、姜片、桂圆肉、豆腐块再次煮沸，转小火煮1.5小时左右，最后加盐煮至入味即可。

莲子银耳汤

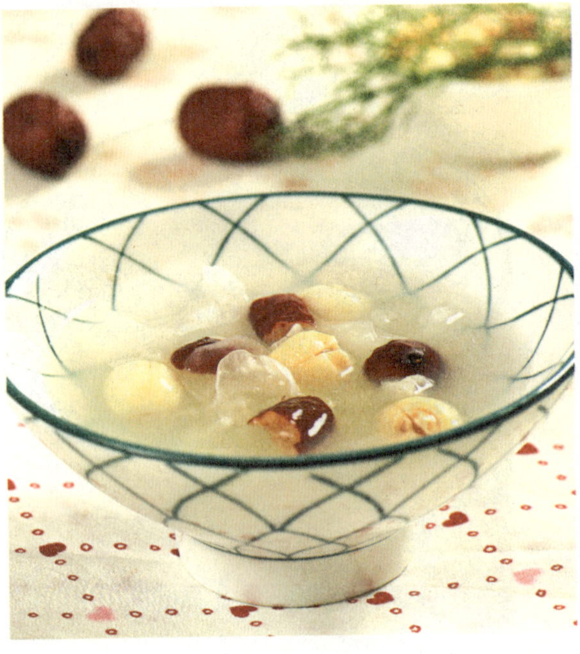

材料：莲子50克、大枣6颗、银耳10克。

调料：冰糖1大匙。

做法：

1 莲子洗净，浸水10分钟，去心；银耳泡软洗净，去蒂，撕成小朵；大枣洗净切成块。

2 所有材料放入碗中，加水，放入蒸锅中蒸15分钟，熄火。

3 闷10分钟后取出，加冰糖拌匀即可。

营养解读

银耳是滋补佳品，具有补气强精、强心健脑、提神补血等功效。

黄芪炖鸡

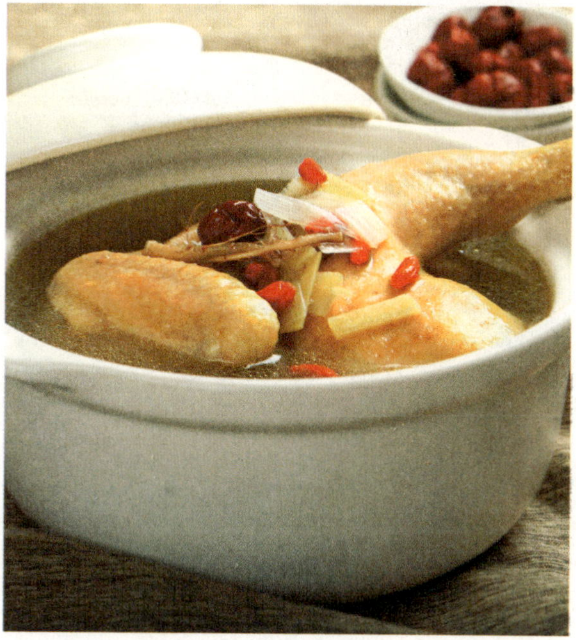

材料： 母鸡1只，黄芪、大枣、枸杞、葱段、姜片各适量。

调料： 盐适量。

做法：

1 母鸡宰杀洗净，去头、脚、内脏。

2 黄芪、大枣、枸杞分别清洗干净，部分填入鸡腹内，然后将鸡放入锅中，倒入适量清水。

3 大火煮开，撇净浮沫。

4 添加葱段和姜片，再加入余下的黄芪、大枣、枸杞，然后加盖用大火煮沸后转小火慢炖1小时，加入适量盐，继续煮5分钟即可。

西红柿鱼蓉羹

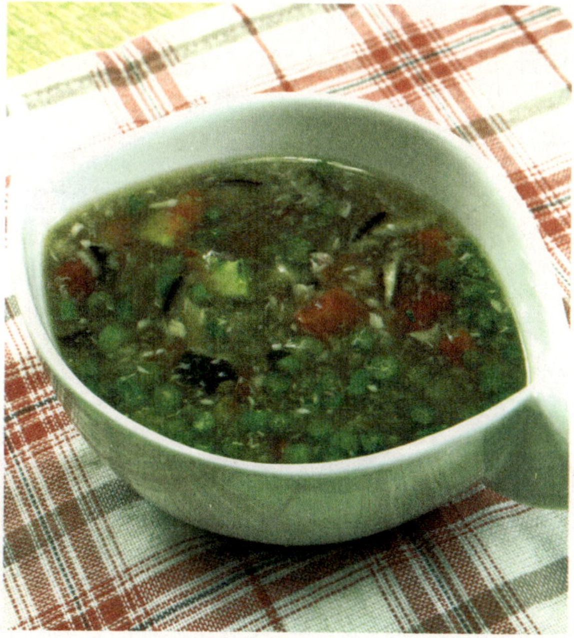

材料： 西红柿200克、新鲜净鱼肉150克、香菇2朵、芹菜梗20克。

调料： 高汤适量，盐、胡椒粉、香油、酱油各少许。

做法：

1 鱼肉加盐、胡椒粉及香油拌匀调味，入搅拌机搅拌成鱼蓉，备用。

2 将西红柿洗净，切成丁，备用；芹菜梗洗净，切成小丁；香菇浸透后切成丁。

3 将高汤倒入锅中煮沸，加入香菇丁、西红柿丁煮透，放入鱼蓉煮熟，加入除高汤外的所有调料，撒上芹菜丁略煮即可。

山药兔肉汤

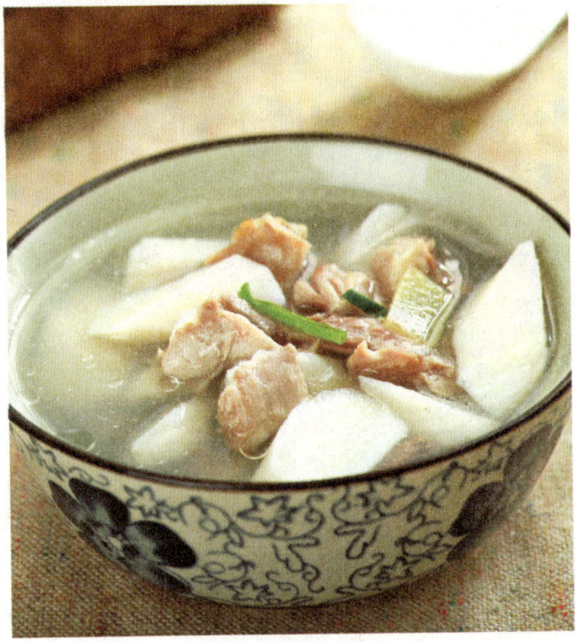

材料： 山药、兔肉各150克，葱、姜各适量。

调料： 五香粉、料酒、盐、味精各适量。

做法：

1 山药洗净去皮，切成块；兔肉洗净，切成块；葱洗净切成段；姜洗净切成片，备用。

2 锅置火上，加入适量油烧热，放入兔肉块以大火煸炒至变色，然后放入山药块、葱段、姜片煸炒片刻，再加入适量清水，调入料酒、五香粉，转小火煮至材料熟烂，最后调入盐、味精，即可出锅。

山药羊肉汤

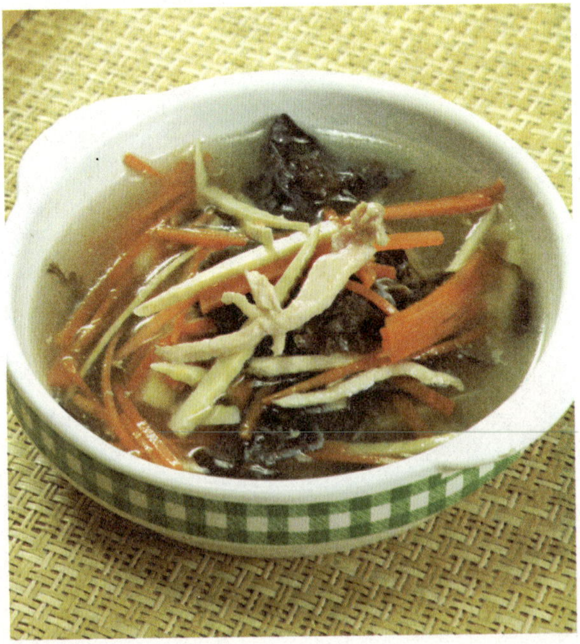

材料： 山药50克，羊肉丝100克，胡萝卜20克，黑木耳、党参、玉竹、姜片各适量。

调料： 盐5克、鸡精2克。

做法：

1 羊肉丝汆烫备用；山药、胡萝卜去皮后洗净切成丝；黑木耳泡水后撕成小朵；党参、玉竹洗净。

2 锅中加水煮沸，将羊肉丝、党参、玉竹、黑木耳、姜片一起放入锅中煮约3小时，拣去党参，再加胡萝卜丝、山药丝继续煮熟，最后调入盐、鸡精即可。

第三章

顺时汤补更养生

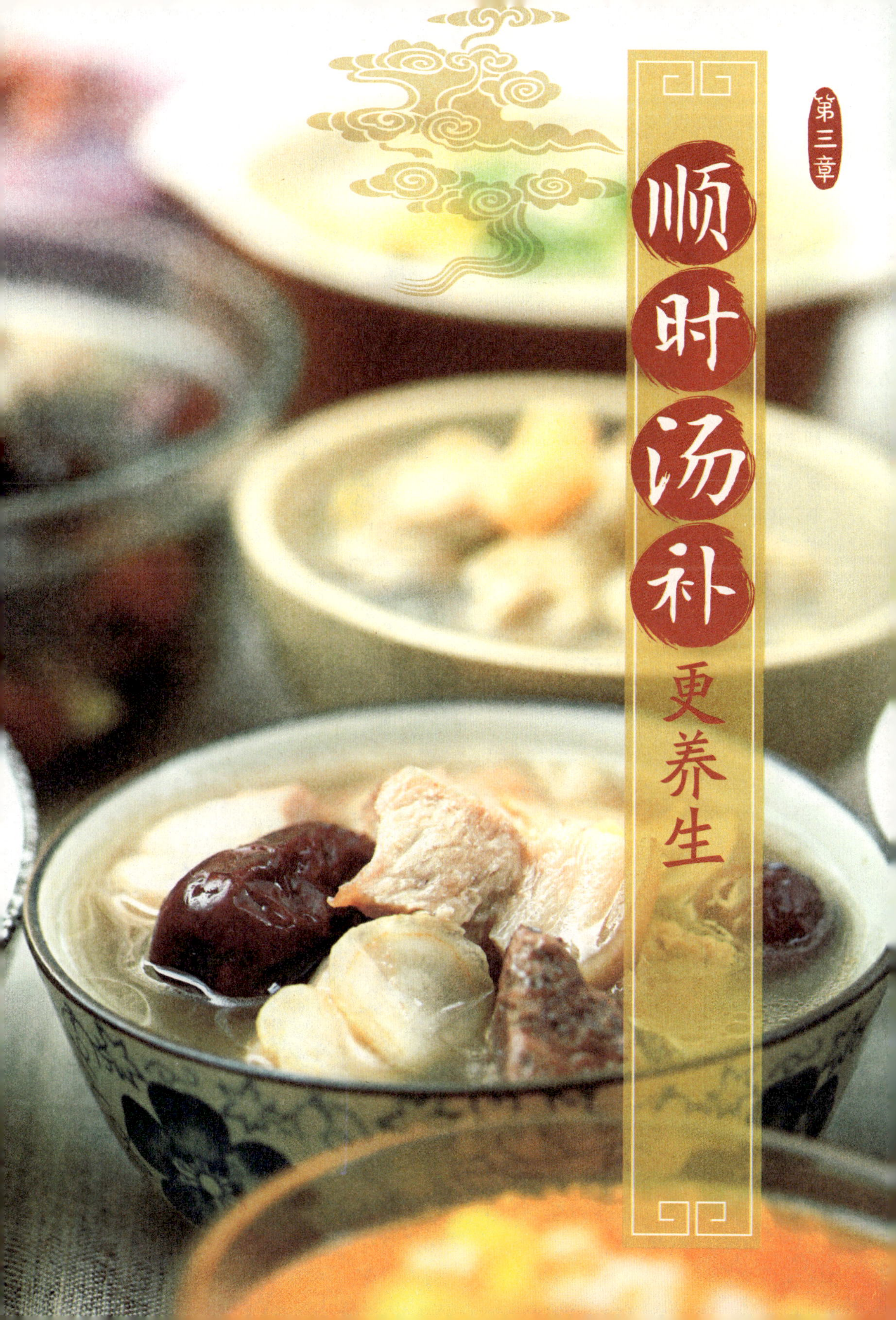

春

以中医而言，春季人体内的肝胆经脉活跃旺盛，此时如果好好调养肝脏，便能增强人体的免疫力。调养肝脏要在饮食、生活上下功夫，要保持开朗的心态，预防外界环境对身体可能造成的伤害。

明星食材

黄豆、黑豆、茴香、山楂、黑木耳、平菇、香菇、洋葱、韭菜、茄子、芦笋、油菜、枇果、海参、红糖等。

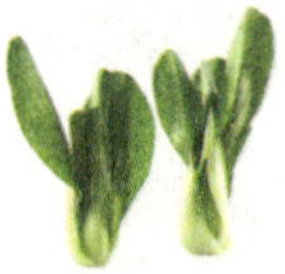

油菜

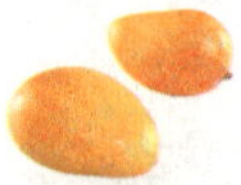

枇果

推荐汤饮

三彩鹌鹑蛋汤

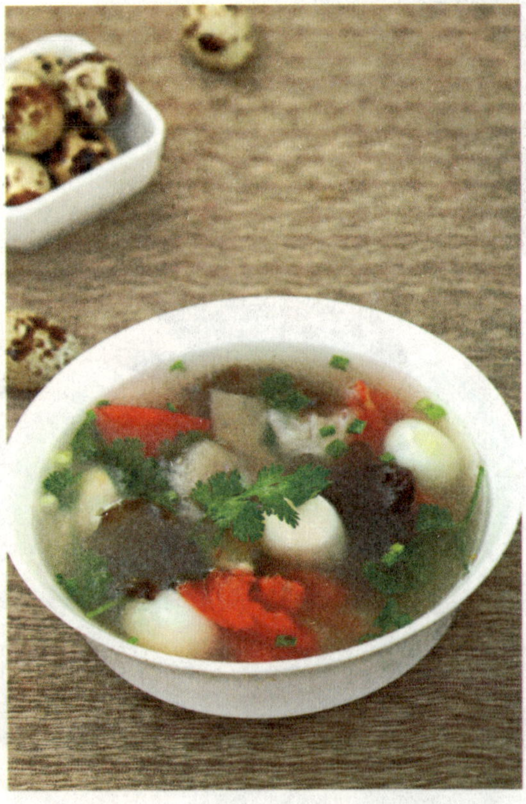

材料： 鹌鹑蛋11个，水发黑木耳、蘑菇、西红柿、葱、姜、香菜各适量。

调料： 胡椒粉、盐、鸡精各适量，料酒少许。

做法：

1 水发黑木耳、蘑菇分别去蒂洗净，撕成小朵；西红柿洗净，切成块；葱洗净切成段；姜洗净切成片；香菜洗净，切成段。

2 鹌鹑蛋洗净，煮熟后捞出，晾凉后去壳放入碗中。

3 黑木耳、蘑菇、葱段、姜片、香菜段放入高压锅中，加适量清水，压12分钟后，关火，排气后开盖，放入西红柿块略煮，调入料酒、胡椒粉、鸡精、盐，开火煮沸，倒入鹌鹑蛋碗中，最后撒上香菜段即可。

豆腐草鱼汤

材料： 草鱼1条，豆腐1块，姜、香菜各适量。

调料： 胡椒粉、盐、料酒、鸡精各适量。

做法：

1 草鱼洗净，剔骨取肉，切片，备用。

2 豆腐洗净切成块，姜洗净切成片，香菜洗净切成段。

3 油锅烧热，爆香姜片，接着烹入料酒，加适量清水，然后放入鱼肉片、豆腐块，煮沸，至汤汁变白、鱼肉煮熟，加其余调料调味，最后放入香菜段即可。

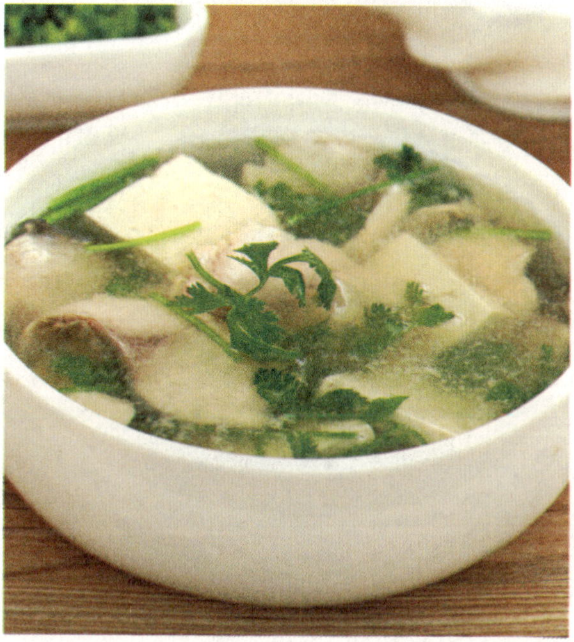

冬瓜薏米汤

材料： 冬瓜150克、薏米50克、车前草15克。

调料： 白糖少许。

做法：

1 薏米放入清水中浸透，洗净。

2 车前草入清水中浸泡洗净，沥干后切成段，备用。

3 冬瓜连皮洗净，去瓤后切成块，备用。

4 将冬瓜块、浸泡好的薏米、车前草段放入干净的瓦煲中，加入适量清水煮至熟透出味。

5 调入少许白糖调味即可盛出食用。

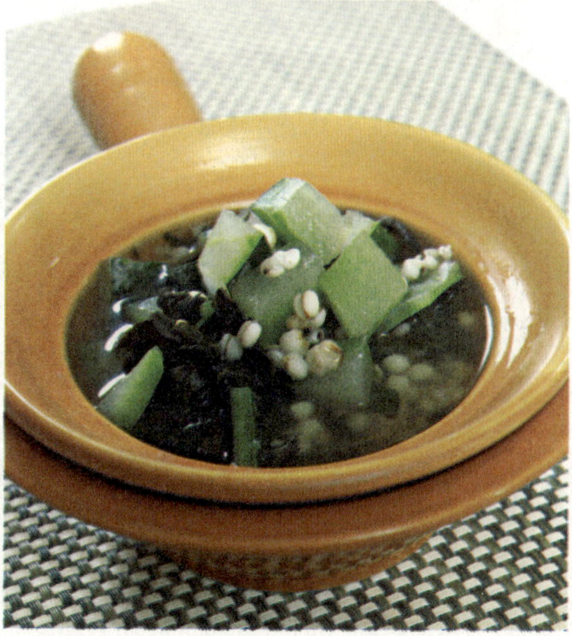

香菇大枣汤

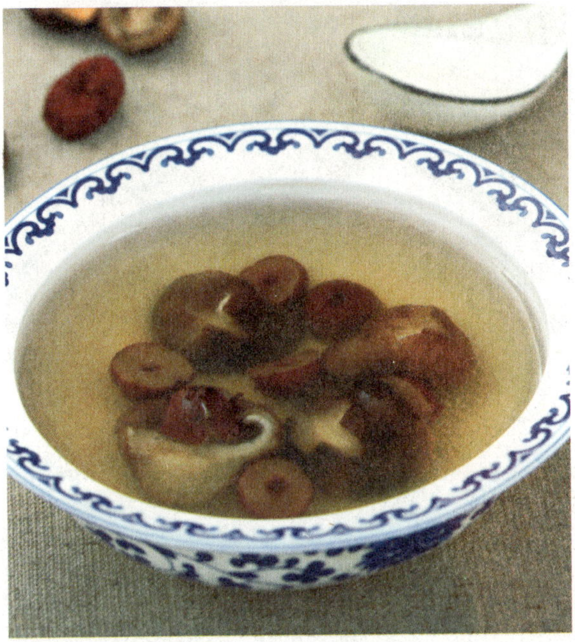

材料： 香菇50克、大枣30克。

调料： 盐适量。

做法：

1 大枣去核，洗净，切块；香菇去蒂洗净，沥干，在菇面改十字花刀，备用。

2 炖盅中加满水，再放入大枣块、香菇，入蒸锅中隔水炖1小时左右。

3 炖至材料熟烂，最后加盐调味即可。

营养解读

香菇能起到降血压、降胆固醇、降血脂的作用。

大枣鲈鱼汤

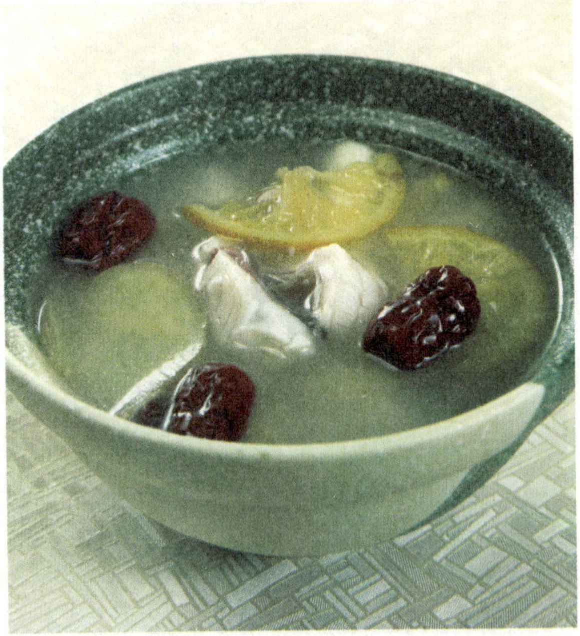

材料： 鲜鲈鱼1条、大枣20克、柠檬1个、姜2片。

调料： 盐适量。

做法：

1 鲈鱼去鳞、内脏，洗净后切成块；大枣浸水泡软；柠檬洗净切成片。

2 汤锅内倒入适量水，加入大枣、姜片、柠檬片，以大火煲至水沸，放入鲈鱼块改中火继续煲30分钟至鲈鱼熟透，加盐调味即可。

营养解读

鲈鱼可以健脾益肾、健身补血，故常食该汤对脾胃有一定的养护作用，适宜在春季食用。

玫瑰南瓜汤

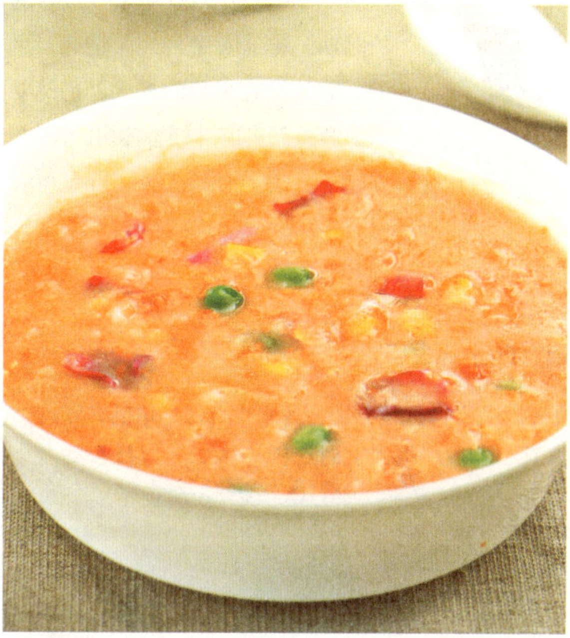

材料： 南瓜块、胡萝卜块、熟玉米粒、熟豌豆、什香草、玫瑰花瓣各适量。

调料： 黄油、盐、白糖、面粉各适量。

做法：

1 锅中加适量清水烧沸，放入南瓜块、胡萝卜块略煮片刻，捞出沥干。

2 将南瓜块、胡萝卜块放入搅拌机搅成糊。

3 净锅置火上，加入黄油烧至溶化后，加面粉炒成糊糊，然后放入南瓜胡萝卜糊，煮沸后，放入熟玉米粒、熟豌豆、盐、什香草、白糖调味，最后撒上玫瑰花瓣拌匀即可。

明目长生汤

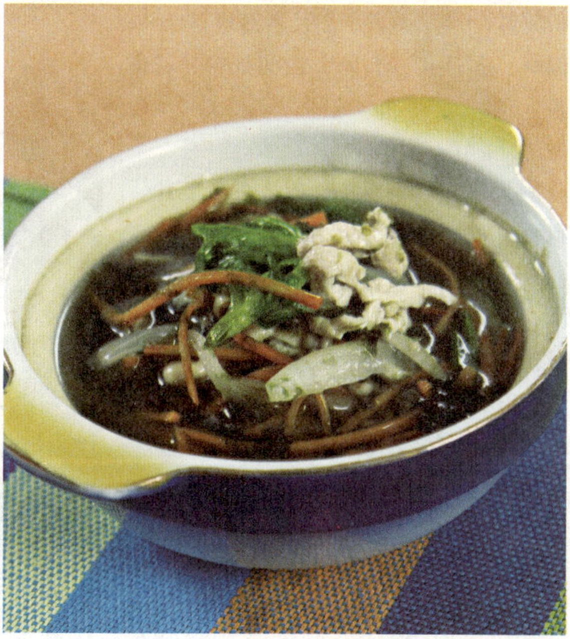

材料： 鸡肉丝50克，洋葱丝、胡萝卜丝各30克，薏米（泡发）、净生菜各20克，紫菜少许。

调料： 鸡高汤、盐各适量。

做法：

1 薏米与适量水一同入电饭锅内煮熟，放入除生菜外的材料和鸡高汤，再加入适量水，按下开关。

2 待开关跳起后闷3分钟，放入生菜，按下开关，待开关再次跳起后，加入盐调味即可。

营养解读

胡萝卜可以补肝明目，清热解毒，常食该汤可以养肝明目。

夏

夏季是一年四季中阳气最盛的季节，也是人体新陈代谢最旺盛的时期。据《黄帝内经》记载，夏季养生的基本原则应为春夏季养阳。即使是在炎热的夏天，仍然要注意保护体内的阳气，更要防止因为避暑而贪凉，损害体内的阳气。

明星食材

苦瓜、芹菜叶、苦荞麦、莲心、杏仁、柑橘、黑木耳、莲藕、鸭肉、西红柿、牛奶、丝瓜、茭白、西红柿、樱桃、空心菜、泥鳅、绿豆等。

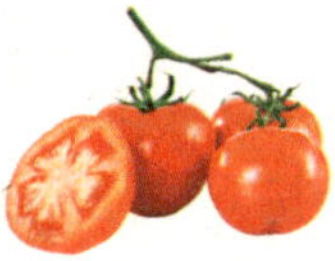

西红柿

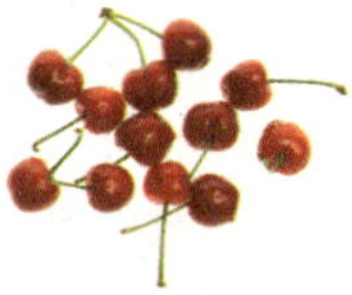

樱桃

推荐汤饮

酸萝卜老鸭汤

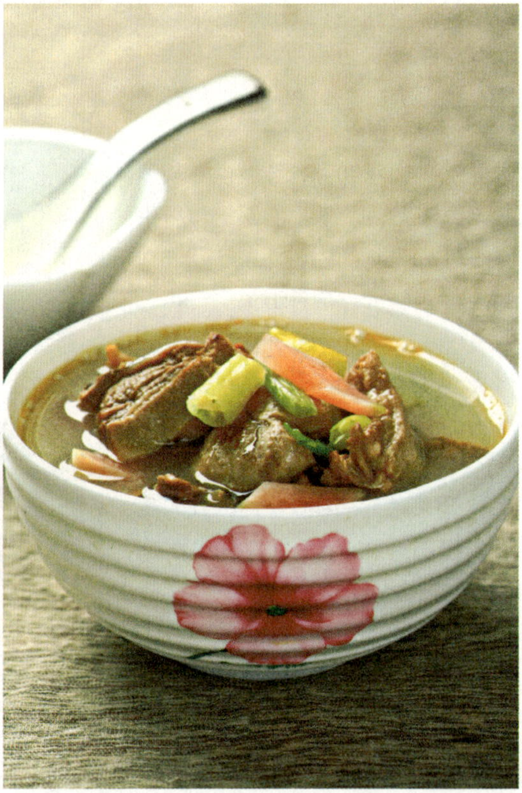

材料： 老鸭1只，泡酸萝卜条、泡姜、泡椒段各120克，葱段、姜片各适量。

调料： 盐适量，料酒、白胡椒粉、花椒各少许。

做法：

1 鸭肉洗净，斩成块，放入加有姜片、料酒的沸水中用大火煮出浮沫。

2 捞出鸭肉块，洗净浮沫，与姜片和葱段一起倒入净锅中。

3 加料酒、水、泡酸萝卜条、泡姜、泡椒段、白胡椒粉、花椒、盐以大火煮沸后转小火加盖焖煮2小时，至鸭肉熟透即可。

营养解读

鸭肉特别适宜夏秋季节食用，既能补充过度消耗的营养，还可除暑热。

苦瓜鱿鱼花汤

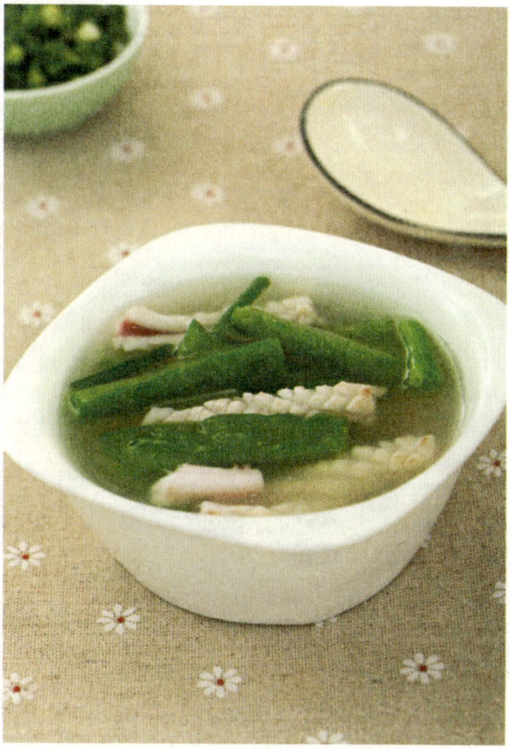

材料： 苦瓜、鱿鱼各200克，葱适量。

调料： 山茱萸药包1个，盐、味精、胡椒粉、醋、高汤、料酒各适量。

做法：

1 苦瓜洗净，对切后去瓤，切长条；鱿鱼洗净，在鱼身表面改花刀后切长条；葱洗净，切段。

2 锅置火上，加入适量清水和醋，煮沸后放入鱿鱼条略氽烫，捞出沥干。

3 净锅置火上，放入高汤、山茱萸药包，煮至汤汁剩下500毫升后，放入葱段、苦瓜条煮沸后捞出药包，调入盐、料酒，再次煮沸后放入鱿鱼条，最后加胡椒粉、味精调味即可。

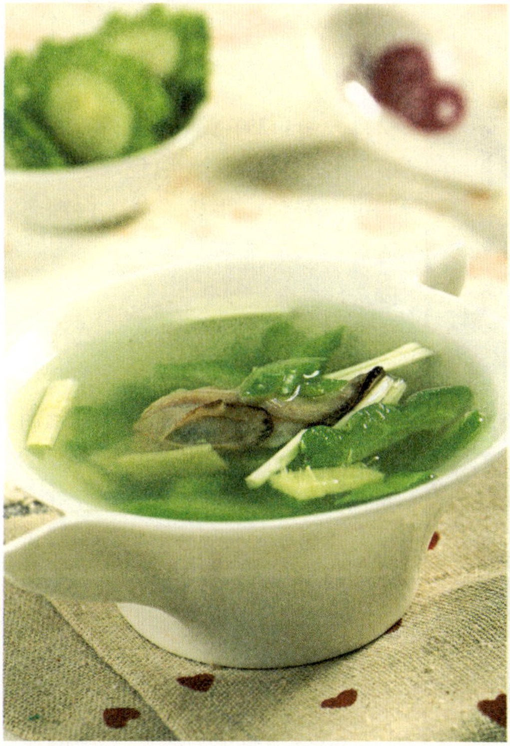

苦瓜炖牡蛎

材料： 牡蛎肉300克，苦瓜400克，葱段、姜片各适量。

调料： 盐、胡椒粉、高汤各适量。

做法：

1 牡蛎肉洗净，氽烫熟备用；苦瓜洗净，去瓤，切成斜刀片备用。

2 锅中加入葱段、姜片、高汤煮沸，放入牡蛎肉、苦瓜片、盐、胡椒粉炖煮10分钟，盛出即可。

营养解读

牡蛎中的牛磺酸有助于消除堆积在肝脏中的脂肪，能有效提高肝脏的解毒作用。

莲藕海带汤

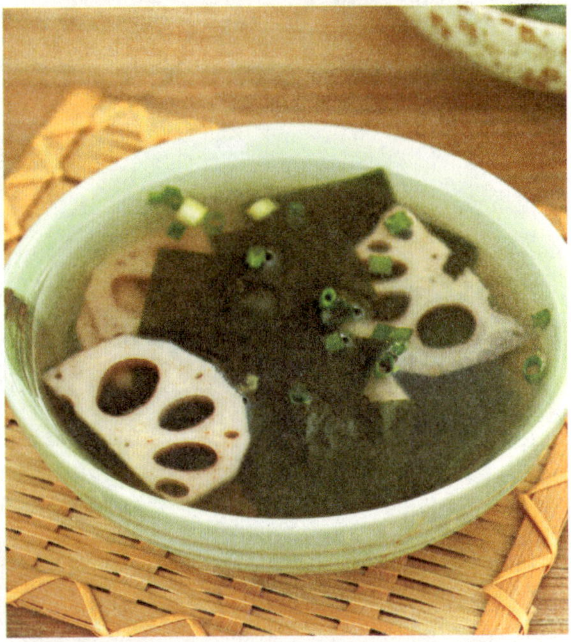

材料： 莲藕300克，海带100克，葱、姜各适量。

调料： 盐适量。

做法：

1 将莲藕洗净，去皮，切成片。

2 将海带放入清水中浸泡3小时，洗净，切成块。

3 葱洗净，切成末；姜洗净，切成片，备用。

4 锅置火上，加入适量油烧热后，爆香姜片，接着放入适量清水，煮沸。

5 放入莲藕片，煮约20分钟，再放入海带块煮15分钟后，放入葱末，最后加盐搅拌均匀即可。

奶汤花生藕块

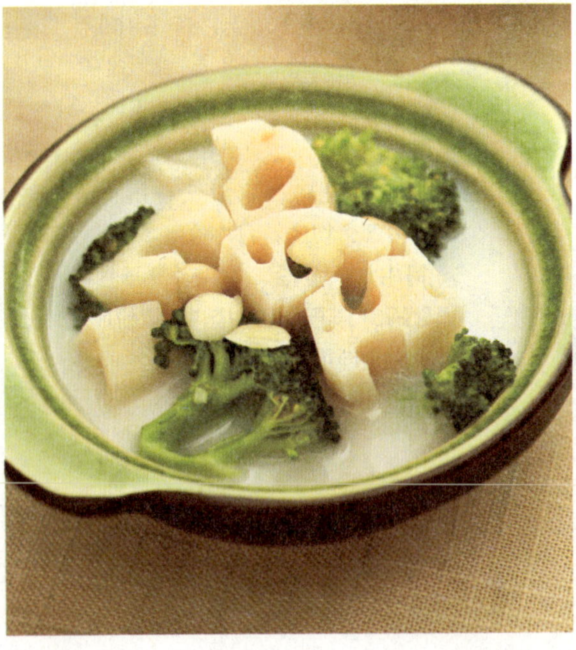

材料： 莲藕250克、五香花生50克、西蓝花适量、杏仁罐头1瓶。

调料： 奶油、牛奶、盐、白糖各适量。

做法：

1 将莲藕去藕节、外皮，洗净，切成块；五香花生去外皮；西蓝花洗净，切成小朵；杏仁罐头开罐沥水，洗净。

2 锅中加入奶油，大火烧至化开，放入莲藕块、西蓝花、杏仁、五香花生翻炒，再加入水、牛奶，大火煮沸后，加入盐、白糖调味即可。

莲藕菌菇汤

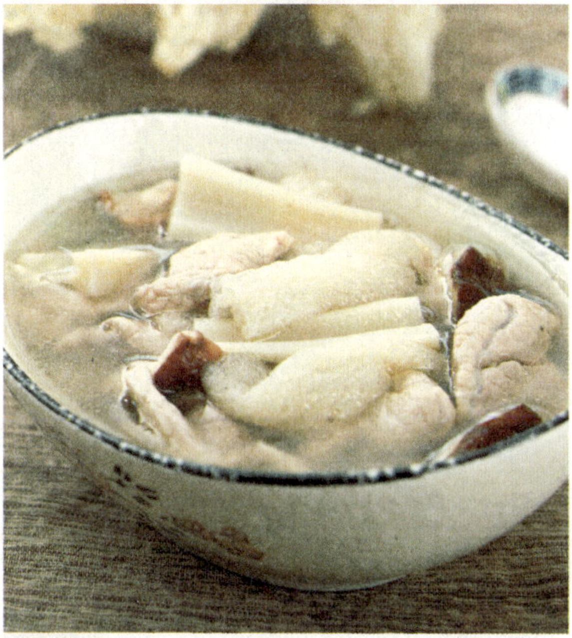

材料： 莲藕500克、竹荪100克、鲜香菇适量、猪瘦肉50克。

调料： 盐适量。

做法：

1. 莲藕洗净，去外皮、藕节，切成条；竹荪用清水泡发，去蒂，洗净，入沸水中汆烫后捞出，切成段；香菇去蒂洗净，切成块；猪瘦肉洗净，切成片，备用。
2. 锅置火上，加入适量清水煮沸后，放入莲藕条、香菇块、猪瘦肉片、竹荪段再次煮沸。
3. 然后转小火煮50分钟左右，最后调入盐即可。

山药炖水鸭

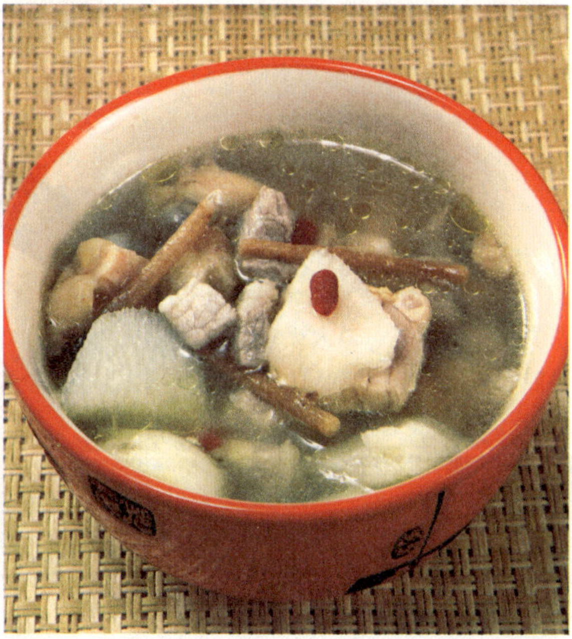

材料： 水鸭块500克，山药块150克，猪肉片100克，冬虫夏草15克，枸杞、姜片各10克。

调料： 盐1大匙，鸡精适量。

做法：

1. 冬虫夏草洗净，枸杞洗净。
2. 将鸭肉块和猪肉片入沸水中略汆烫，捞出沥干，备用。
3. 将冬虫夏草、鸭肉块、猪肉片、枸杞、山药块、姜片放入炖盅，倒入适量水，炖约2小时，加盐、鸡精调味即可。

秋

中医认为秋在五行中属金，对应人体的脏腑为肺与大肠。入秋后由于气候较干燥，喉咙及皮肤都会明显地感觉到干燥，经常有燥咳、皮肤干痒的情形发生，所以不论饮食还是保养，都要注意滋润，即“秋燥宜养肺”。

明星食材

鲤鱼、玉米、鱿鱼、南瓜、牛肉、山药、银杏、梨、莲藕、莲子、银耳、百合、牡蛎、萝卜、黄瓜、西红柿、芦笋、莴笋等。

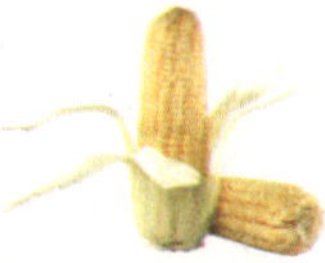
玉米

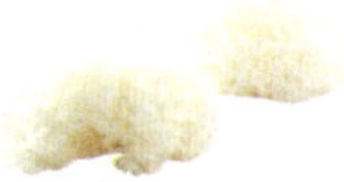
银耳

推荐汤饮

银杏炖母鸡

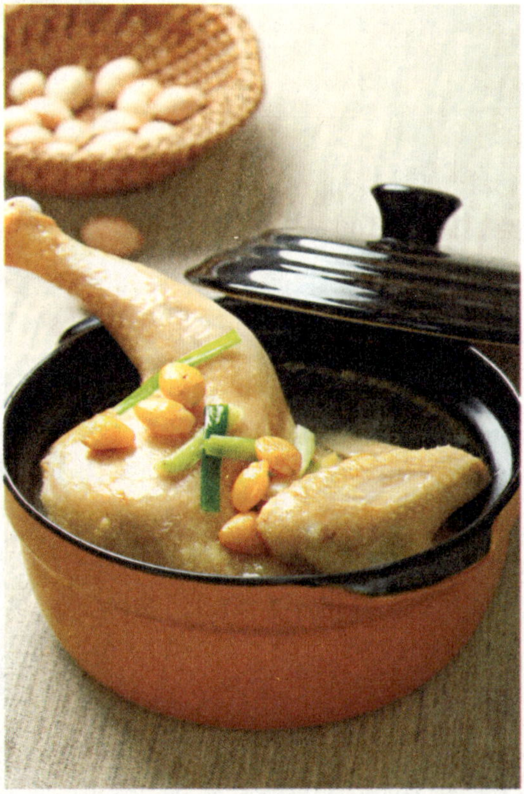

材料： 母鸡1只，银杏、葱段、姜片各适量。

调料： 料酒、盐各适量。

做法：

1 银杏去壳，加入适量热水浸泡约10分钟，去衣、去心；母鸡剖洗干净。

2 母鸡整只入冷水锅中，煮开，捞出后洗去浮沫。

3 母鸡、水、葱段、姜片入砂锅内煮开。

4 加入适量料酒，以大火煮至料酒气味消散，加盖，转小火焖炖1小时左右。

5 加入银杏炖30分钟以上，最后加入适量盐调味即可。

营养解读

银杏熟食温肺、益气，故该汤在秋季食用最为适宜。

莲藕胡萝卜汤

材料： 胡萝卜400克、莲藕100克、罗勒叶适量。

调料： 黄油、面粉、奶油、盐、胡椒粉各适量。

做法：

1 胡萝卜洗净，切成片；莲藕去皮洗净，切成片；罗勒叶洗净，备用。

2 锅置火上，放入黄油烧至溶化后，放入胡萝卜片、莲藕片炒至软，盛出，放入搅拌机中搅拌成泥，再加入适量清水搅匀。

3 净锅置火上，加入黄油烧至溶化后放入面粉炒成糊，然后放入做法2中的莲藕胡萝卜泥，搅拌均匀，略煮后放入奶油，煮至浓稠，再加盐、胡椒粉调味，最后加罗勒叶拌匀即可。

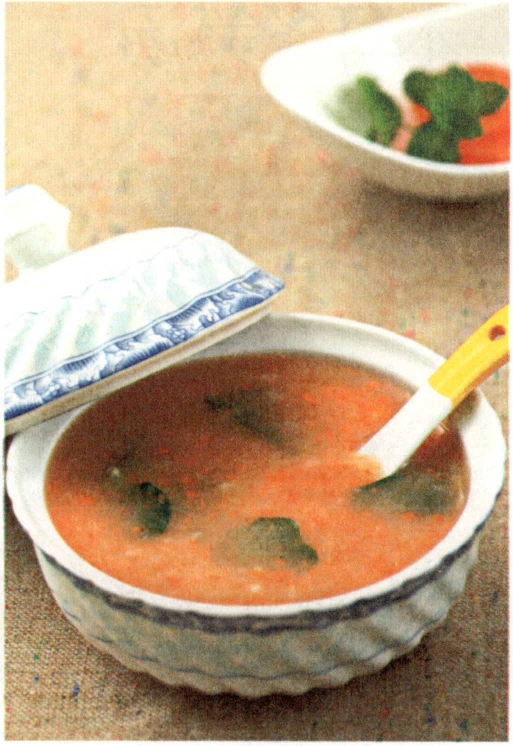

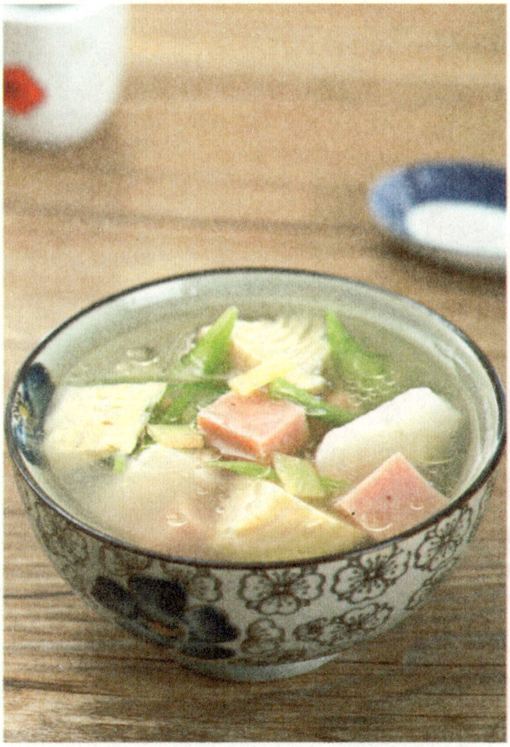

火腿山药汤

材料： 山药400克，火腿100克，冬笋50克，葱段、姜片、蒜苗各适量。

调料： 高汤1300毫升，盐、胡椒粉、鸡精、料酒、香油各适量。

做法：

1 山药洗净，去皮，切成块；冬笋去皮，洗净，切成块；火腿切成块；蒜苗择洗干净，切成段，备用。

2 冬笋块、火腿块分别入沸水锅中汆烫后捞出，备用。

3 油锅烧热，炒香葱段、姜片、蒜苗段后，倒入高汤煮沸后捞出葱段、姜片，然后放入火腿块、山药块、冬笋块，接着调入盐、鸡精、胡椒粉、料酒，小火煮45分钟，最后淋入香油即可。

木耳冬笋汤

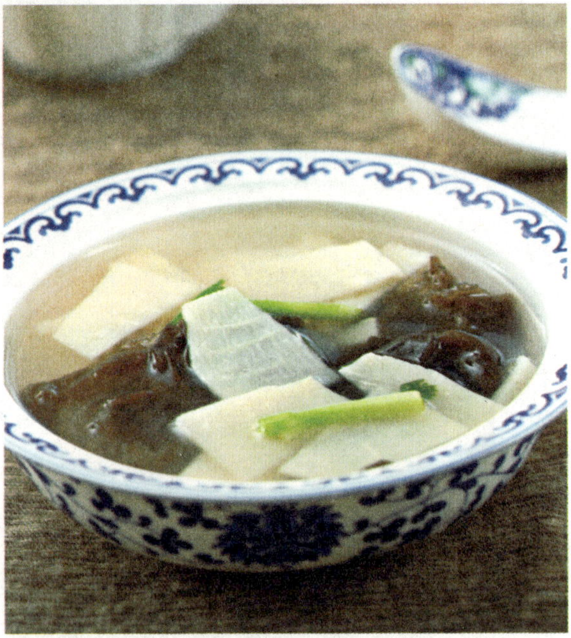

材料： 冬笋250克，水发黑木耳50克，葱、姜、香菜各适量。

调料： 高汤800毫升，盐适量。

做法：

1 冬笋去老皮，洗净，切成薄片，入沸水中汆烫后捞出，沥干。

2 水发黑木耳去蒂洗净，撕成小朵；葱洗净切成段。

3 姜洗净，切成片；香菜洗净，切成末。

4 锅置火上，倒入高汤，放入葱段、姜片，调入盐，烧煮片刻，然后放入冬笋片、黑木耳，煮沸后撇去浮沫，最后撒入香菜末即可。

西红柿肉末汤

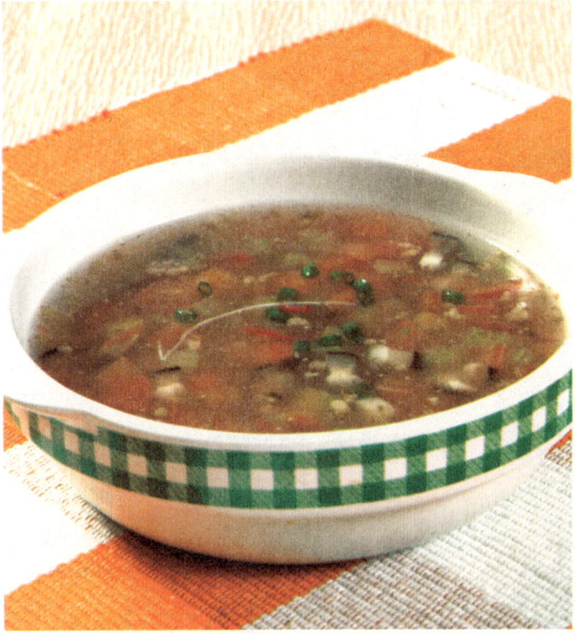

材料： 西红柿150克，猪瘦肉30克，鲜香菇2朵，芹菜20克，葱末、葱白丝各适量。

调料： 盐、白糖各适量，水淀粉少许。

做法：

1 将猪瘦肉洗净，剁成末；西红柿、鲜香菇、芹菜分别处理洗净，切成丁。

2 油锅烧热，放入猪瘦肉末和香菇丁，用小火炒至肉末发白时，加入西红柿丁翻炒2分钟，再加入芹菜丁炒匀，倒入适量水烧开。调入盐、白糖，用水淀粉勾芡，撒上葱末、葱白丝即可。

西红柿鸡肉丸汤

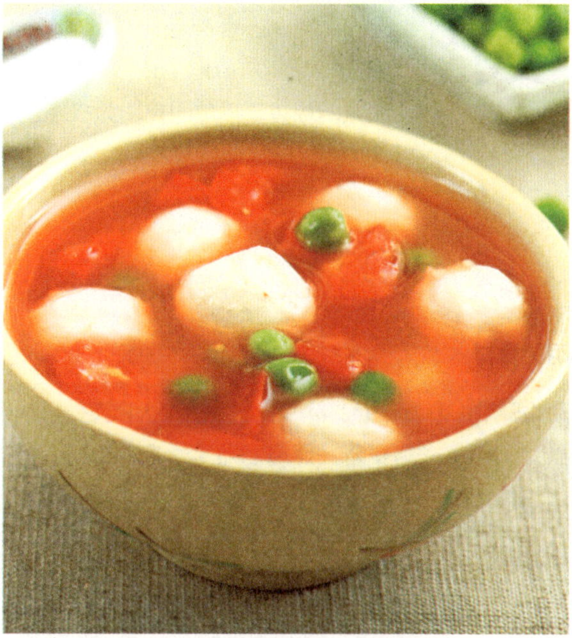

材料： 鸡胸肉泥200克、西红柿丁150克、豌豆60克、鸡蛋（取蛋清）1个。

调料： 高汤500毫升，牛奶50毫升，料酒、熟鸡油、盐、干淀粉、鸡精各适量。

做法：

1. 干淀粉放入碗中，加牛奶和水搅拌均匀，部分倒入鸡胸肉泥中搅匀，再在鸡胸肉泥中加盐、蛋清抓匀。
2. 锅中放高汤、豌豆、西红柿丁煮沸，然后将鸡胸肉泥挤成丸状下入锅中，再次煮沸后用余下的牛奶淀粉勾芡，煮到材料浮起，加料酒、盐、熟鸡油、鸡精调味即可。

莲藕排骨汤

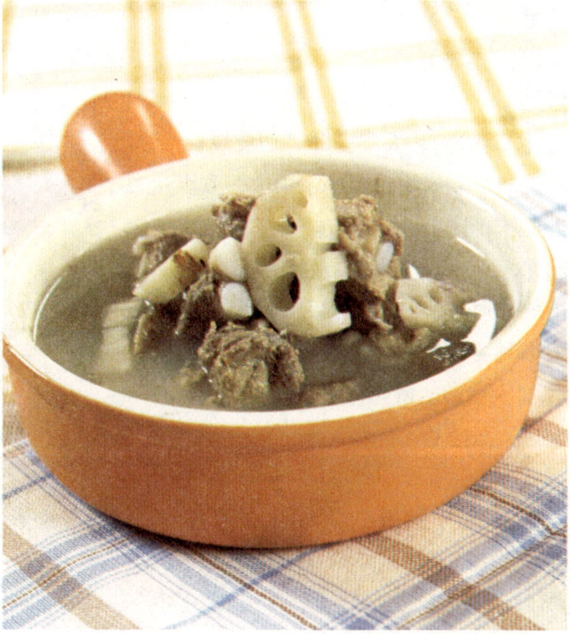

材料： 莲藕片、排骨各150克，姜片适量。

调料： 盐、米酒各适量。

做法：

1. 排骨洗净，切成块，放入沸水中氽烫，捞出沥干，备用。
2. 锅中倒入适量清水加米酒烧开，放入莲藕片、排骨块和姜片，大火烧开后，再转小火煮35~40分钟。
3. 煮至排骨软烂，加入盐调味后即可盛出。

营养解读

该汤可以开胃健脾、清热去火，是秋季的佳品。

冬

冬季是天寒地冻、万物生机潜伏闭藏的季节，人体的阳气也随着自然变化而潜藏于体内。因此，冬季养生的总原则为顺应自然界闭藏的规律，以敛阴护阳为根本。冬季煲汤应以养肾为重点。

明星食材

动物肾脏、海参、虾、莴笋、胡萝卜、大白菜、黑豆、海带、鸡腿菇、辣椒、韭菜、肉类、鸡蛋、黑芝麻、山药、苦瓜、苦菜等。

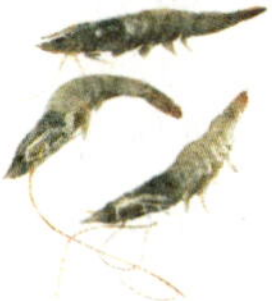

虾

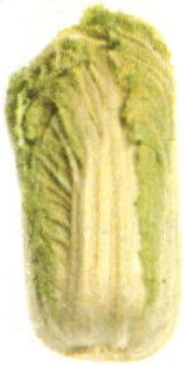

大白菜

推荐汤饮

木瓜排骨汤

材料： 猪排骨500克、木瓜半个、姜片适量。

调料： 盐适量。

做法：

1 木瓜洗净，去皮去籽，切成块；猪排骨洗净，剁成块，入凉水锅中，煮沸汆烫去血沫，捞出冲净。

2 砂锅中倒入凉水，放入猪排骨块、木瓜块、姜片，以大火烧沸，转小火炖煮2个小时至猪排骨块熟透。

3 加入适量盐调味即可。

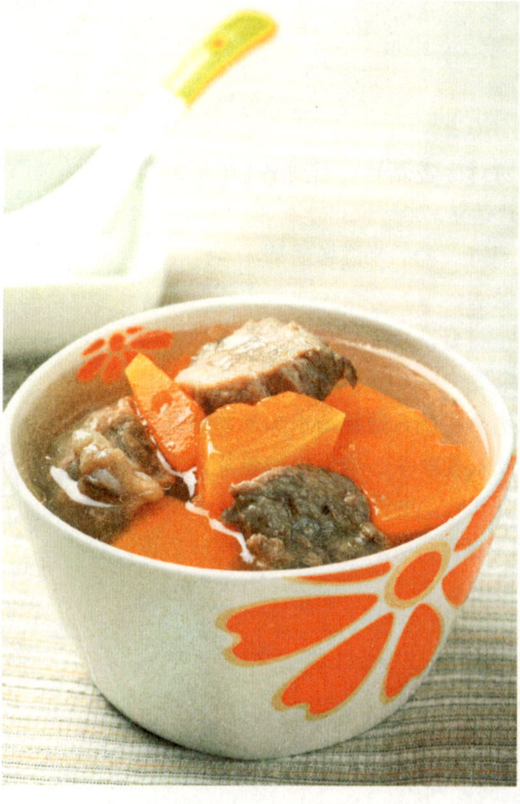

营养解读

排骨可以滋阴壮阳，益精补血，在冬季食用该汤有很好的敛阴护阳的功效。

羊肉枸杞汤

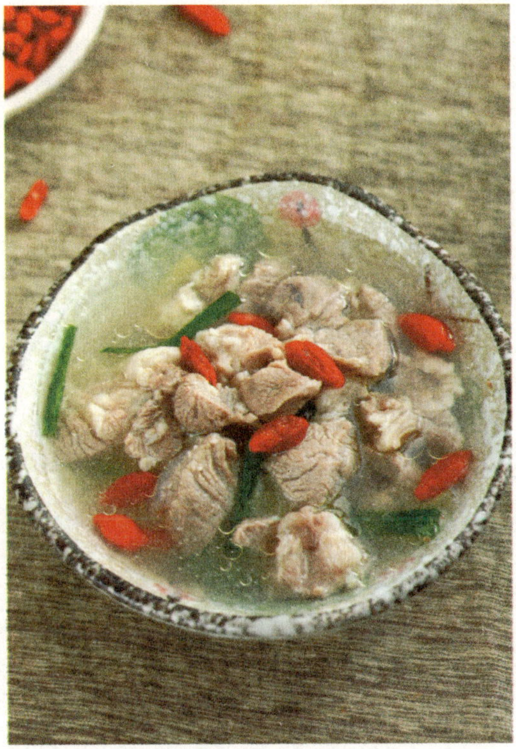

材料： 羊肉500克，枸杞20克，葱、姜、蒜各适量。

调料： 料酒、盐、胡椒粉、味精各适量，香油少许。

做法：

1 羊肉洗净切成块，入冷水锅中汆烫去血水，捞出，冲洗干净；枸杞洗净；葱洗净切成段；姜洗净切成片；蒜去皮，备用。

2 锅置火上，加入适量油，烧热后炒香葱段、姜片、蒜、羊肉块，接着烹入料酒，炒至肉熟后，倒入砂锅中，然后加入适量清水，放入枸杞，大火煮沸后转小火煮至羊肉熟烂，加盐、味精、胡椒粉，最后淋上香油即可。

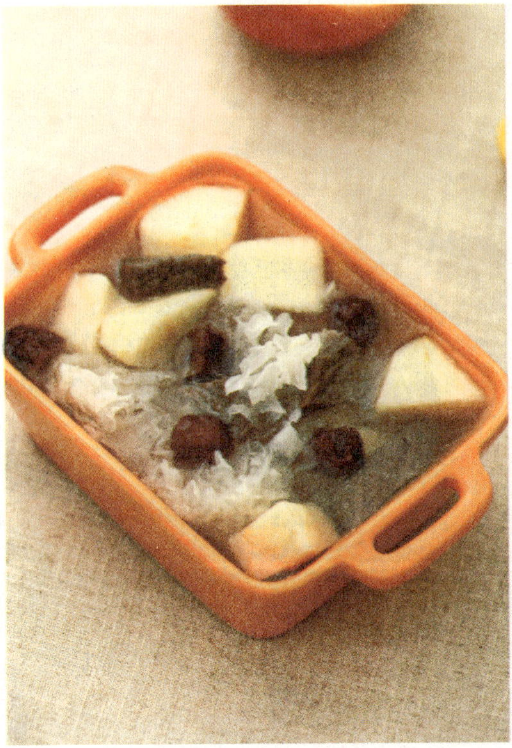

苹果瘦肉汤

材料： 瘦肉块500克、苹果2个、银耳30克、大枣3颗。

做法：

1 将苹果去皮及核，洗净切成块；银耳用温水泡发，去蒂，洗净，撕成小朵。

2 瘦肉块汆煮约2分钟，捞出备用；大枣去核洗净。

3 另取净锅置火上，加适量清水，放入做法1和2中所有处理好的材料，以大火煮沸后，改用小火煲2小时即可。

营养解读

猪瘦肉可以补血养虚，增强体质，补羸弱，故该汤适宜在冬季食用。

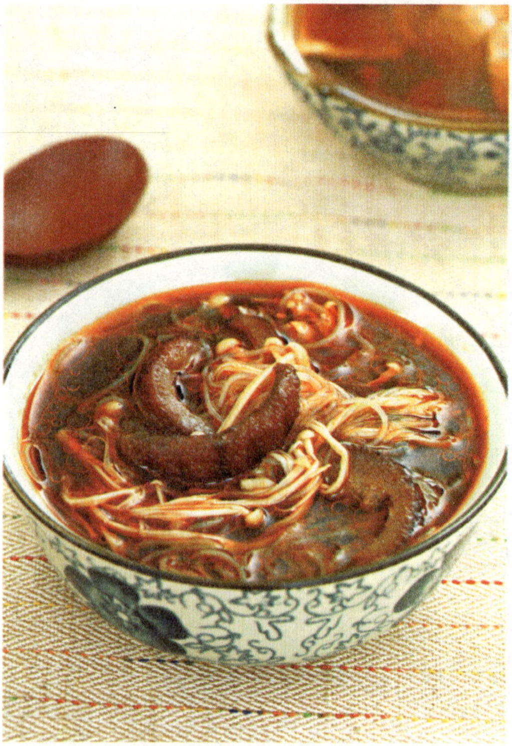

海参金针菇汤

材料： 水发海参200克，西红柿100克，金针菇55克，粉丝、葱、姜各适量。

调料： 高汤750毫升，辣椒油、醋、水淀粉、香油、盐、味精、白糖各适量。

做法：

1 水发海参洗净，切成条，入沸水中汆烫后捞出，沥干；西红柿洗净，切成条；金针菇去根洗净，入沸水中汆烫后捞出，沥干；粉丝入温水中泡发，捞出沥干，对半切开；葱、姜分别洗净切成丝。

2 锅中倒入高汤，放入海参条、西红柿条、金针菇煮沸，再加盐、味精、醋、白糖调味，接着撇去浮沫，放入粉丝，然后用水淀粉勾芡，加入葱丝、姜丝，最后调入香油、辣椒油即可。

海参鸡肉汤

材料： 水发海参丝300克，鸡胸肉条250克，净香菇片、净大枣、净黑木耳、姜片各适量。

调料： 高汤、料酒、盐、鸡精各适量。

做法：

煲盅内倒入足量高汤，放入海参丝、黑木耳、香菇片、大枣、姜片，用大火煮沸，加入鸡胸肉条煮熟，用盐、鸡精、料酒调味即可。

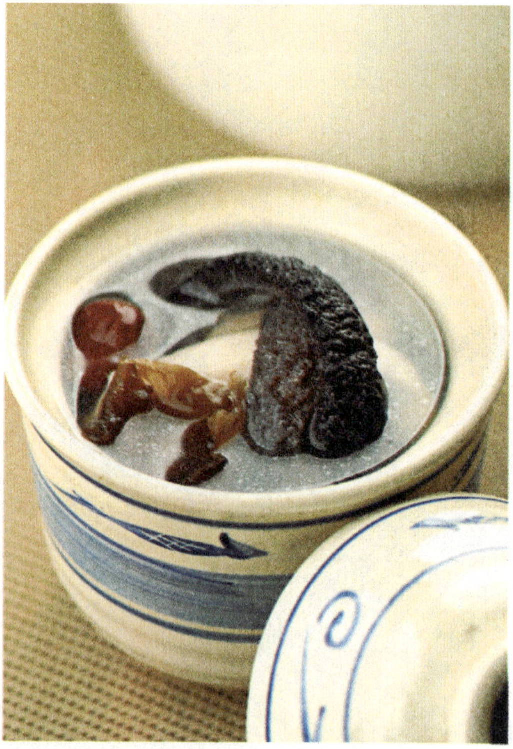

营养解读

海参在医药上有滋阴补血、壮阳、止痛、养胎和产后催乳的功效。研究表明，从一些海参中分离的海参素和糖胺聚糖能够增强肾功能，非常适合冬季食用。

百合腰花汤

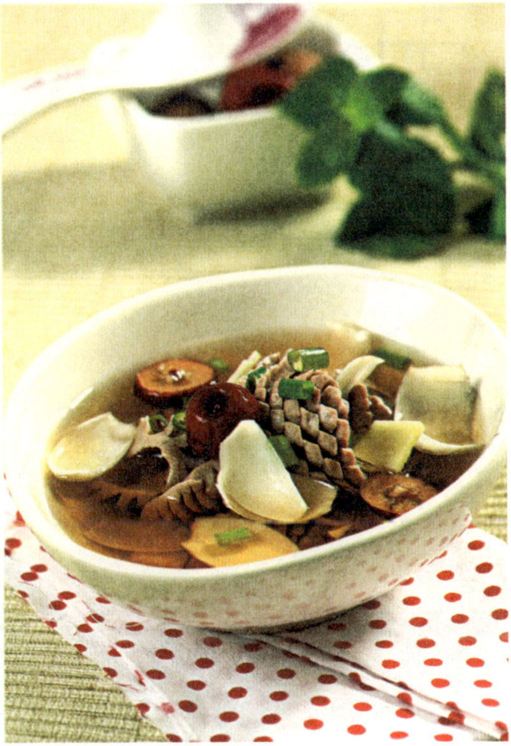

材料： 猪腰250克，西洋参15克，鲜百合瓣、蒲公英、玫瑰花各10克，大枣6颗，姜3片，葱适量。

调料： 米酒2大匙，盐1小匙，香油1大匙。

做法：

1 将所有材料洗净；猪腰剖开去筋膜，改刀切成块；葱切成末；蒲公英和玫瑰花放入纱布袋。

2 将西洋参、百合、大枣和纱布袋放入锅中，加水大火煮沸后，转小火煮15分钟。

3 然后加入猪腰花块、姜片和米酒、盐、香油，待腰花煮熟后捞出纱布袋，最后加入葱末即可。

猪腰核桃汤

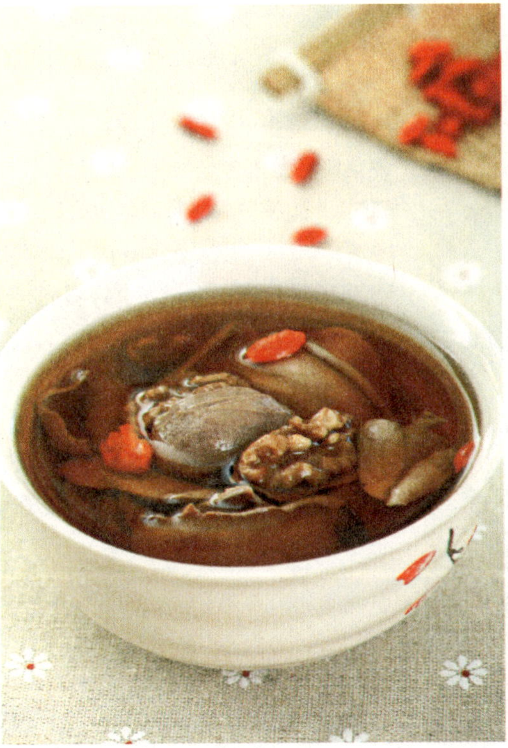

材料： 猪腰500克，核桃仁、枸杞、葱、姜各适量。

调料： 高汤1000毫升，胡椒粉、盐、鸡精、熟猪油、料酒各适量。

做法：

1 猪腰对剖，去筋膜后洗净，切成厚片，入沸水中氽烫后捞出，冲洗干净；核桃仁入沸水中氽烫至熟，捞出；葱切成段；姜切成片。

2 锅置火上，放熟猪油烧热，爆香葱段、姜片，然后放入猪腰片煸炒至干，再烹入料酒，倒入高汤，接着放入核桃仁，调入胡椒粉、盐，转小火煮25分钟，最后放入枸杞、鸡精搅匀即可。

牛肉汤

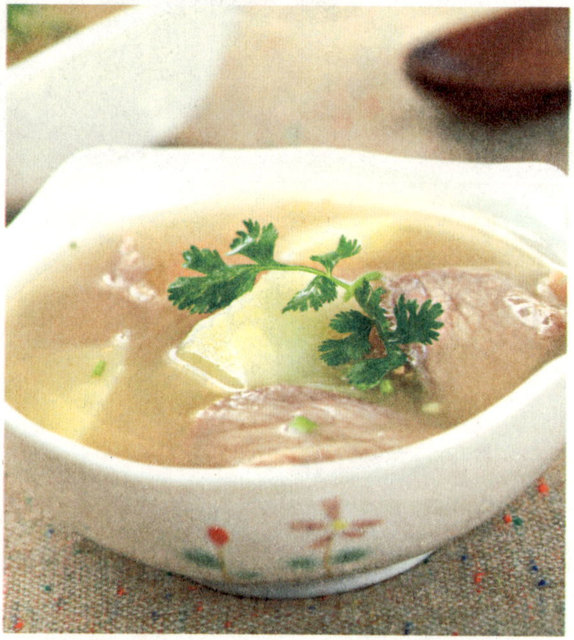

材料： 牛里脊肉片500克，土豆块250克，香菜段、葱段、葱末、姜片各适量。

调料： 盐、胡椒粉、料酒、香油、桂皮各适量。

做法：

1 牛里脊肉片洗净后入沸水中氽烫至变色，捞出沥干；土豆块入清水中浸泡。

2 锅中加水、牛肉片、葱段、姜片、料酒、桂皮、盐大火煮沸后转小火煮10分钟左右，捞出葱段、姜片、桂皮。

3 调入香菜段、胡椒粉和香油即可。

豆腐皮蛋花汤

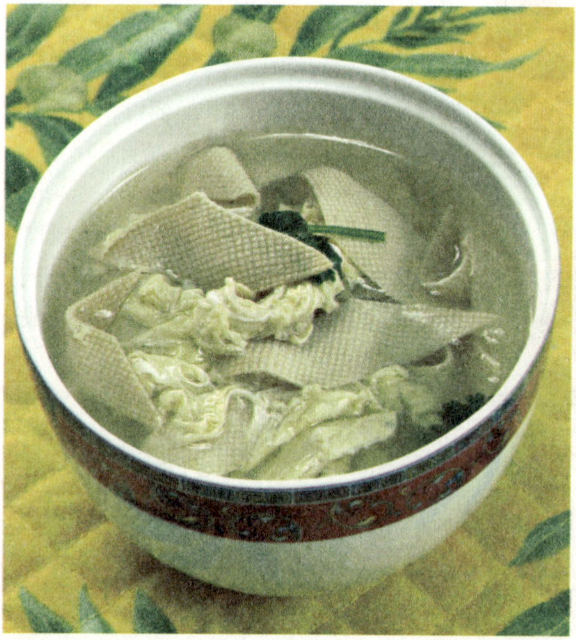

材料： 鸡蛋2个，豆腐皮片适量，香菜段、葱末各少许。

调料： 盐、香油、料酒各少许。

做法：

1 鸡蛋磕入碗中，滴入少许料酒，搅拌均匀，备用。

2 锅置火上，加入适量水烧开，放入豆腐皮片煮开。

3 再倒入鸡蛋液搅拌均匀，放入盐、葱末、香菜段，淋入几滴香油，即可关火。

营养解读

该汤在冬季食用，可以扶助正气。

第四章

汤补面面俱到

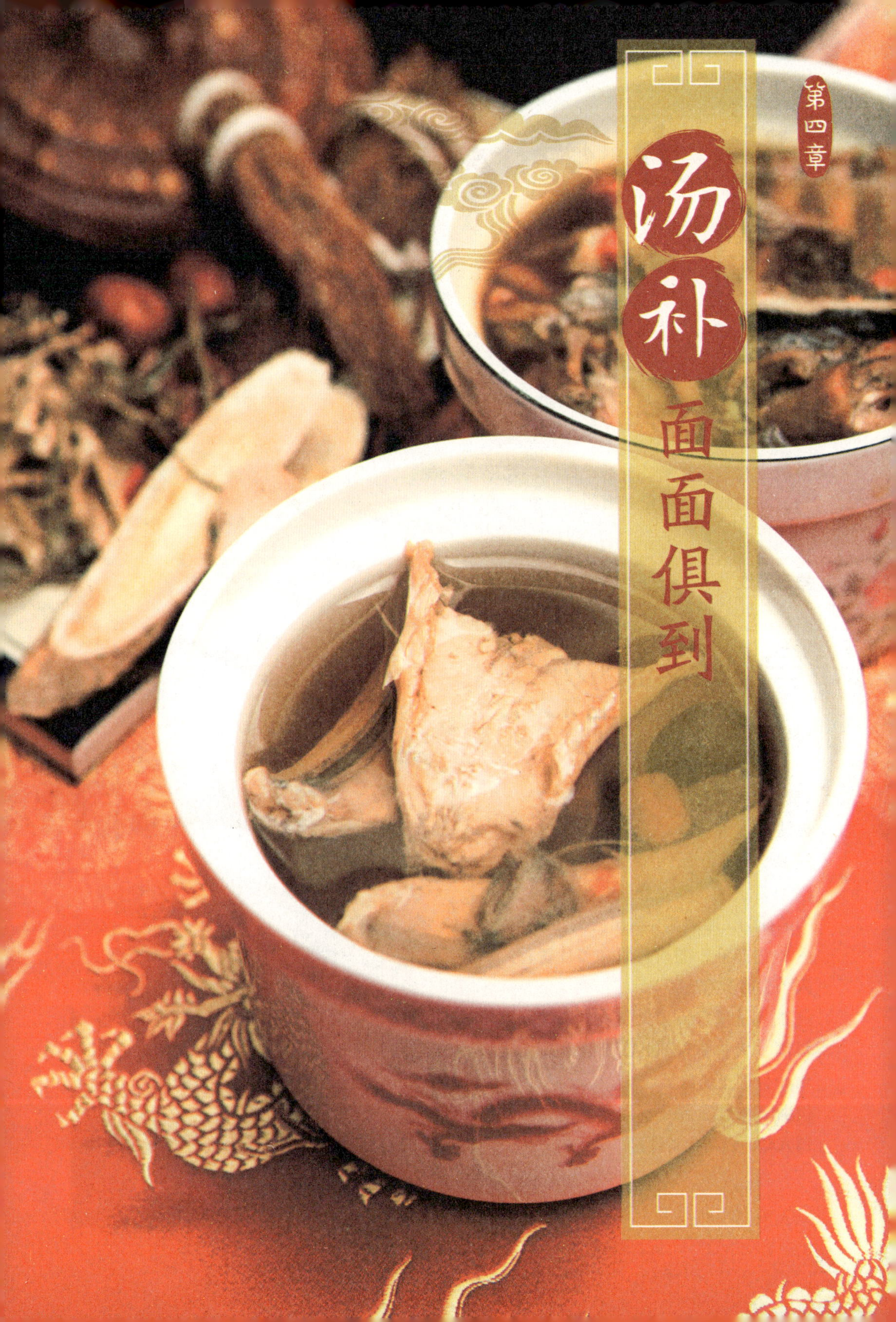

脑力劳动者

脑力劳动者忙于思考，大脑一直在“高速运转”，很容易出现脑力不足的情况，经常会出现脑疲劳、精神高度紧张、睡眠质量差、脱发、免疫力下降等情况。脑力劳动者，尤其是长期过度用脑的人，尤其要注意给大脑补充营养。

明星食材

核桃、花生、菠菜、玉米、杏仁、黄花菜、蛋黄、动物肝脏、蘑菇、山药、芝麻、黑木耳、鱼、瘦肉、紫菜等。

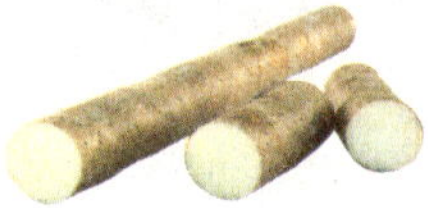

山药

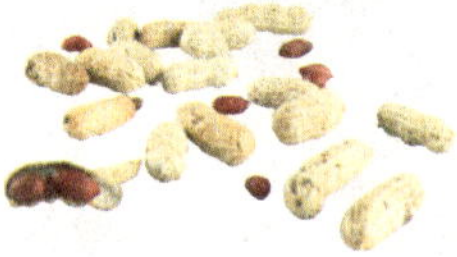

花生

推荐汤饮

鱼头鲜虾汤

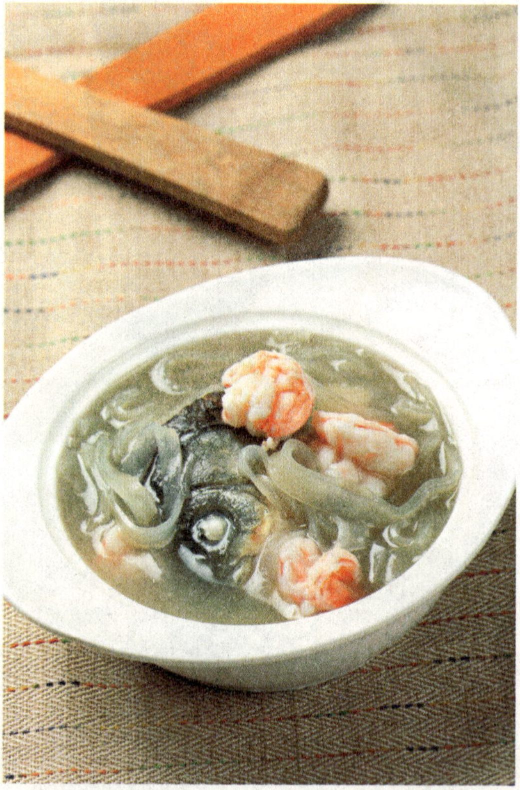

材料： 鱼头1个，鲜虾150克、粉皮、葱段、姜片各适量。

调料： 料酒、盐、白胡椒粉各适量。

做法：

1 鱼头洗净，沥干；粉皮洗净，切成段。

2 鲜虾去壳、头及虾线，洗净，加盐、料酒抓匀，略腌渍，捞出沥干，备用。

3 锅内热油，加入葱段和姜片爆香，放入鱼头煎至熟透。

4 加入适量水，大火煮沸，再加入适量料酒，大火煮5分钟后转中火，加盖煮约40分钟至汤浓。

5 加入虾仁、粉皮段继续煮约15分钟，调入盐、白胡椒粉即可。

金针猪肝汤

材料： 猪肝150克、金针菇30克、姜片少许。

调料： 香油少许，盐1小匙，高汤600毫升，水淀粉2小匙。

做法：

1 金针菇泡水15分钟，捞起，洗净；猪肝洗净，切成片，汆烫后，备用。

2 将高汤倒入锅中，加盐、姜片和金针菇，大火煮沸，转小火继续煮2分钟。

3 放入猪肝片，再次煮沸后用水淀粉勾芡，最后淋上香油即可。

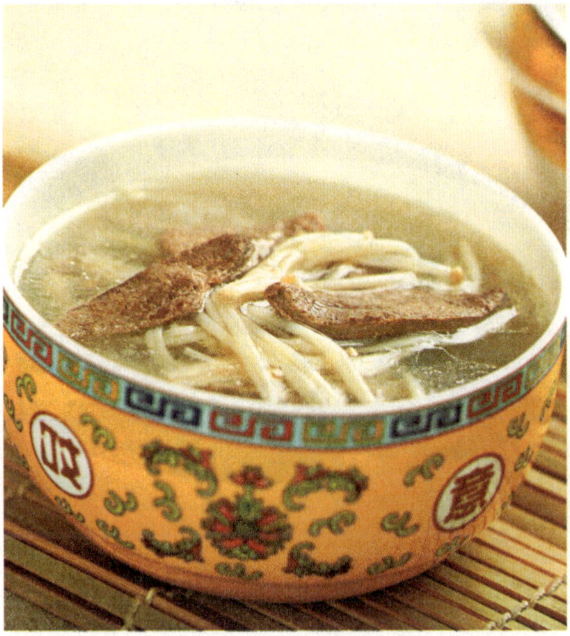

萝卜海带炖排骨

材料： 猪排骨400克，海带300克，白萝卜条200克，葱段、姜片、大枣、红椒片各适量。

调料： 盐、老抽、料酒、花椒、大料、冰糖各适量。

做法：

1 将海带泡12个小时后洗净，切成块。

2 将猪排骨凉水下锅，烧开后撇去浮沫，冲洗干净待用。

3 锅中倒入油，爆香花椒、大料、葱段、姜片后，放入猪排骨煸炒，加盐、老抽、冰糖炒至上色出香。

4 将猪排骨、海带块、白萝卜条、红椒片和大枣一起倒入高压锅，上气后压制20分钟即可。

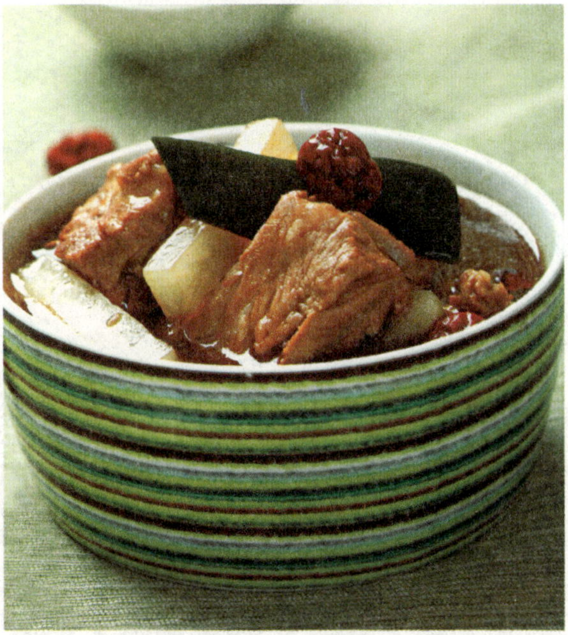

紫菜蛋花汤

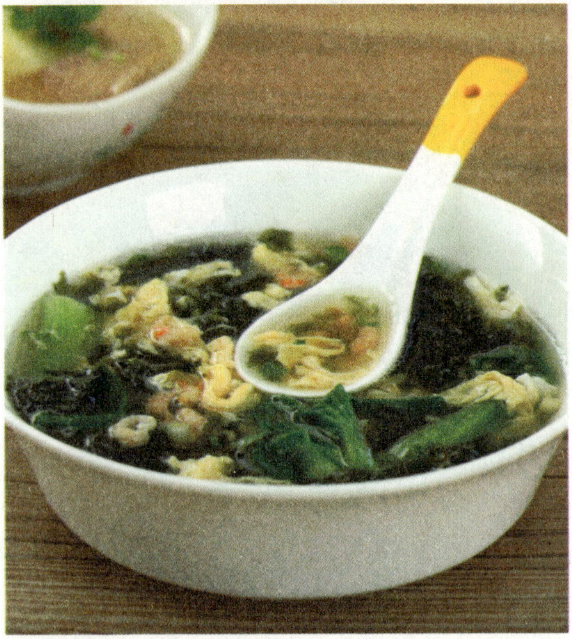

材料： 鸡蛋50克，紫菜、虾米、油菜叶、葱末各适量。

调料： 盐适量。

做法：

1 鸡蛋磕入碗中，打散；紫菜撕碎，放入碗中；虾米入温水中浸泡至软。

2 锅置火上，加入适量油，爆香葱末后，倒入适量清水，然后放入虾米，小火煮沸。

3 调入盐，再放入油菜叶，淋入蛋液，转大火煮至蛋花浮起。

4 出锅冲入紫菜碗中，搅拌均匀即可。

海鲜豆腐汤

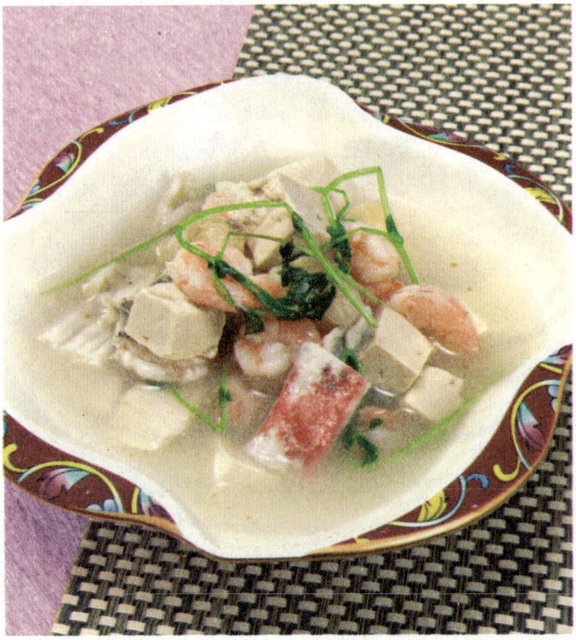

材料： 干贝30克，墨鱼、蟹棒、虾仁、豆苗、嫩豆腐各适量。

调料： 香菇精、盐、香油、高汤各适量。

做法：

1 所有材料全部洗净。

2 墨鱼切成片，入沸水中氽烫去腥，捞出沥干，备用；嫩豆腐切成块，备用。

3 将高汤倒入锅中煮沸，放入干贝、豆腐块、墨鱼片、蟹棒、虾仁煮熟。

4 加入豆苗，调入盐、香菇精煮熟，最后淋上香油即可。

鱼头猪肉汤

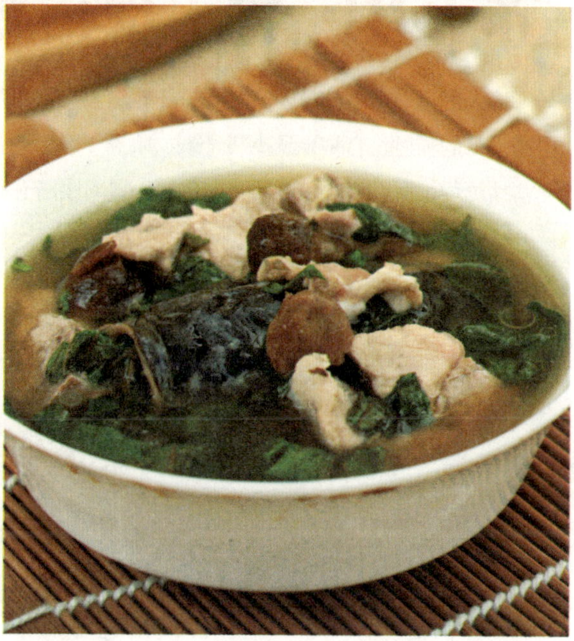

材料： 鲢鱼头1个，桂圆肉125克，猪瘦肉100克，紫苏叶、香菜、葱、姜各适量。

调料： 盐、料酒、醋各适量。

做法：

1 鲢鱼头洗净；猪瘦肉洗净，切成片；紫苏叶、香菜分别洗净，香菜切成末，葱切成段，姜拍散。

2 锅置火上，加入适量清水，放入猪瘦肉片，大火煮沸后撇去浮沫，然后放入鱼头、桂圆肉，煮沸后转小火，放入葱段、姜，调入醋、料酒，煮至材料熟烂入味。

3 加盐、紫苏叶、香菜末煮沸即可。

川椒鳗鱼煲

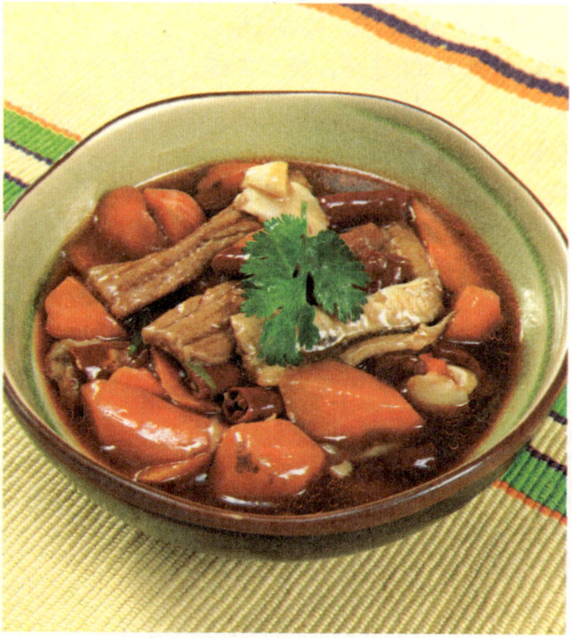

材料： 净鳗鱼段300克，胡萝卜块200克，蒜苗、蒜、香菜叶各适量。

调料： 料酒、干辣椒段、花椒、胡椒粉、香油、酱油、盐、醋、冰糖各适量。

做法：

1 鳗鱼段加入料酒拌匀后腌渍20分钟；蒜苗洗净后切段。

2 油锅烧热，爆香蒜、干辣椒段、花椒，加入鳗鱼段略炒，再加入胡萝卜块、蒜苗、料酒、酱油、醋、冰糖翻炒均匀，倒适量水没过食材，加盖焖煮40分钟。

3 至汤汁剩下一半时，加盐和胡椒粉、香油拌匀后，撒上香菜叶即可。

常用电脑者

人长时间对着电脑学习或工作，不仅容易使双眼疲劳、干涩，而且不可避免会受到电子设备的辐射，容易导致嘴唇干裂、眼鼻干燥、声音沙哑、口苦干咳、皮肤干燥，甚至情绪烦躁。所以，常用电脑者宜多喝一些对眼睛有利和减轻辐射不良反应的汤煲。

明星食材

油菜、芥菜、圆白菜、胡萝卜、黄豆、海带、紫菜、玉米、牛奶、鸡蛋、西蓝花、菠菜、苹果、香蕉、瘦肉、西红柿、芹菜、大白菜等。

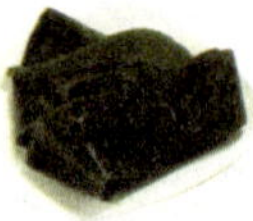

海带

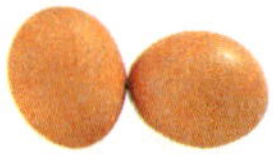

鸡蛋

推荐汤饮

白菜双冬汤

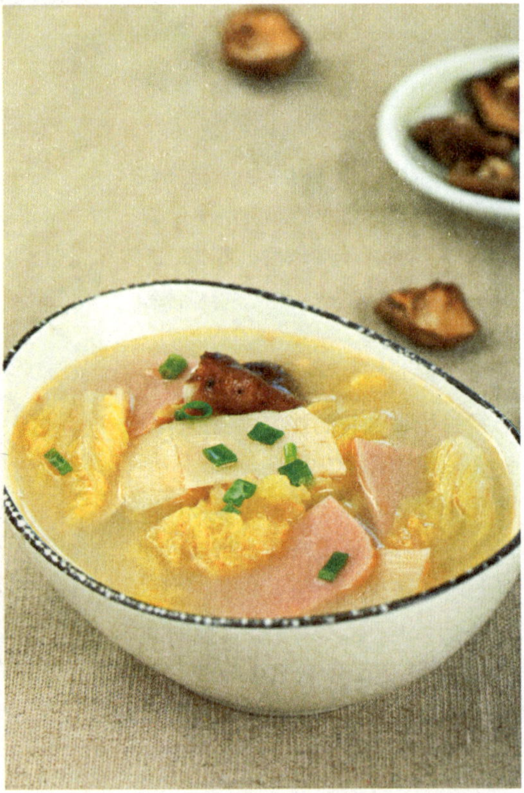

材料： 大白菜心500克，冬笋片、火腿片、冬菇各20克，葱、姜各适量。

调料： 奶汤600毫升，盐、味精、熟鸡油、熟猪油、料酒各适量。

做法：

1 大白菜心洗净，沥干，切成段；冬菇去蒂洗净，入清水中泡发后，切成片，同冬笋片入沸水中汆烫至熟，捞出放入碗中；葱、姜分别切成末，备用。

2 锅置火上，加入适量熟猪油烧热，爆香姜末，然后放入大白菜心段翻炒片刻，再加盐、奶汤、料酒煮5分钟。

3 放入冬笋片、冬菇片、火腿片，继续煮至入味。

4 盛出，淋入熟鸡油，放味精调味，撒上葱末即可。

萝卜牛腩汤

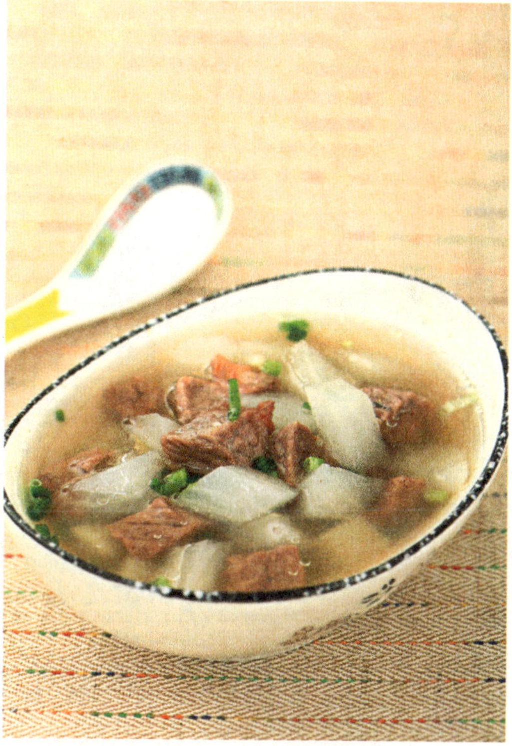

材料： 白萝卜250克，牛腩200克，葱、姜各适量。

调料： 大料、胡椒粉、味精、盐各适量。

做法：

1 白萝卜洗净，去皮，切成菱形块；牛腩洗净，切成块；葱切成末；姜切成片。

2 白萝卜块入沸水中汆烫至熟，捞出，沥干。水锅再次煮沸后放入牛腩块略汆烫，捞出冲洗去血沫，沥干，备用。

3 净锅置火上，加入适量清水煮沸后放入牛腩块、大料、姜片，大火煮沸后转小火煮45分钟，然后放入白萝卜块，再加入胡椒粉、盐、味精煮至熟，最后放入葱末即可。

白菜粉丝煲

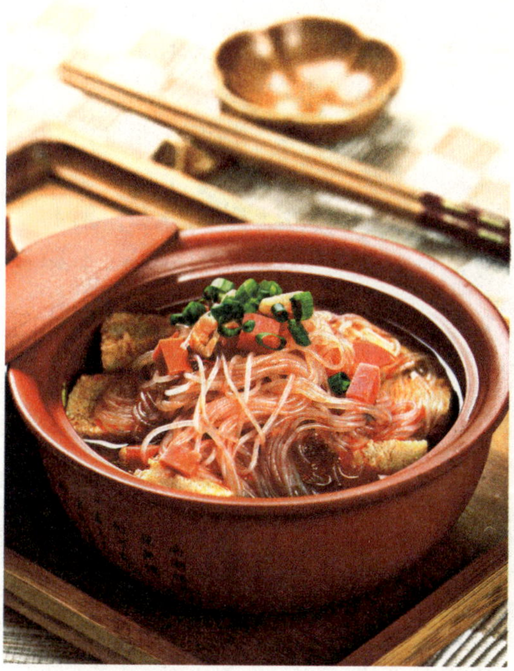

材料： 大白菜500克，小香肠3根，粉丝、虾米、冻豆腐、蒜、葱末各适量。

调料： 干辣椒、豆豉辣酱、盐各适量。

做法：

1 大白菜洗净，切成块；小香肠切成丁；冻豆腐切成小块；粉丝泡发，备用。

2 砂锅内倒油，放入干辣椒和蒜，再一层层地铺上大白菜块，接着放入冻豆腐块，再放入虾米、香肠丁，加适量清水后盖上盖子。

3 用小火煮至大白菜块变软，再放入粉丝，加豆豉辣酱和盐，继续盖上盖子煮沸，最后撒上葱末即可。

鸡丝豌豆汤

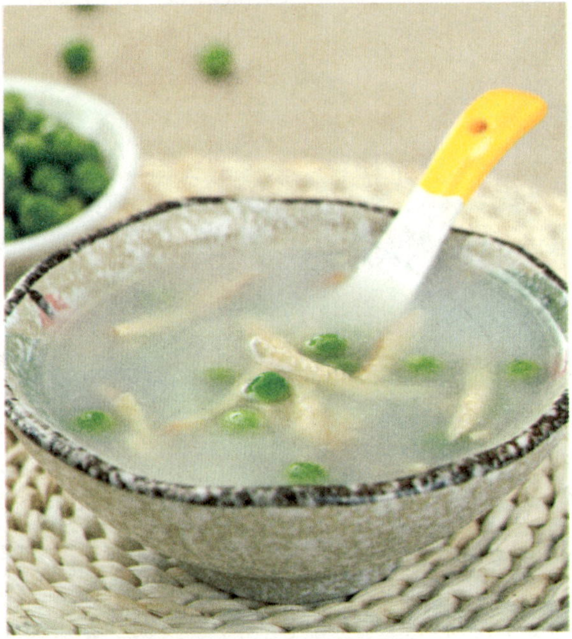

材料： 鸡胸肉200克，豌豆100克，鸡蛋（取蛋清）1个，葱丝、姜丝各适量。

调料： 水淀粉、盐、料酒、味精、高汤各适量。

做法：

1 鸡胸肉洗净，切成丝，备用。

2 豌豆洗净后煮熟，捞出，沥干。

3 鸡胸肉丝放入碗中，加蛋清、盐、水淀粉搅拌均匀后，入热油锅中滑炒至变色，捞出沥油，备用。

4 锅底留油，炒香葱丝、姜丝，调入料酒，倒入高汤，煮沸后放入熟豌豆、鸡胸肉丝，煮沸后撇去浮沫，调入盐、味精即可。

菠萝玉米羹

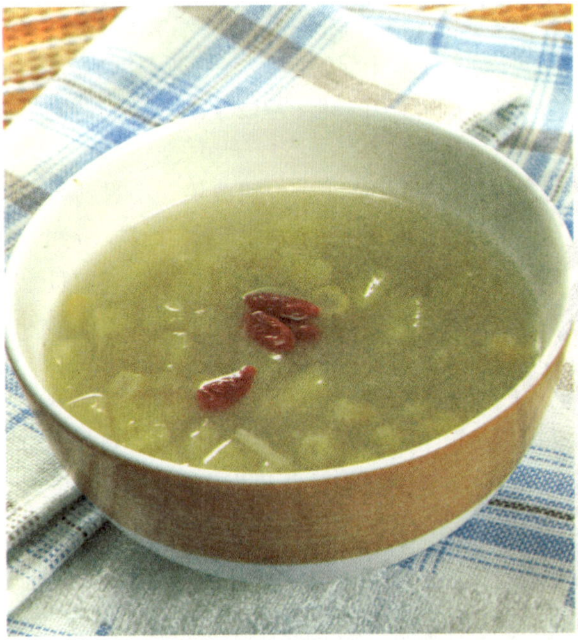

材料： 罐头玉米粒400克、菠萝100克、枸杞15克。

调料： 冰糖、水淀粉各适量。

做法：

1 将罐头玉米粒沥干水分，备用。

2 菠萝切成同玉米粒大小差不多的小丁，备用。

3 枸杞洗净，备用。

4 净锅加入适量清水和冰糖烧沸，冰糖溶化后放入玉米粒、枸杞、菠萝丁，烧沸后略煮片刻。

5 用水淀粉勾芡，装入小碗内即可。

里脊雪梨汤

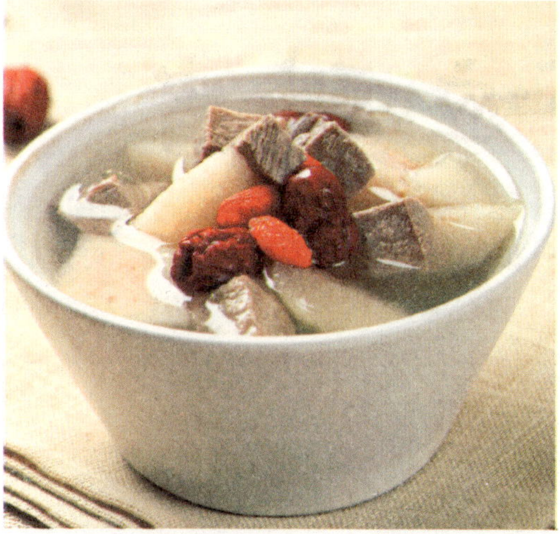

材料： 猪里脊肉块200克，梨块100克，姜丝、大枣、枸杞各适量。

调料： 盐、冰糖各适量。

做法：

1 猪里脊肉块冷水入锅，烧沸后撇去浮沫，冲洗干净，备用。

2 砂锅里倒入凉水，加入猪里脊肉块、梨块、大枣、枸杞、姜丝、盐、冰糖，熬制1小时即可。

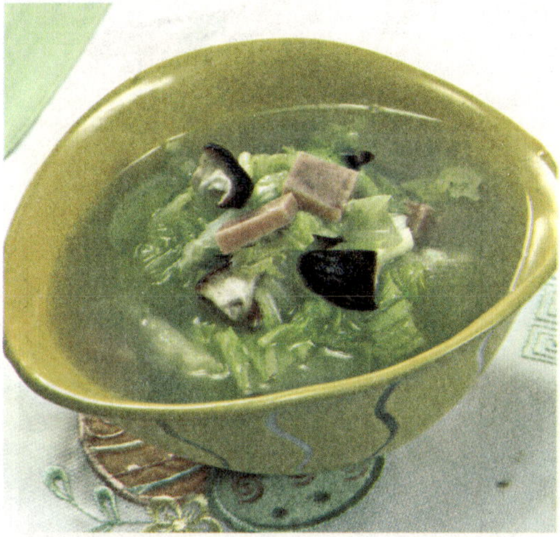

火腿煮白菜

材料： 大白菜条100克、火腿片20克、香菇块10克、姜片5克。

调料： 盐5克、鸡精2克、白糖1克。

做法：

1 锅内加水，待水开时，投入大白菜条，用中火煮约3分钟后捞起过凉。

2 另置锅入油烧热，放入姜片爆香，注入清水烧开，加大白菜条、火腿片、香菇块，调入所有调料煮熟即可。

西红柿玉米汤

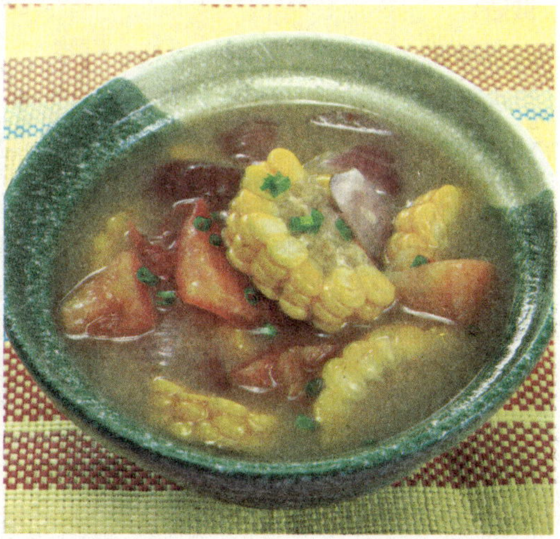

材料： 玉米段300克，西红柿块200克，洋葱块100克，葱末适量。

调料： 盐1小匙，排骨汤2大碗。

做法：

1 将排骨汤倒入汤锅中，并加入适量水，大火煮沸。

2 将洋葱块、西红柿块、玉米段一起放入排骨汤中煮10分钟左右，加盐调味，最后撒上葱末点缀即可。

应酬者

应酬者经常出入各种餐馆，吃过于精细、油腻的食物，长此以往，不仅会导致体重增加，还容易导致肠胃疾病，甚至还会引发高血压及其他心血管疾病。所以，应酬者应该调理肠胃，多喝清淡、易消化的汤煲。

明星食材

紫菜、海带、山楂、鸡内金、芦笋、豌豆苗、莴笋、燕麦、生菜、香菜、香菇、芹菜、胡萝卜、白萝卜、黑木耳等。

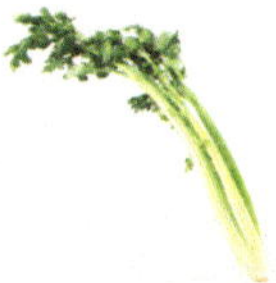

芹菜

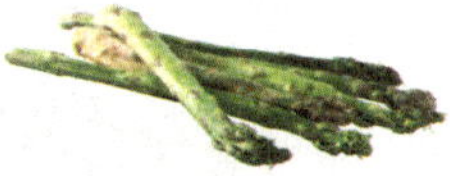

芦笋

推荐汤饮

莴笋汤

材料： 莴笋150克，海带50克，葱、姜各适量。

调料： 高汤750毫升，盐、料酒、猪油、胡椒粉、香油、味精、醋各适量。

做法：

1. 莴笋去老皮，洗净，切成薄片；海带温水泡发，洗净，切成块；葱切成段；姜切成片。
2. 莴笋片放入碗中，加盐抓匀，腌渍25分钟后洗净，沥干，备用。
3. 锅置火上，放入猪油烧热，爆香葱段、姜片，再倒入高汤，接着放入莴笋片略汆烫后捞出，放入碗中。
4. 海带块放入汤锅中，再放入盐、胡椒粉、醋、味精、料酒，小火煮8分钟后，滴入香油，最后倒入装有莴笋片的碗中即可。

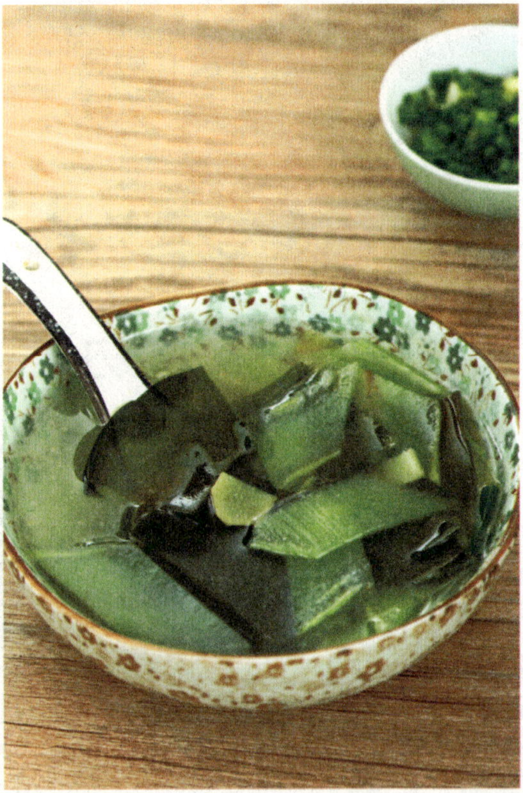

木耳香菜汤

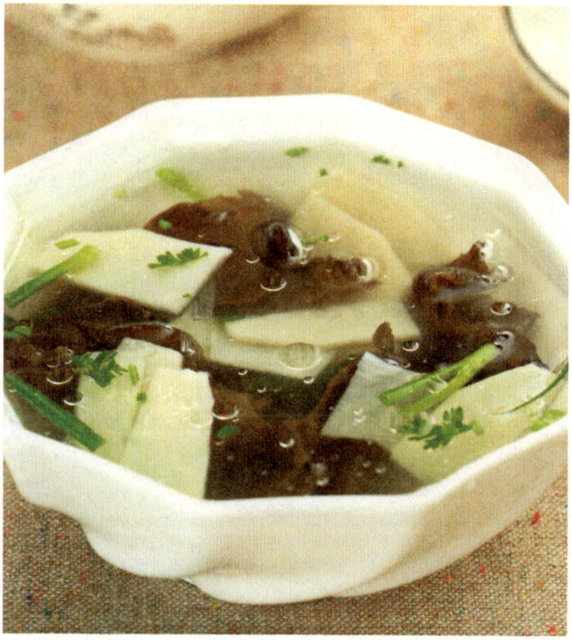

材料： 香菜、干黑木耳、姜片各30克，葱丝适量。

调料： 高汤700毫升，香油、盐、味精、料酒、胡椒粉各适量。

做法：

1 香菜择洗干净，切成段，放入碗中备用；干黑木耳洗净，入温水中泡发，去蒂，洗净。

2 锅置火上，加入适量油烧热后，爆香葱丝、姜片，然后放入黑木耳，倒入高汤，接着加盐、味精、胡椒粉、料酒调味，滴入香油搅拌均匀，最后倒入装有香菜段的碗中即可。

萝卜木耳汤

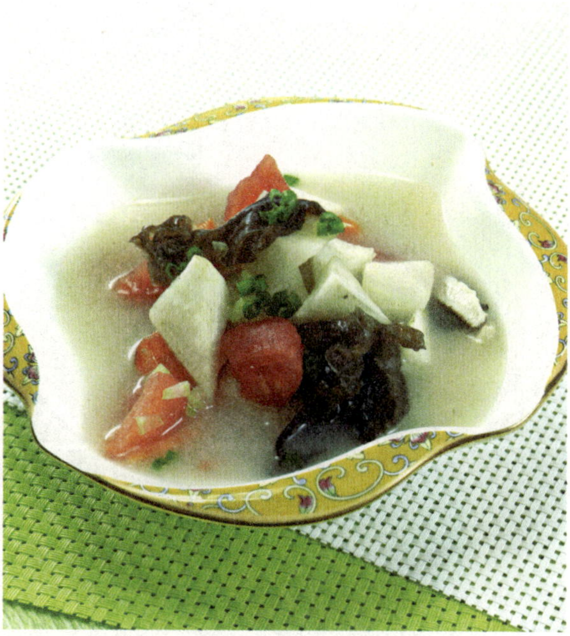

材料： 白萝卜块200克、西红柿1个、黑木耳50克、葱末适量、香菇块少许。

调料： 盐、味精、白糖、番茄酱、高汤各适量。

做法：

1 黑木耳泡发，撕成小块。

2 将西红柿洗净，切成小块，入热油锅中加番茄酱炒软。

3 待西红柿块炒软后，再倒入高汤并放入白萝卜块、香菇块和黑木耳块，小火煮至白萝卜块熟烂，熄火前放葱末、味精、盐、白糖调味即可食用。

香菇瘦肉汤

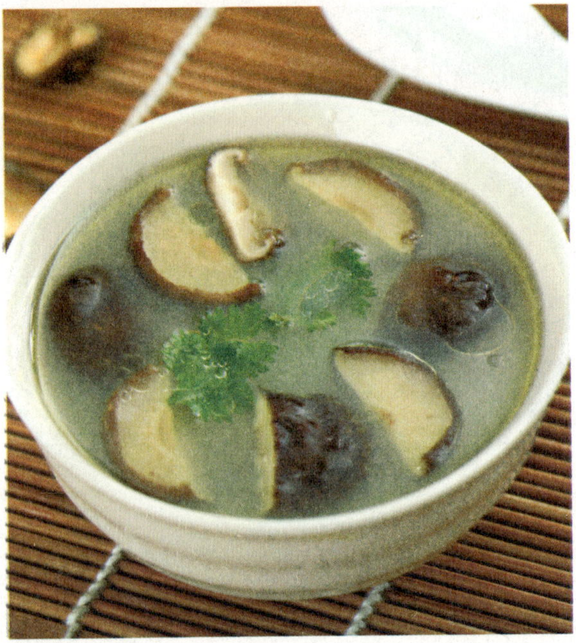

材料： 鲜香菇块250克，猪瘦肉块、鸡骨架块各100克，香菜叶少许。

调料： 高汤800毫升，鸡肥油、盐、花椒、料酒、味精各适量。

做法：

1 锅置火上，将水煮沸后放入鸡肥油、香菇块氽烫至熟，捞出，放入炖盅中，备用。

2 鸡骨架块、猪瘦肉块氽烫后捞出，洗净，放入炖盅中，放入花椒、高汤、料酒，放入上汽的蒸锅中蒸55分钟后，取出，捞去猪瘦肉块、鸡骨架块、花椒，最后加盐、味精、香菜叶即可。

芦笋浓汤

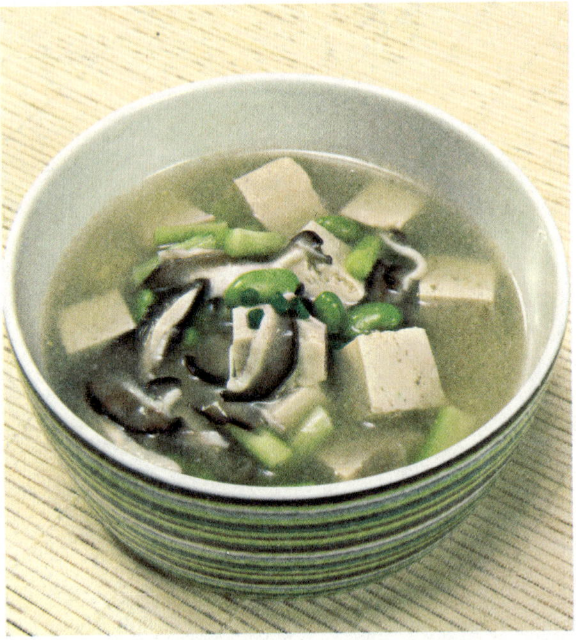

材料： 芦笋罐头1罐、鲜香菇6朵、豆腐1块、青豆30克、鸡蛋（取蛋清）2个、葱末少许。

调料： 盐、高汤、干淀粉各适量。

做法：

1 芦笋切成小段，香菇切成片，豆腐切成小块。

2 干淀粉加适量水调匀成水淀粉，蛋清加水搅匀。

3 锅中加适量水和高汤，烧开后将芦笋段、豆腐块、青豆、香菇片放入锅中，烧开后用水淀粉勾芡。

4 将加水的鸡蛋清液徐徐倒入锅中，再加盐调味，最后撒上葱末盛出即可。

经常熬夜者

中医理论讲丑时肝经当令，这个时候若还没有进入深睡眠，会十分伤肝，而且长期熬夜的人往往容易便秘。因此熬夜族要选择有养肝补肝、润肠通便功效的食材，如富含膳食纤维和微量元素的食材。

明星食材

胡萝卜、动物肝脏、鱼类、干贝、香蕉、大白菜、甘薯、梨、银耳、生菜、菠菜、菜花、油菜、荠菜、五谷杂粮、芦笋等。

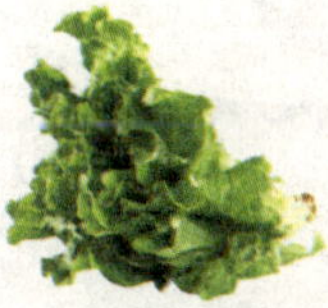

生菜

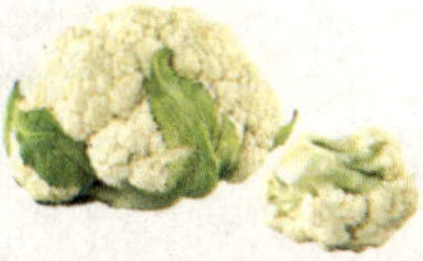

菜花

推荐汤饮

蔬菜杂汤

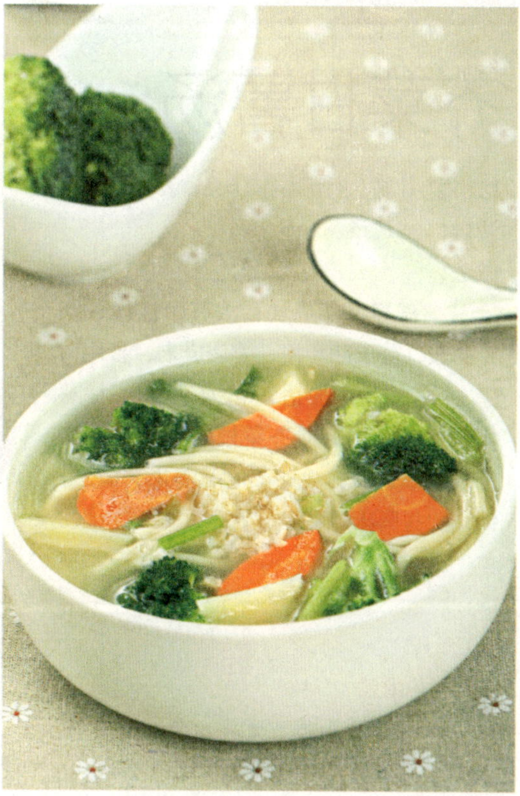

材料： 西蓝花、芹菜、土豆、胡萝卜、意粉各100克，糙米50克。

调料： 高汤2000毫升，胡椒粉、盐各适量。

做法：

1 西蓝花洗净，切成块；芹菜择洗干净，切成段；土豆、胡萝卜分别洗净，去皮，切成块；糙米淘洗干净，入清水中浸泡2小时，备用。

2 意粉入锅中煮至熟透，捞出，备用。

3 锅置火上，倒入高汤，大火煮沸后转小火煮10分钟，放入西蓝花块、芹菜段、土豆块、胡萝卜块、糙米，转大火煮沸，再放入意粉，然后转小火煮16分钟，最后加胡椒粉、盐调味即可。

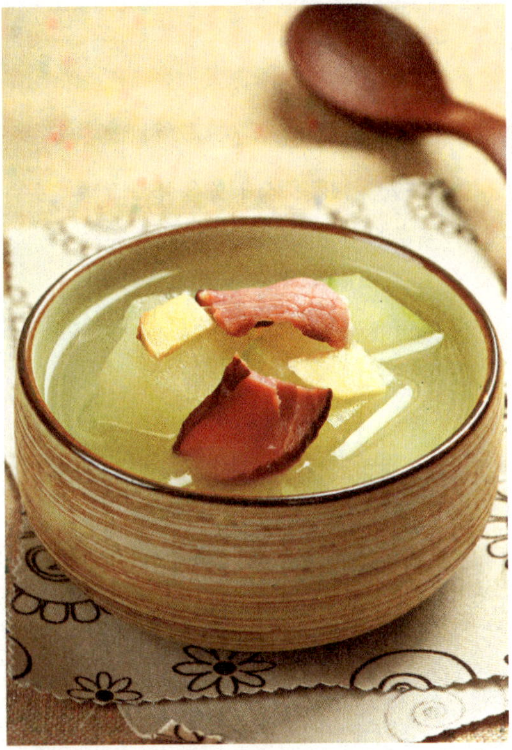

腊肉冬瓜汤

材料： 冬瓜500克，熟腊肉100克，葱段、姜片各适量。

调料： 盐适量。

做法：

1 冬瓜去皮、瓤，切成块，洗净沥干；熟腊肉切成薄片。

2 油锅加热，倒入冬瓜块煸炒，加水没过冬瓜，放入腊肉片、姜片、葱段以大火烧沸后，再转小火，焖15～20分钟至冬瓜熟，加盐调味即可。

营养解读

冬瓜易熟，熟腊肉即食。一个清淡爽口、利尿排毒，一个咸香带甜、生津养胃，两者搭配极佳。

芥菜甘薯汤

材料： 甘薯、大芥菜各200克，姜末适量。

调料： 盐适量。

做法：

1 甘薯洗净，切成块；大芥菜洗净，切为两段，分成叶和梗；姜切成末，备用。

2 锅置火上，加适量清水，下入甘薯块，大火煮沸后放芥菜梗，然后继续煮至甘薯熟透后，放芥菜叶、姜末，煮3分钟，加盐调味即可。

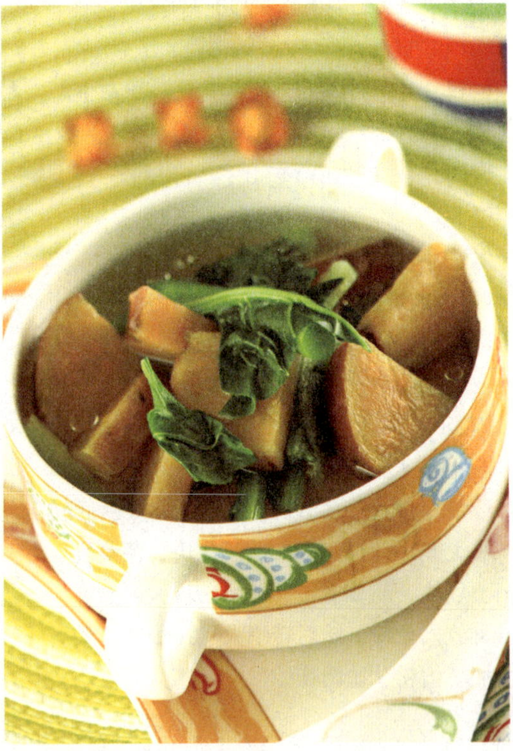

营养解读

甘薯又称山芋、地瓜，含有丰富的糖质、维生素、矿物质、食物纤维等。

花式芦笋汤

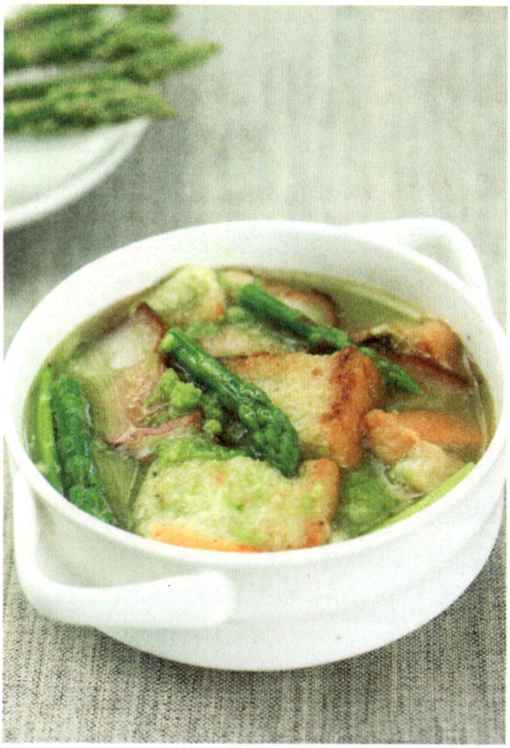

材料： 芦笋350克、豌豆100克、熏猪肉片50克、面包2片、葱末适量。

调料： 高汤、盐、猪油、奶油、黑胡椒粉各适量。

做法：

1 芦笋洗净，芦笋尖、芦笋茎分开，芦笋茎切成段；豌豆洗净；面包切成块，备用。

2 油锅烧热，放入熏猪肉片煎至表面金黄后盛出，放入面包块煎至金黄后捞出。

3 芦笋茎段、豌豆入沸水锅中汆烫至熟，捞出，入搅拌机中搅拌成糊，备用。

4 锅置火上，加入高汤煮沸后，放入笋尖、豌豆芦笋糊、熏猪肉片、面包块、葱末，调入除黑胡椒粉外的其他调料，煮至熟，盛入碗中，最后撒上黑胡椒粉即可。

黄豆花生汤

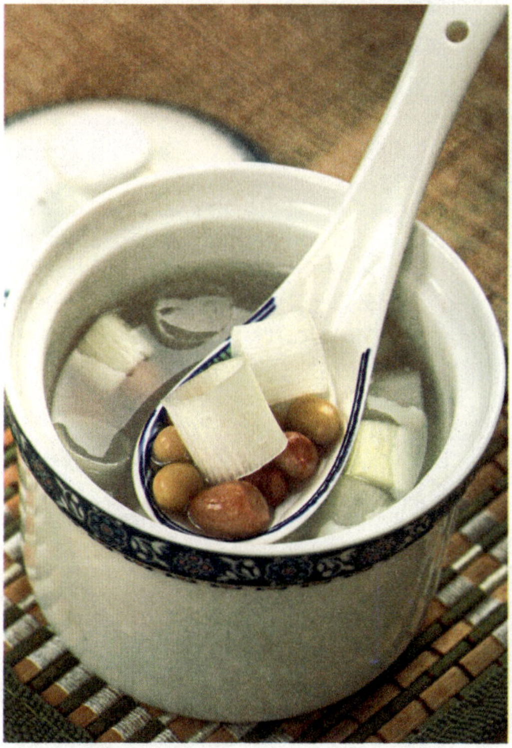

材料： 黄豆、花生各50克，通草10克。

调料： 冰糖1大匙。

做法：

1 黄豆、花生分别洗净，入清水中浸泡2小时；通草洗净，切段，备用。

2 锅置火上，加入适量清水，放入泡发的黄豆、花生，大火煮沸后转小火煮20分钟，然后放入通草段煮10分钟，煮至黄豆、花生熟。

3 放入冰糖，煮至冰糖溶化，盛出即可。

营养解读

花生、黄豆中都含有丰富的蛋白质和膳食纤维，二者搭配有很好的补益作用。

久站久坐者

久站久坐者因为长时间保持相同的姿势，使血液蓄积在下肢，长年累月如此，就会破坏静脉瓣膜，使静脉压过高，从而引发静脉曲张。这类人群日常可选用清淡、低钠、富含优质蛋白的食物。

明星食材

黑木耳、薏米、鲤鱼、绿豆、鲫鱼、西瓜、黄瓜、冬瓜、红豆、莴笋、海带、丝瓜、苦瓜、西红柿、白萝卜、梨等。

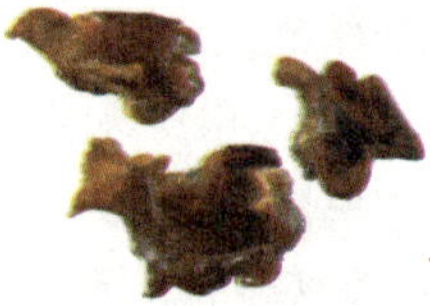

黑木耳

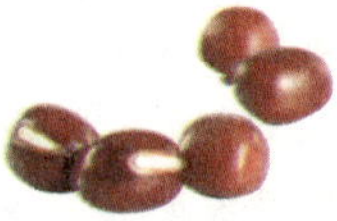

红豆

推荐汤饮

简易黄瓜汤

材料： 黄瓜250克、水发黑木耳100克。

调料： 香油、酱油、盐、味精各适量。

做法：

1 黄瓜洗净，去皮，对剖后切成块，备用。

2 水发黑木耳去蒂洗净，撕成小朵，备用。

3 油锅烧热后，放入黑木耳大火爆炒，然后加入适量清水和酱油，接着放入黄瓜块略煮。

4 最后调入盐、味精、香油煮匀即可。

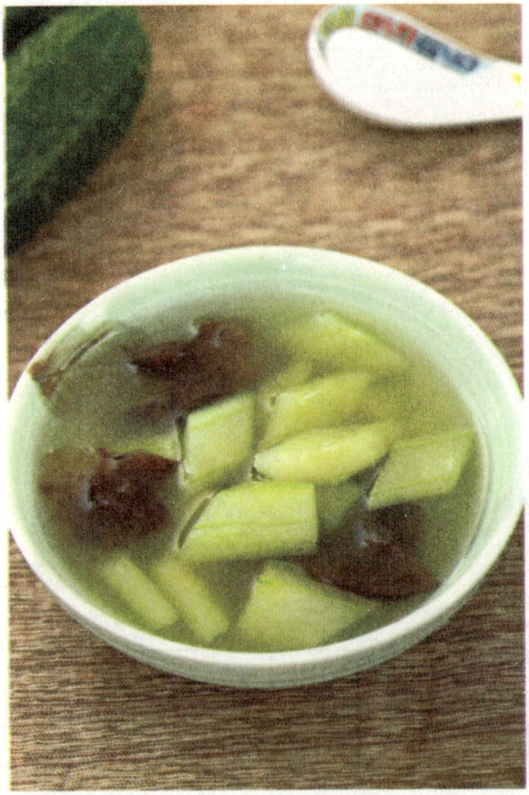

营养解读

黄瓜中的黄瓜酶，有很强的生物活性，能有效地促进新陈代谢。而且黄瓜还有很好的补水、利水作用。因而该汤适合久站久坐者饮用。

虾皮萝卜汤

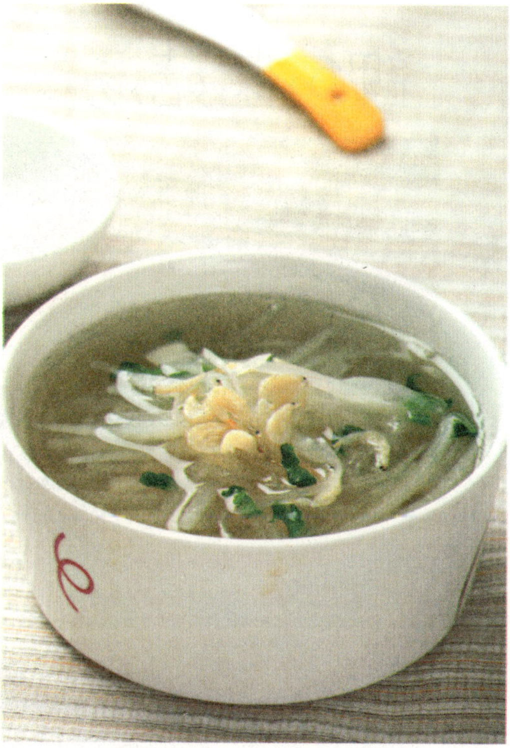

材料： 白萝卜半个，虾皮、葱各适量。

调料： 盐少许。

做法：

1 白萝卜洗净，切成丝；葱洗净，切成末。

2 虾皮多清洗几次，去掉腥味，入沸水锅中煮沸。

3 倒入切好的白萝卜丝。

4 再次煮沸后，加盐和葱末略煮，关火即可。

营养解读

白萝卜可帮助消化，消除人体内热，且该汤清淡爽口。

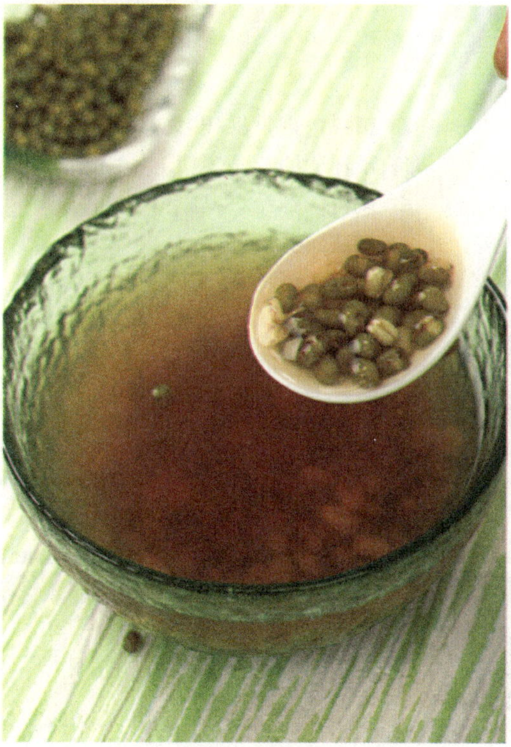

绿豆汤

材料： 绿豆300克。

调料： 冰糖适量。

做法：

1 绿豆洗净，用冷水浸泡约30分钟。

2 将绿豆放入锅中，先加适量水以中火煮约10分钟后，关火闷10分钟。

3 再加入适量水，以中火煮约15分钟，加入冰糖搅拌均匀即可。

营养解读

用绿豆煮汤能够清暑益气、止渴利尿，不仅能补充水分，而且还能及时补充无机盐，维持电解质平衡。

鲤鱼菌菇汤

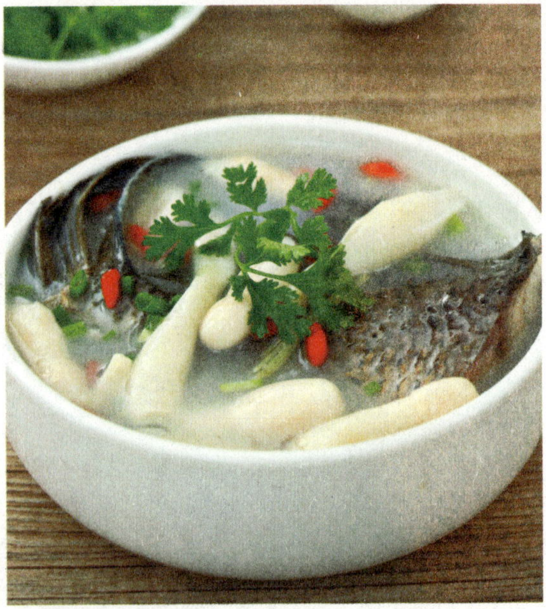

材料： 鲤鱼1条，鸡腿菇块50克，枸杞、葱花、姜丝、香菜叶各适量。

调料： 牛奶100毫升，盐、料酒、胡椒粉、蘑菇精各适量。

做法：

1 鲤鱼剖洗干净，切成两段，备用。

2 油锅烧热，入鲤鱼煎至两面变黄。

3 烹入料酒，放入姜丝和适量清水，中火煮沸，煮至汤汁变白，接着放入鸡腿菇块、葱花、枸杞。

4 加盐、胡椒粉、牛奶、蘑菇精调味，盛出后撒上香菜叶即可。

西瓜皮绿豆汤

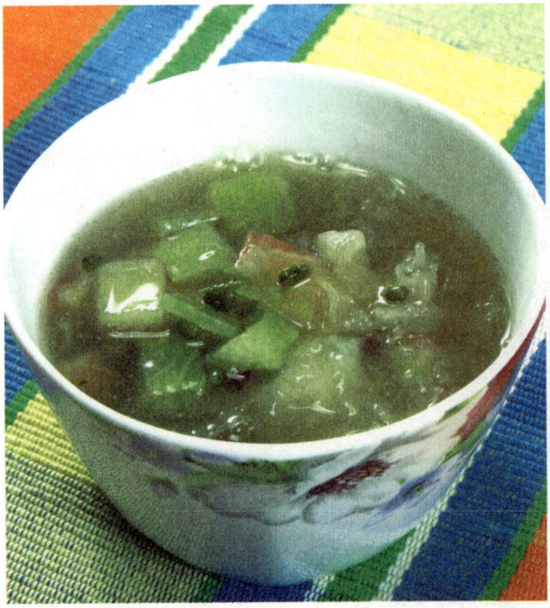

材料： 西瓜皮200克、绿豆50克、银耳适量。

调料： 冰糖2大匙。

做法：

1 西瓜皮洗净，削去外层绿皮后切成小块。

2 绿豆用清水浸泡1小时。

3 银耳用清水泡至软，去蒂，切成小块，备用。

4 锅中先倒入适量水，再放入绿豆及银耳，大火煮沸。

5 再转小火煮至绿豆软烂，然后加入西瓜皮块及冰糖煮匀，即可。

体力劳动者

体力劳动者的特点是消耗能量多，需氧量高，代谢率高。而且体力劳动者的活动量大，体力消耗比较快，因此，需要多食用一些高蛋白、高能量的食物。

明星食材

海带、紫菜、羊肉、猪脑、鸡肉、蛋类、芹菜、油菜、胡萝卜、黑木耳、蘑菇、豆制品、牛奶、花生、水果等。

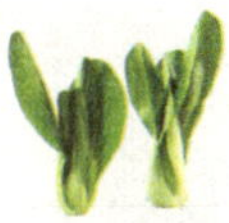
油菜

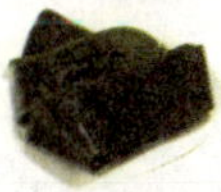
海带

推荐汤饮

蛤蜊蛋汤

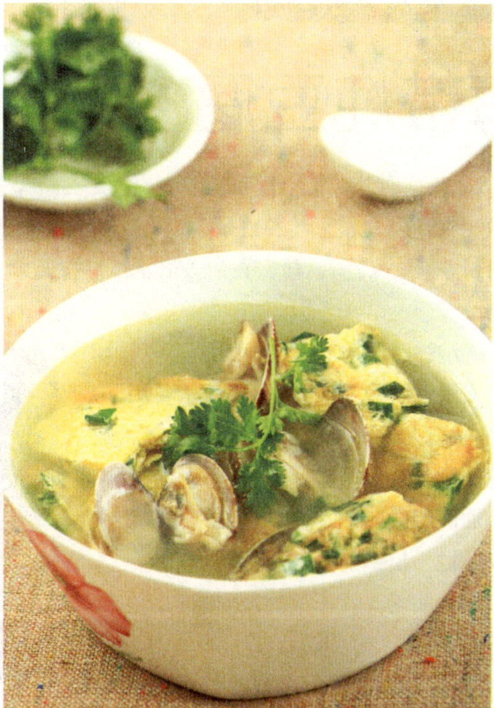

材料： 鸡蛋300克，蛤蜊、猪肉、韭菜、香菜叶各适量。

调料： 盐、胡椒粉、味精、高汤各适量。

做法：

1 猪肉洗净，切末；韭菜择洗干净，切末，备用。

2 鸡蛋磕入碗中，加盐、味精、韭菜末、猪肉末搅打均匀。

3 蛤蜊吐沙后洗净，沥干，备用。

4 锅中加油烧热后，倒入蛋液，煎成蛋饼，盛出，切块，放入碗中备用。

5 高汤、蛤蜊放入净锅，煮沸后调入剩余盐、味精，倒入鸡蛋碗中，调入胡椒粉，入蒸锅中大火蒸16分钟。

6 取出，点缀上香菜叶即可。

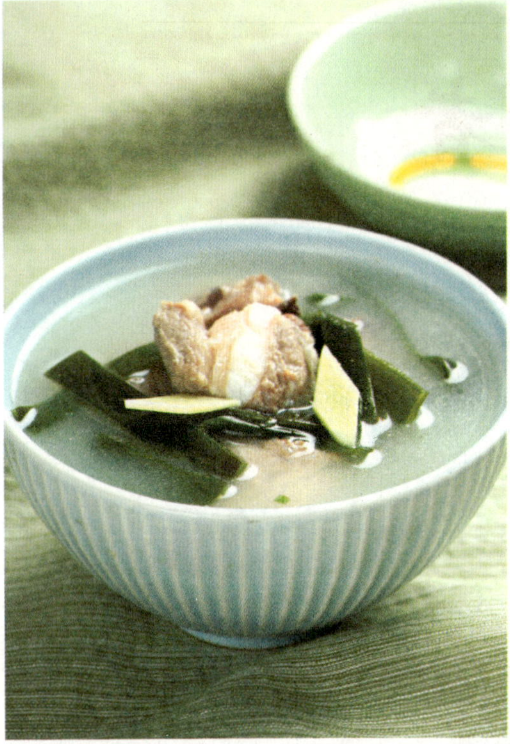

海带排骨汤

材料： 猪排骨500克、干海带50克、姜片适量。

调料： 醋、大料、盐各适量。

做法：

1 海带泡发，用盐搓洗表面，洗净后切段。

2 猪排骨剁成块，下入冷水中煮沸，除去浮沫等杂质。

3 猪排骨块转入砂锅中，加水、姜片和大料煮沸。

4 10分钟后放入海带段，加入一点醋，转中火炖20分钟，再转小火炖至排骨熟烂，最后加入盐调味即可。

海带炖豆腐

材料： 老豆腐300克，海带200克，泡发虾米20克，姜片、葱丝各适量。

调料： 酱油、高汤、盐、香油各适量。

做法：

1 海带洗净，切丝；老豆腐洗净，切块，入沸水中煮2分钟，盛出沥水备用。

2 锅置于火上，倒入油烧至五成热，放入葱丝、姜片炒香后，放入豆腐块、海带丝，加高汤、酱油、盐、泡发虾米，小火炖20分钟，出锅前淋上香油即可。

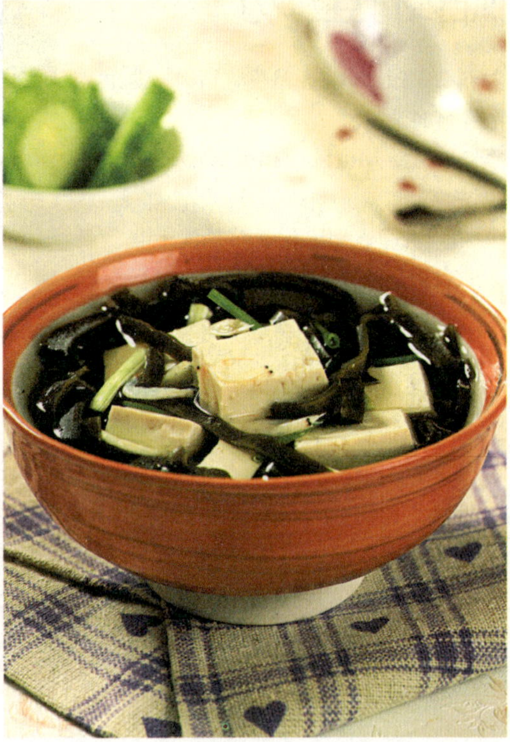

营养解读

豆腐营养丰富，含有多种人体必需的矿物元素，还含有糖类和丰富的优质蛋白质，素有“植物肉”的美称。

椒蛋油菜汤

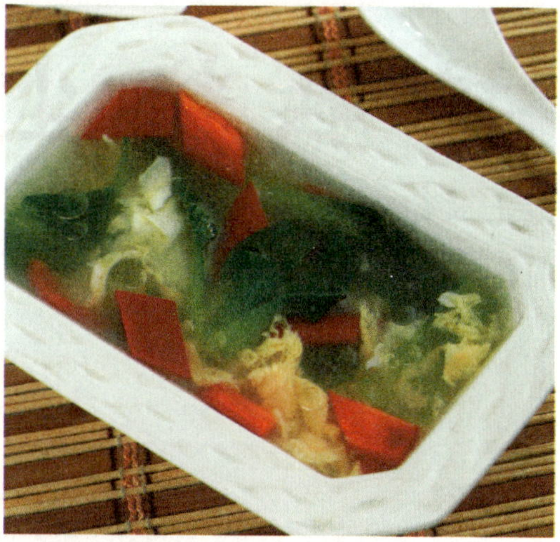

材料： 油菜段250克、鸡蛋1个、红甜椒块50克。

调料： 高汤1400毫升，盐、水淀粉、胡椒粉各适量。

做法：

1 鸡蛋磕入碗中，打散备用。

2 锅中加高汤，大火煮沸后放入油菜段、红甜椒块，再次煮沸后，淋入蛋液，加水淀粉、胡椒粉、盐煮匀即可。

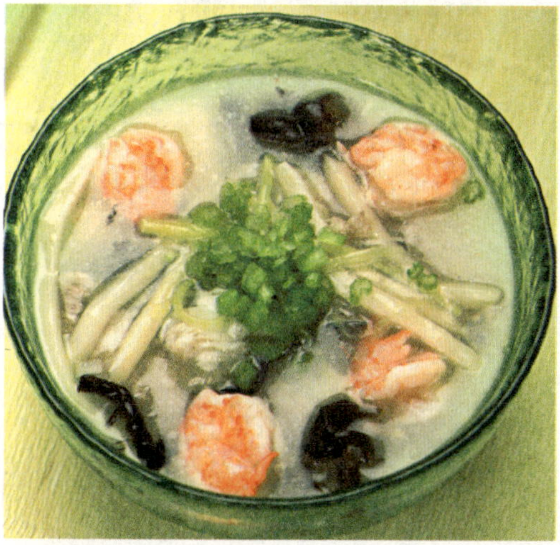

什锦海鲜羹

材料： 干贝12颗，净虾仁100克，竹笋丝50克，姜丝、芹菜末、黑木耳各少许。

调料： 米酒、盐、水淀粉、香油各适量。

做法：

1 干贝蒸熟；黑木耳洗净。

2 锅中加水烧开，放入竹笋丝和姜丝煮开，再加入其他材料（除芹菜末）和米酒煮开，加盐拌匀。

3 用水淀粉勾芡，加入芹菜末和香油即可。

莲子瘦肉汤

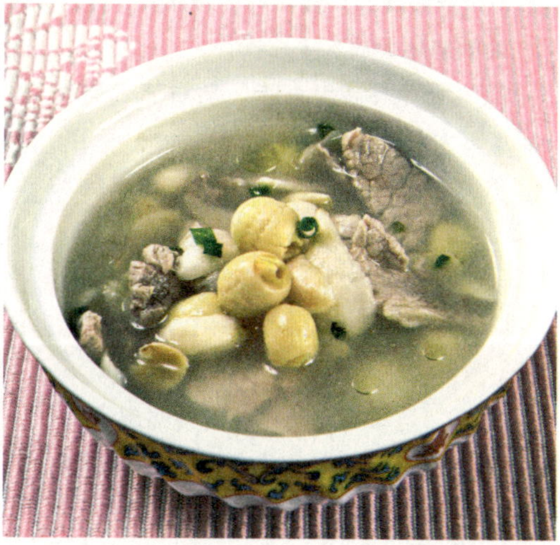

材料： 猪里脊肉300克、莲子200克、百合50克、葱适量。

调料： A.高汤适量；B.盐、香油、干淀粉各适量；C.盐、香油各适量。

做法：

1 猪里脊肉洗净切片，加调料B腌10分钟；莲子、百合分别泡软；葱切末。

2 锅内加高汤、莲子、百合煮软，再放入猪里脊肉片、葱末和调料C煮熟即可。

接触粉尘较多者

接触粉尘较多者要常食维生素A含量较丰富的食物，还要选择一些具有排毒清肠作用的食物。接触粉尘较多者需要戒烟，因为烟草中的尼古丁和焦油对肺部危害较大。

明星食材

胡萝卜、白萝卜、茭白、香菇、银耳、西瓜、鸡肉、鸭肉、猪肺、草鱼、鳕鱼、薏米、羊肚菌、韭菜、豆制品、海带、鸡蛋等。

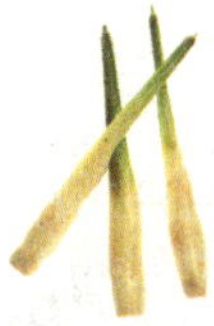

茭白

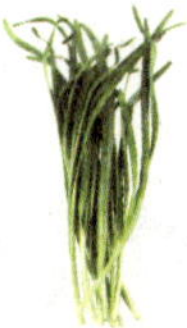

韭菜

推荐汤饮

猪血豆芽汤

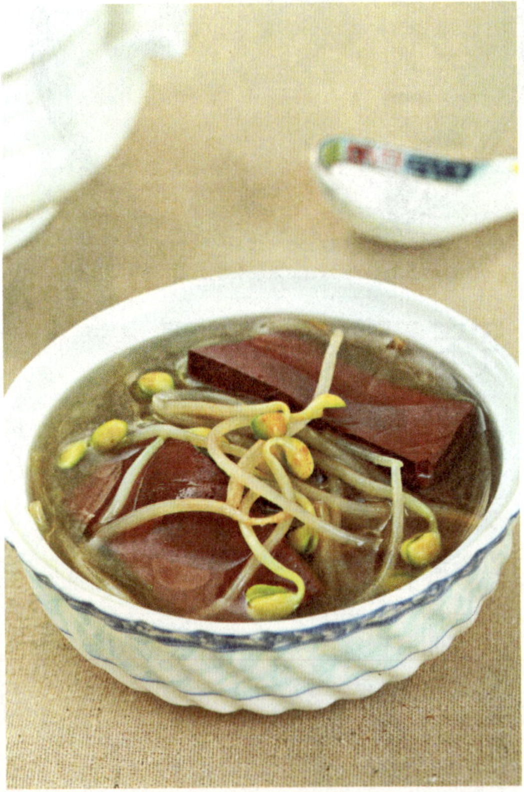

材料： 熟猪血、豆芽各450克，姜适量。

调料： 盐适量。

做法：

1 熟猪血洗净，切块；豆芽洗净，入沸水中汆烫后捞出；姜切片，备用。

2 油锅烧热，放入姜片爆香。

3 放入豆芽翻炒出香味，然后加入适量清水，大火煮35分钟。

4 放入猪血块，煮沸，最后加盐煮至入味即可。

营养解读

豆芽是凉性食物，具有清热解毒的功能。由于豆芽含水量高，且富含膳食纤维，经常吃豆芽的话也有助于消化。

韭菜蛋饼汤

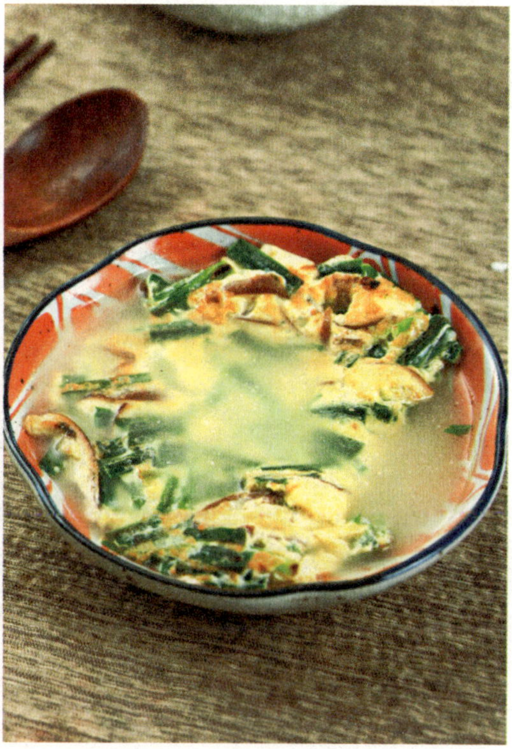

材料： 韭菜60克、鸡蛋2个、香菇适量。

调料： 盐、味精各适量，高汤500毫升。

做法：

1 韭菜择洗干净，切段，入沸水锅中氽烫至熟后捞出，放入碗中；鸡蛋磕入韭菜碗中，打散；香菇去蒂洗净，切丝，入沸水锅中氽烫至熟，捞出，放入鸡蛋碗中搅匀备用。

2 锅置火上，放入适量油烧热后倒入蛋液，小火煎炸至熟，盛出，放入碗中，备用。

3 高汤倒入锅中，调入盐，煮沸后加味精调味，最后倒入鸡蛋碗内即可。

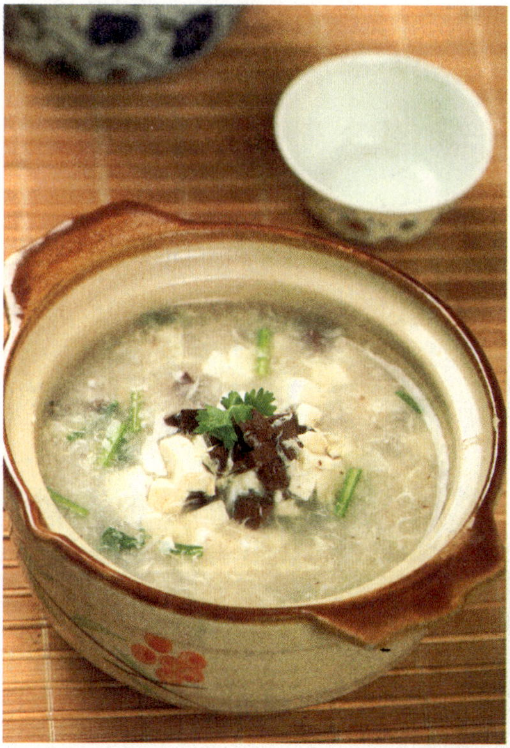

鸡血豆腐汤

材料： 鸡血丁200克，嫩豆腐块100克，香菜段、鸡蛋液各适量。

调料： 盐、味精、醋、胡椒粉、白糖、高汤各适量。

做法：

1 鸡血丁、嫩豆腐块、香菜段分别洗净。

2 锅中倒入高汤、鸡血丁、嫩豆腐块，加白糖、醋、盐、味精、胡椒粉调味。

3 大火烧沸后，撇去浮沫，加鸡蛋液搅匀略煮，关火放香菜段即可。

营养解读

鸡血具有利肠通便的作用，还能为人体提供优质蛋白质，鸡血中含铁量也较高，而且容易被人体吸收。

海带牛肉汤

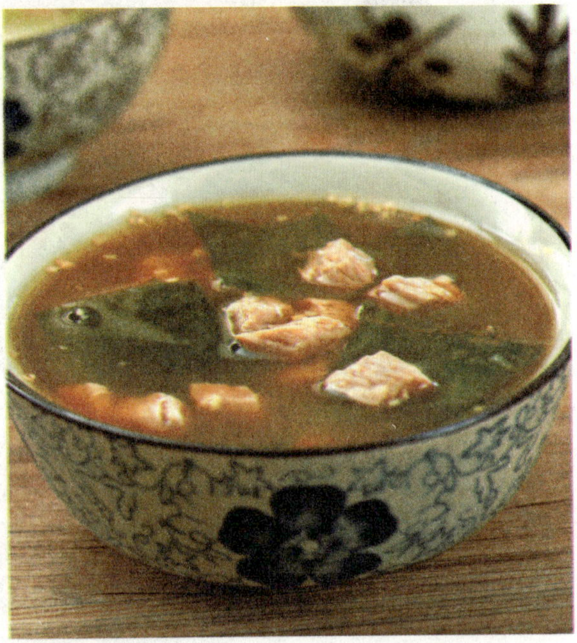

材料： 干海带50克、牛肉100克、蒜适量。

调料： 香油、酱油、盐各适量。

做法：

1 干海带入清水中浸泡至软后洗净，捞出沥干后切块；牛肉洗净，切块；蒜去皮，切末备用。

2 锅中倒入适量香油，油热后放入牛肉块翻炒，再加酱油和少许盐调味，再倒入适量清水，煮沸后放入海带，大火煮沸后转小火，盖盖煮20分钟，最后加蒜末和剩余盐调味即可。

猪血蛋花汤

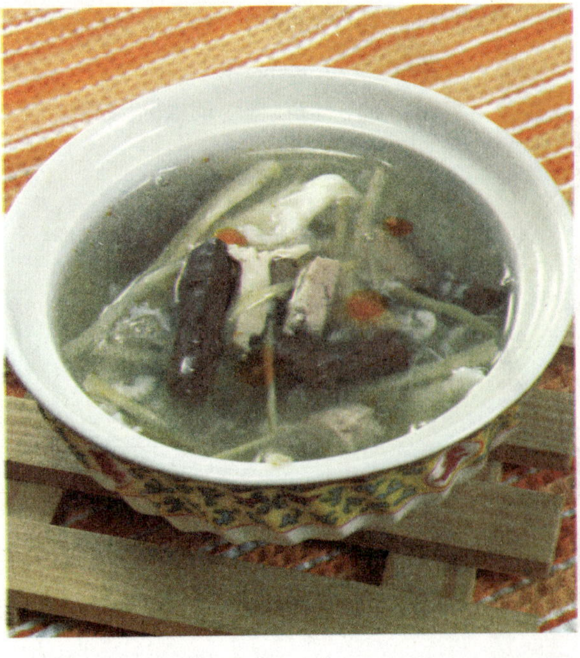

材料： 猪血150克，竹笋、豆腐各50克，鸡蛋1个。

调料： 盐、白糖、香油、辣椒油、水淀粉各适量，高汤1000毫升。

做法：

1 竹笋去皮，切丝。

2 猪血、豆腐洗净，猪血切条，豆腐切块。

3 鸡蛋取蛋清。

4 锅中倒入高汤烧开，放入除蛋清外的所有材料，以大火煮开，加入盐、白糖、辣椒油调味。

5 淋上水淀粉勾芡，关火前加入蛋清，滴入香油即可。

高温工作者

在高温环境工作，人体会大量出汗，使体内的水分和电解质大量流失，为了补充水分和电解质，高温工作者应食用富含蛋白质和维生素的食物，也可多吃富含钾的食物。

明星食材

西瓜、苦瓜、冬瓜、黄瓜、大白菜、丝瓜、黑木耳、西红柿、莲藕、瘦肉、鸡蛋、牛奶、豆类及豆制品等。

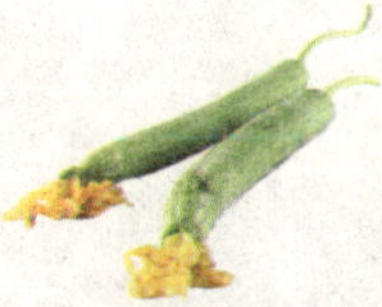

丝瓜

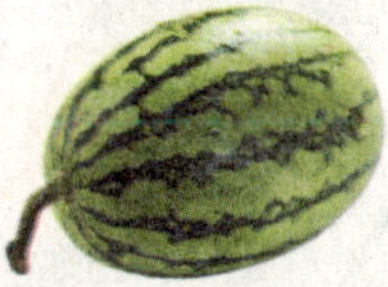

西瓜

推荐汤饮

苦瓜豆腐汤

材料： 豆腐300克、苦瓜200克。

调料： 料酒、酱油、香油、盐、味精、水淀粉各适量。

做法：

1 将苦瓜清洗干净，沥干水分后切成片。

2 把豆腐切成片。

3 锅中倒油，烧热后倒入苦瓜片迅速翻炒，然后加适量开水，并放入豆腐块。

4 用大火将汤煮沸，然后改用小火煮10分钟左右。

5 用料酒、酱油、盐调味。

6 最后用水淀粉勾芡，出锅时撒上味精，加入香油即可。

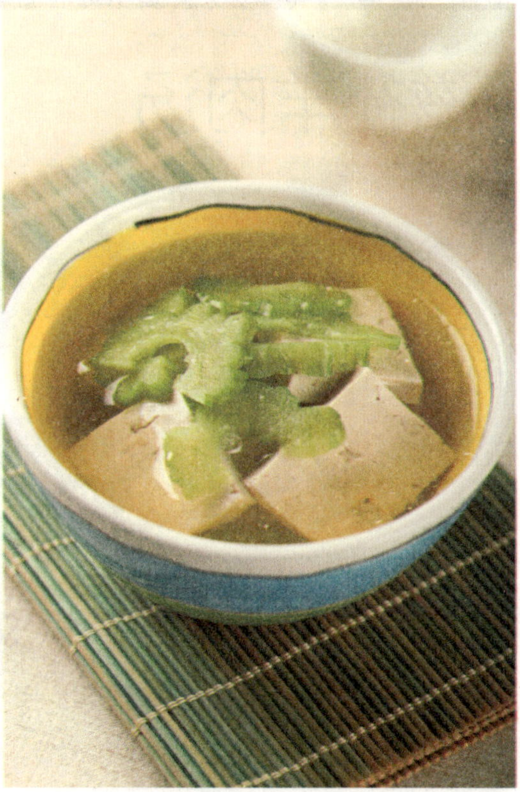

洋葱香菇汤

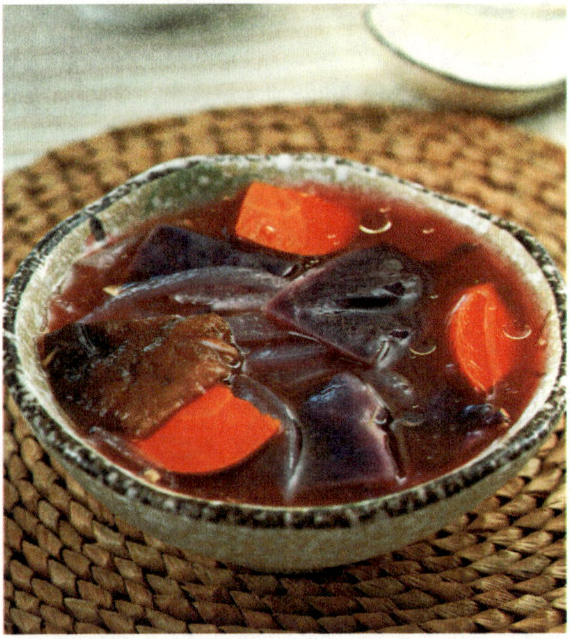

材料： 水发香菇块、香菇水、洋葱、胡萝卜、紫甘蓝、蒜各适量。

调料： 茴香、番茄酱、醋各适量，盐少许。

做法：

1 洋葱去皮，切丝；胡萝卜、紫甘蓝分别洗净，切块；蒜去皮备用。

2 油锅烧热，爆香洋葱丝、蒜，煸炒至变色后，放入胡萝卜块，加适量清水，煮至胡萝卜变软；放入紫甘蓝块，加盖煮6分钟，煮至紫甘蓝熟软；接着放入香菇块、香菇水、茴香、醋、盐、番茄酱，再倒入适量清水，煮沸后转小火煮30分钟即可。

滋补羊肉汤

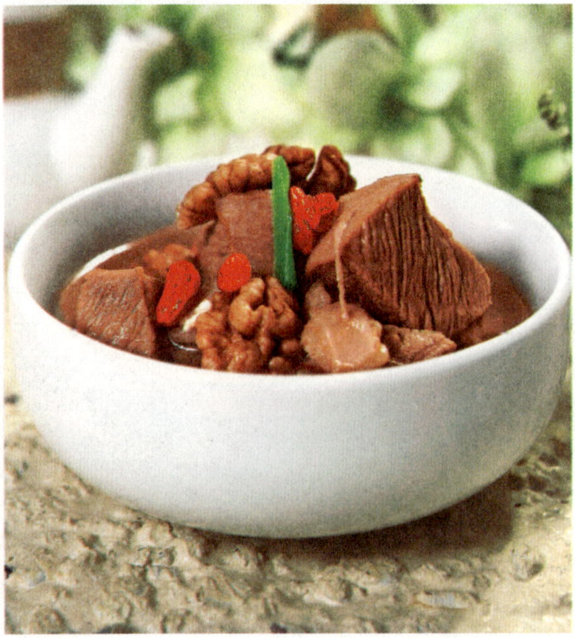

材料： 羊肉块400克，核桃仁30克，枸杞10克，葱段、姜片各适量。

调料： 盐、料酒各适量。

做法：

1 羊肉块浸泡1小时后捞出，洗净。

2 砂锅中加入适量清水，放入羊肉块，以大火烧沸，撇去浮沫。

3 放入葱段、姜片、料酒、枸杞、核桃仁，用小火炖至羊肉熟烂，加入少许盐调味即可。

营养解读

该汤可以更好地滋补身体，增强抵抗力。

芹菜肉蛋汤

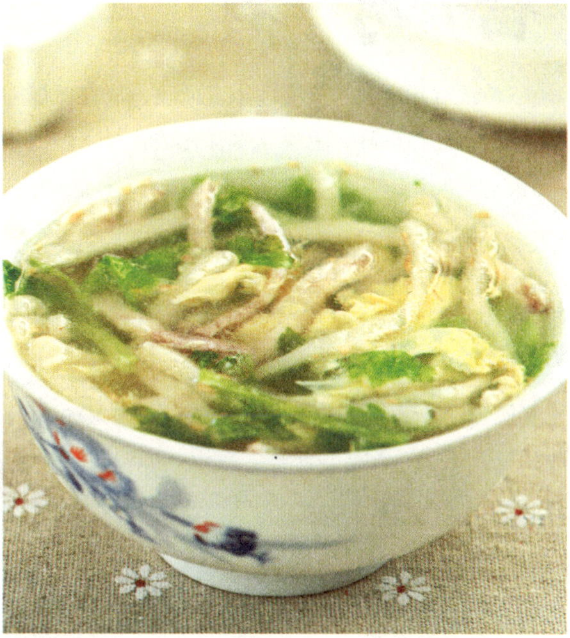

材料： 芹菜叶100克，猪五花肉丝80克，鸡蛋（打散）1个，葱末、姜末各适量。

调料： 高汤1000毫升，盐、味精、香油、水淀粉、料酒各适量。

做法：

1 芹菜叶入沸水中汆烫后捞出沥干备用。

2 油锅烧热，爆香葱末、姜末后，倒入高汤煮沸，然后放入猪五花肉丝煮熟后撇去浮沫。

3 放入芹菜叶、盐、味精、料酒搅拌均匀，再次煮沸后，加水淀粉勾芡，接着淋入蛋液，最后滴入香油即可。

石斛羊肉汤

材料： 羊肉400克，干姜、熟地各120克，苦瓜块100克，姜片适量，石斛20克。

调料： 米酒80毫升、盐2小匙。

做法：

1 羊肉洗净，切块，放入冷水中煮沸捞出，洗净浮沫备用。

2 将石斛、干姜、熟地洗净，放入纱布袋中包好备用。

3 将纱布袋、米酒、羊肉块放入锅中熬煮约1小时。

4 捞出纱布袋，加入苦瓜块煮至熟软，最后加入盐调味即可。

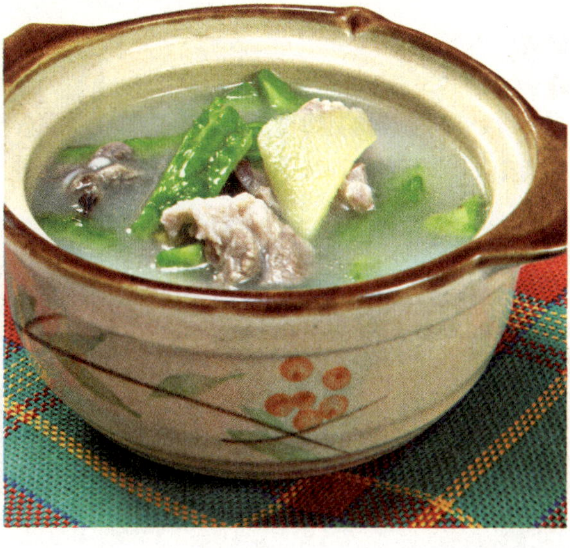

备考者

考试对备考者的重要性不言而喻，故在考试临近时，备考者应尽量吃自己家做的饭菜，选择新鲜、卫生、多样化的食材来煲汤，以免感染病毒、细菌，影响身体健康。

明星食材

猕猴桃、草莓、菠萝、苹果、黄瓜、圆白菜、西红柿、莲子、苦瓜、芹菜、青椒、酸奶、牛奶、新鲜肉类等。

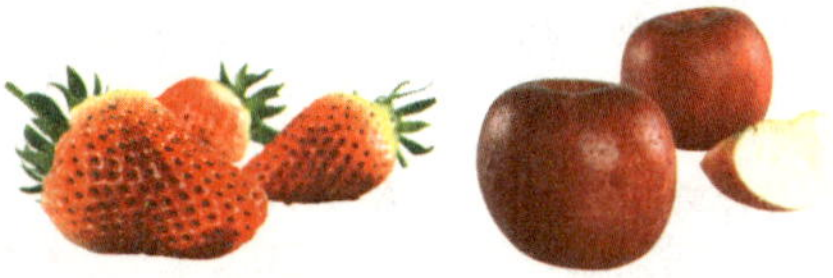

草莓　　苹果

推荐汤饮

美味牛肉汤

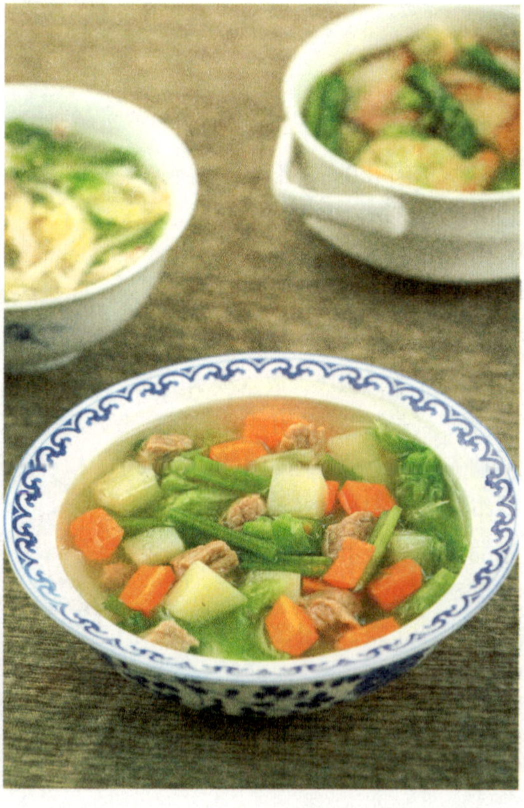

材料： 熟牛肉200克，圆白菜、土豆、胡萝卜、洋葱、芹菜各55克。

调料： 牛油、盐、胡椒粉、高汤、味精各适量。

做法：

1 熟牛肉切丁；圆白菜洗净，切块；土豆、胡萝卜分别洗净，去皮，切丁；洋葱去老皮，切末；芹菜择洗干净，切小段，备用。

2 锅中放入牛油烧至融化，放入洋葱末、胡萝卜丁翻炒出香味后，放入高汤煮沸，然后放入牛肉丁、圆白菜块、土豆丁、芹菜段。

3 煮至材料熟烂，最后加胡椒粉、盐、味精调味即可。

米香肉汤

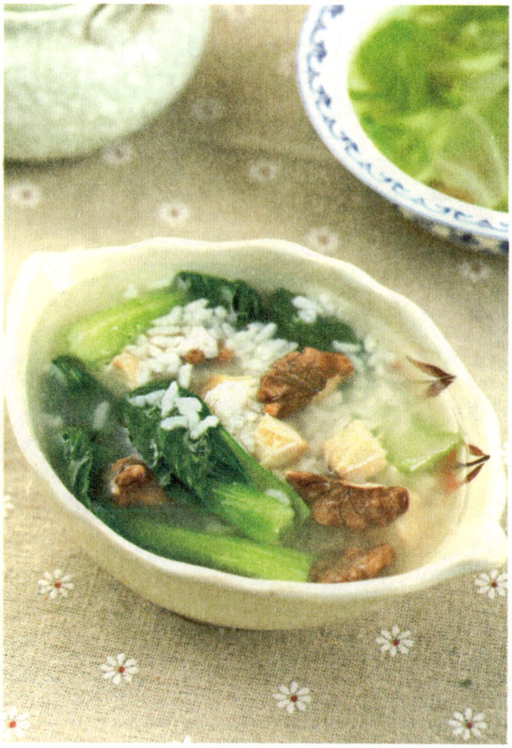

材料： 大米150克，鸡胸肉100克，核桃仁、小油菜各适量。

调料： 盐、白酒各适量。

做法：

1 大米淘洗干净；鸡胸肉洗净，切丁；核桃仁洗净；小油菜洗净，入沸水中汆烫至熟，捞出备用。

2 鸡胸肉丁放入碗中，加盐、白酒搅拌均匀，入蒸锅中蒸16分钟。

3 锅置火上，加入适量清水，放入大米，煮至九成熟。

4 放入小油菜、核桃仁、蒸好的鸡胸肉丁及汤汁，搅拌均匀，最后煮至入味即可。

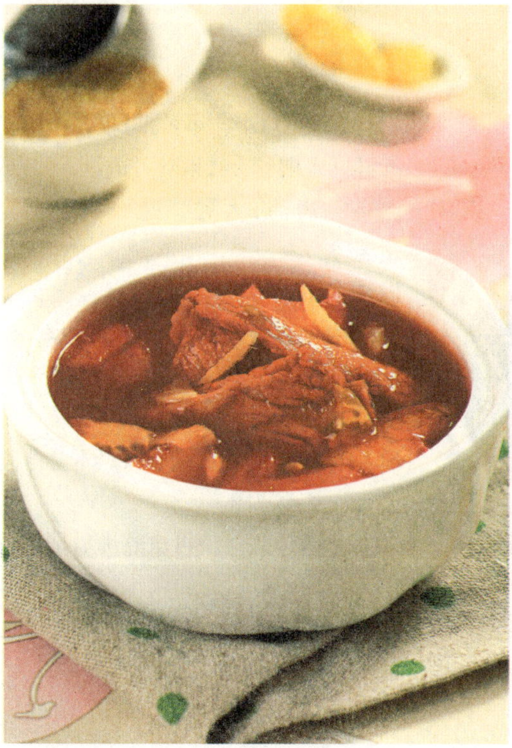

西红柿排骨汤

材料： 排骨块500克、西红柿块250克、姜片适量。

调料： 番茄酱40克，盐、味精各适量，料酒1小匙。

做法：

1 排骨块用清水浸泡片刻，以去除多余的血水，然后洗净，入冷水中煮沸后捞起，冲净备用。

2 锅置火上，加适量开水，放入姜片、排骨块、料酒，大火煮沸后转小火炖至排骨熟烂。

3 放入西红柿块、番茄酱、盐、味精，炖10分钟即可关火盛出。

苦瓜牛柳汤

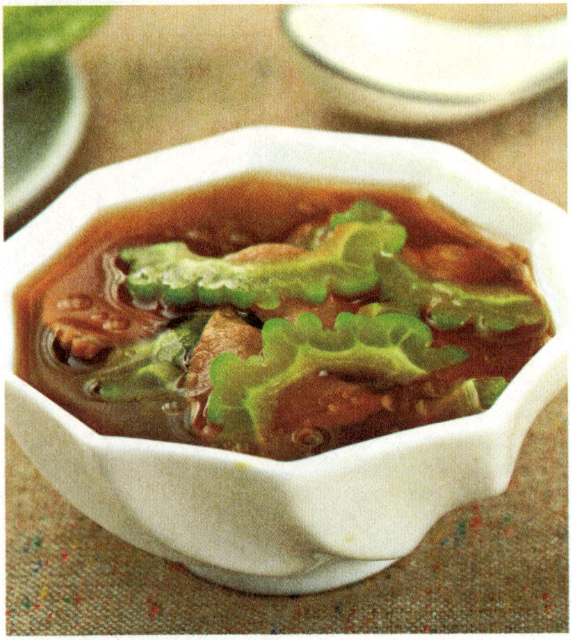

材料： 苦瓜250克、牛柳100克。

调料： 盐、白糖、酱油、料酒、干淀粉、香油各适量。

做法：

1 苦瓜洗净，对切后去瓤，切厚片；牛柳洗净，切薄片备用。

2 牛柳片加白糖、酱油、料酒、香油、干淀粉抓匀，腌渍12分钟备用。

3 锅置火上，加入适量清水，煮沸后放入苦瓜片，煮至苦瓜熟，然后加盐调味，再放入腌渍好的牛柳片，搅拌均匀，煮至牛肉断生即可。

地三鲜汤

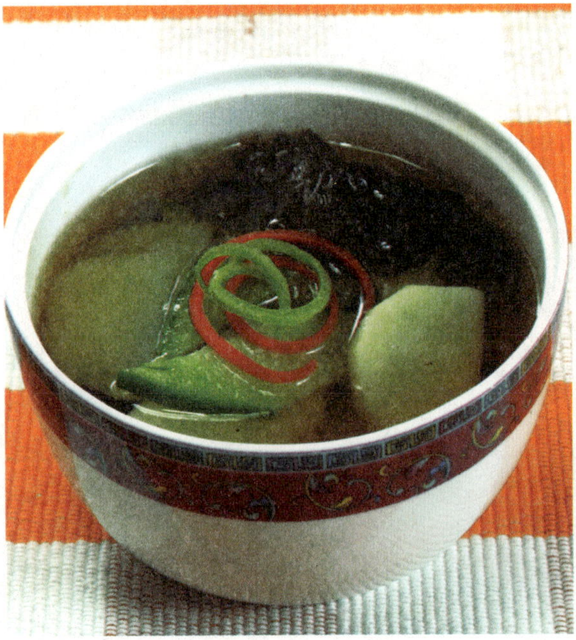

材料： 土豆1个，小黄瓜1根，干黑木耳、青椒丝、红椒丝各适量。

调料： 酱油1大匙，盐、香油各适量。

做法：

1 土豆削皮、切片；小黄瓜洗净，切片备用。

2 黑木耳泡发，撕成小朵。

3 锅中加入适量水，放入黑木耳、土豆片煮至沸腾。

4 加入黄瓜片，待再次煮沸后即可加入酱油、盐、香油调味，至黄瓜片略变色关火。

5 盛出，撒上青、红椒丝点缀即可。

更年期女性

更年期是指由于卵巢功能衰退、雌激素分泌水平下降而出现的自主神经系统功能失调，多发于46～50岁的中年女性。大多数更年期女性并不需要特别治疗，日常可以辅以一些有益的食物。

明星食材

黑豆、黑木耳、龟板胶、枸杞、莲子、鱼、虾皮、芝麻、豆制品、鸡蛋、动物肝脏、瘦肉、土豆、豌豆、牛奶等。

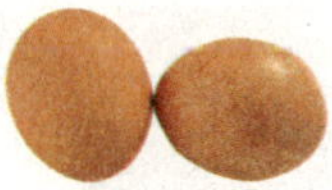

鸡蛋

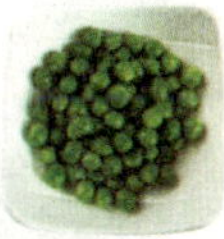

豌豆

推荐汤饮

冬瓜鲤鱼汤

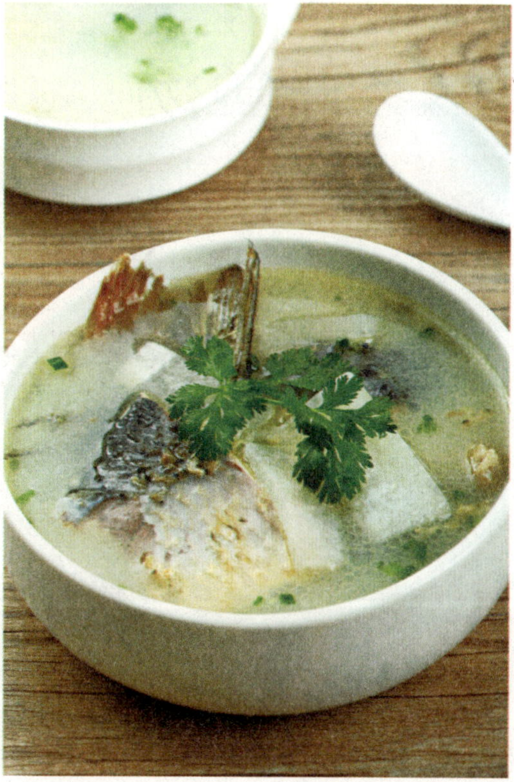

材料： 鲤鱼1条，冬瓜500克，葱段、姜片、香菜叶各适量。

调料： 胡椒粉、盐各少许，料酒、味精各适量。

做法：

1 鲤鱼处理干净后洗净；冬瓜洗净，去皮、瓤，切片。

2 油锅烧热，放入鲤鱼煎至两面变黄后，倒入适量清水，然后放入冬瓜片煮沸，接着放入料酒、葱段、姜片、盐、味精，煮至鱼熟，捞出葱段、姜片，最后撒入胡椒粉和香菜叶即可。

白芷香菇汤

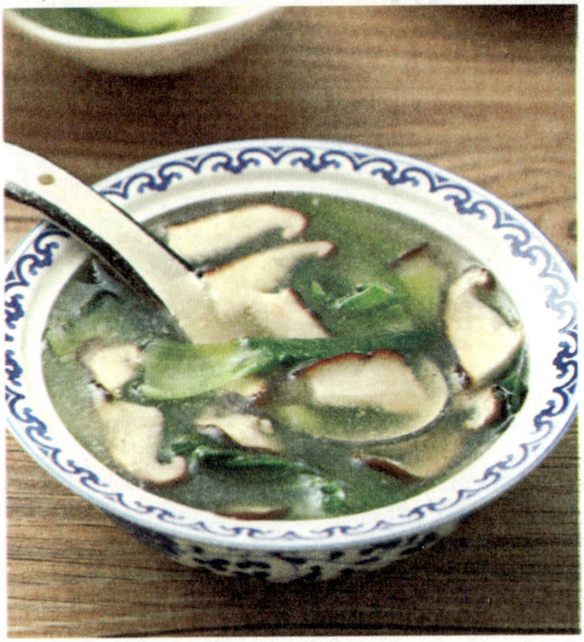

材料： 鲜香菇450克，油菜、白芷片各适量。

调料： 高汤500毫升，盐、花椒、香油、水淀粉、味精、酱油各适量。

做法：

1. 香菇去蒂洗净，切成薄片，用沸水略氽烫后捞出，沥干；油菜择洗净，用沸水氽烫后捞出，过凉后挤干，切成段，备用。
2. 锅置火上，倒入高汤，调入盐、酱油；然后放入香菇片、油菜段、白芷片煮沸；再调入味精略煮，用水淀粉勾薄芡，盛出，备用。
3. 另起锅加香油烧热后，将花椒炸香后捞出，将香油倒入汤中即可。

大枣鲤鱼汤

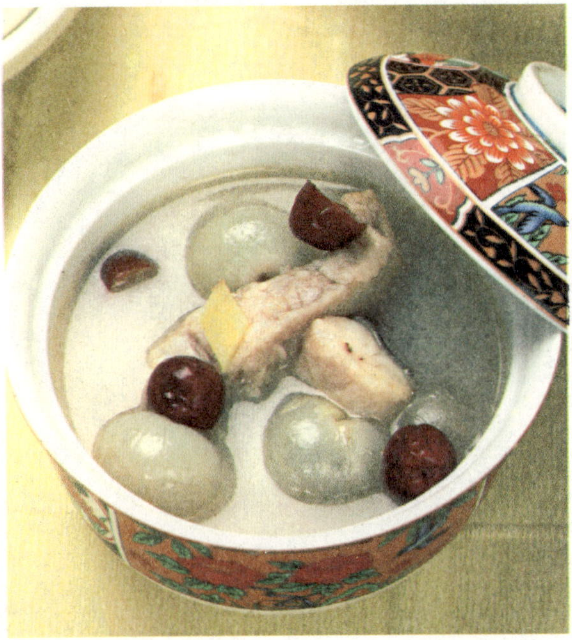

材料： 鲤鱼1条、桂圆肉20克、大枣10颗、姜片适量。

调料： 盐半小匙。

做法：

1. 将所有材料处理干净：桂圆肉浸水，大枣去核，鲤鱼切块。
2. 色拉油倒入锅中烧热，爆香姜片，放入鲤鱼块稍微煎一下。
3. 全部材料入锅，加水煮沸，改小火煮1.5小时，最后加盐调匀。

营养解读

鲤鱼具有滋补脾胃、利水消肿、止嗽下气的功效，适宜更年期者食用，可以平燥健脾。

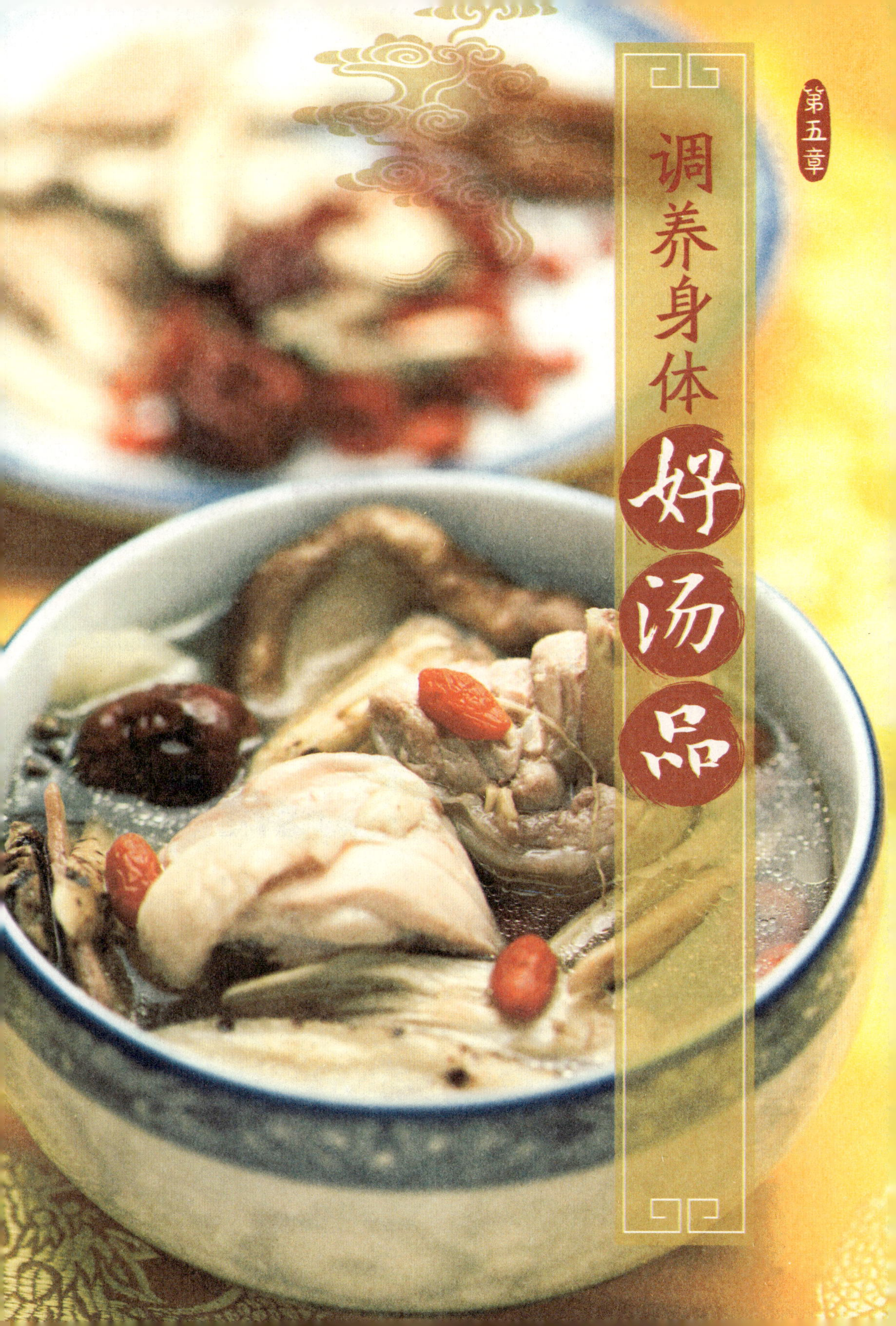

第五章

调养身体好汤品

失眠

睡眠质量差的人经常会被多梦困扰，睡眠不实，醒后出现头昏脑涨、神疲乏力的症状。神经衰弱、睡姿不正确等都是导致失眠、多梦的原因。睡眠质量差的人应多食用清淡、有助于睡眠的食物。

明星食材

小米、大枣、南瓜、土豆、莴笋、核桃、花生、芝麻、香蕉、麦片、紫米、牛奶、紫菜、牡蛎、豆类、洋葱、紫甘蓝、青椒、柑橘等。

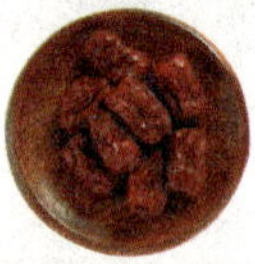

大枣

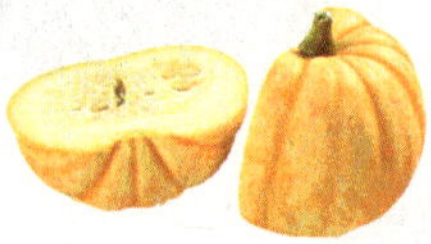

南瓜

推荐汤饮

白菜豆腐煲

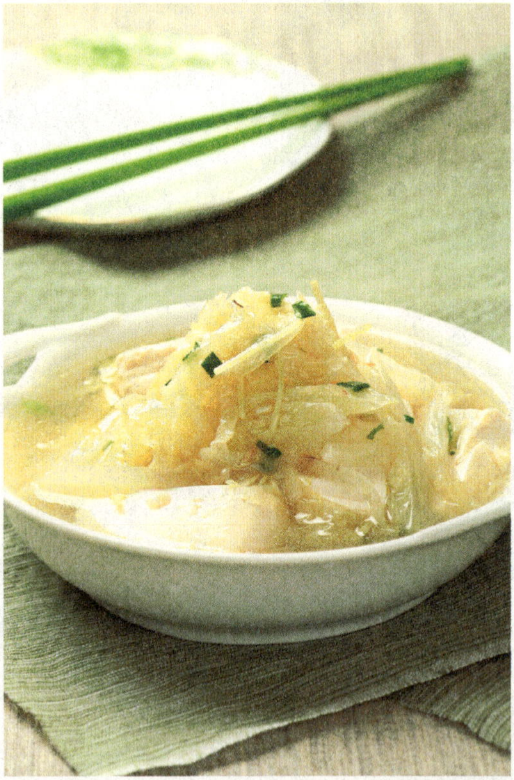

材料： 大白菜500克，豆腐1盒，姜丝、葱末各适量。

调料： 盐、味精、白胡椒粉各适量。

做法：

1. 大白菜洗净切粗丝；豆腐切块，下入放过盐的沸水中汆烫，捞出备用。
2. 锅置火上加热，加油，加入姜丝煸香。
3. 大白菜丝倒入锅内煸炒后，放入装有水的瓦煲里烧开，加适量盐、白胡椒粉。
4. 倒入豆腐块，烧开转小火，加盖焖20~30分钟；加味精调味，撒葱末盛出。

营养解读

大白菜中含有丰富的膳食纤维，有润肠排毒的功效，故该汤适宜肝郁化火型失眠者食用。

田鸡南瓜汤

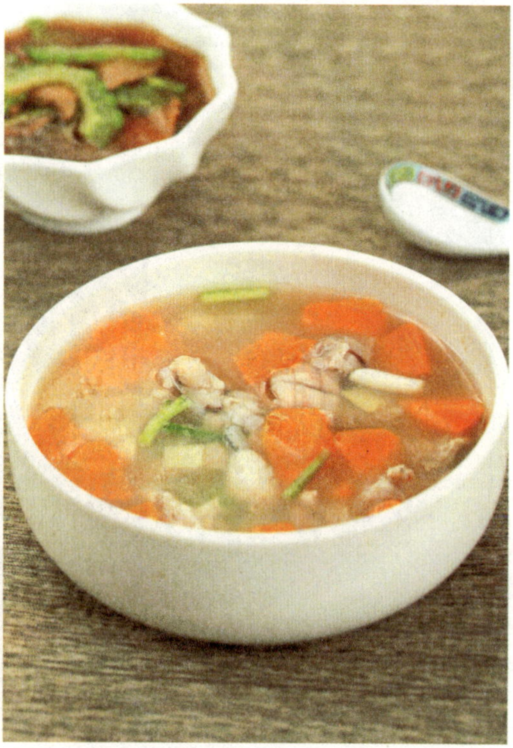

材料： 南瓜300克，田鸡150克，葱、姜各适量。

调料： 高汤1500毫升，盐、料酒各适量，味精少许。

做法：

1 南瓜洗净，去皮、瓤，切块。

2 田鸡剖洗干净，切块，氽烫至熟后捞出沥干；葱切段，姜切片备用。

3 油锅烧热，爆香葱段、姜片后，调入料酒，再放入南瓜块、田鸡块略煸炒，接着倒入高汤。

4 大火煮沸后转小火煮35分钟，最后调入盐、味精即可。

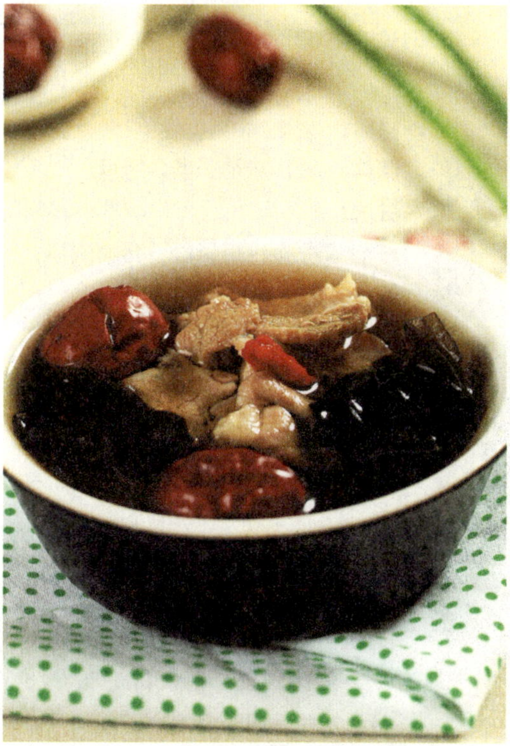

大枣木耳瘦肉汤

材料： 瘦肉100克、干黑木耳10克、大枣6颗、枸杞少许。

调料： 盐适量。

做法：

1 材料均洗净；瘦肉切片，干黑木耳浸软去蒂，大枣去核备用。

2 全部材料放入锅中，倒水煮沸后转小火再煮1小时。

3 加盐调味即可。

营养解读

大枣为补养佳品，食疗药膳中常加入大枣补养身体，滋润气血。经常饮用该汤，不仅可以补血养血，益气安神，还有助于提高人体免疫力。

海带土豆汤

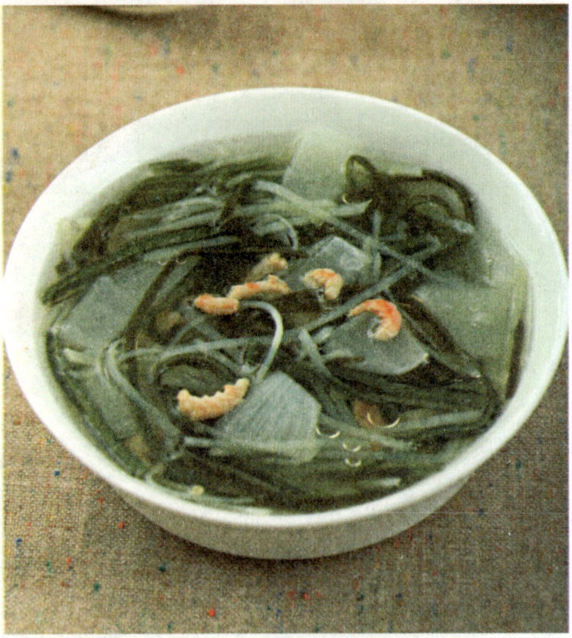

材料： 土豆150克，干海带、洋葱各50克，水发虾米适量。

调料： 高汤、盐、味精、香油各适量。

做法：

1 土豆去皮，洗净，切丝；干海带入锅中蒸35分钟，取出，洗净，切丝后入沸水中略汆烫，捞出，沥干；洋葱去皮，切块备用。

2 土豆丝入加有盐的清水中浸泡10分钟，捞出沥干，备用。

3 锅置火上，加入适量油烧热，炒香洋葱块；然后加入高汤、水发虾米煮沸，撇去浮沫；接着放入土豆丝、海带丝略煮；最后加盐、味精调味，滴入香油即可。

猪血春笋汤

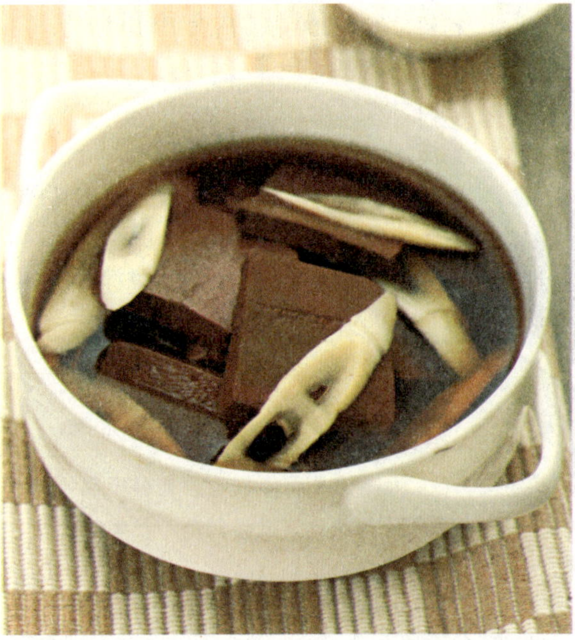

材料： 猪血200克、春笋150克。

调料： 盐、味精、醋各适量。

做法：

1 春笋洗净，切斜段；猪血洗净，切片备用。

2 锅中倒油烧热，放入春笋段炒至断生，倒入适量水及猪血片，烧煮至将熟时，加盐、味精、醋调味即可。

营养解读

女性常吃猪血，可有效地补充铁元素，从而使自己面如桃花，活泼轻盈。食用猪血也有很好的助眠作用。

藕香猪肉汤

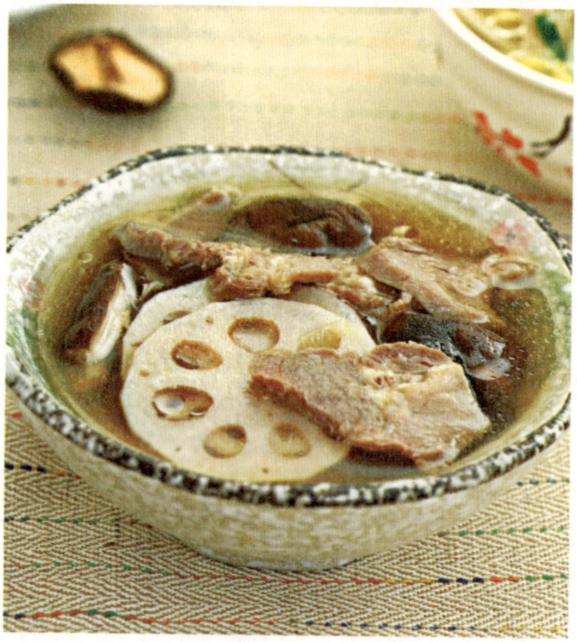

材料： 莲藕350克，猪肉100克，冬菇、葱末、姜丝各适量。

调料： 盐、白糖、料酒各适量，味精少许。

做法：

1 莲藕洗净，去皮，切片；猪肉洗净，切薄片；冬菇去蒂洗净，切块备用。

2 猪肉片放入碗中，加葱末、姜丝、盐、料酒抓匀，腌渍10分钟。

3 油锅烧热，放入腌渍好的猪肉片煸炒至出油后，放入适量清水和冬菇块，然后调入盐、味精、白糖、料酒，再放入莲藕片煮至熟即可。

茼蒿腰花汤

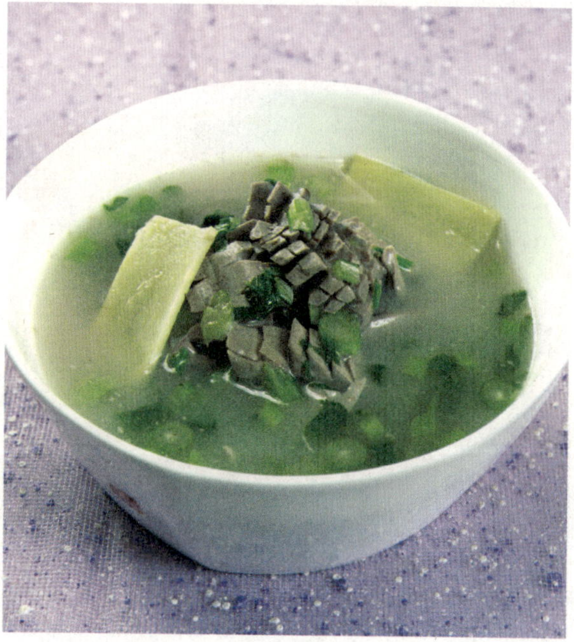

材料： 茼蒿400克、猪腰300克、姜2片。

调料： 香油1大匙、盐1小匙、鲜高汤900毫升。

做法：

1 茼蒿洗净，切丁；猪腰对半剖开，切成腰花。

2 高汤倒入煲锅内烧开，加入香油、盐调味；待汤沸后放入茼蒿丁，再加入腰花及姜片；至汤再次煮沸时关火，盖上锅盖闷约5分钟，待腰花熟透后盛出即可。

花生甜奶汤

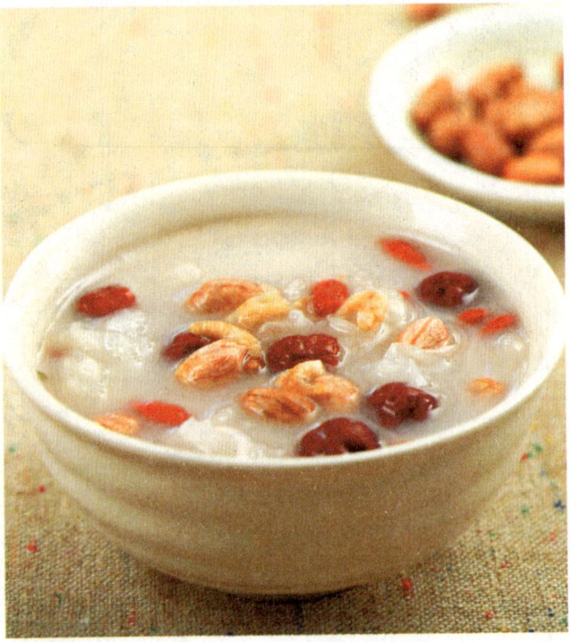

材料： 花生100克、枸杞20克、银耳10克、大枣适量。

调料： 牛奶1500毫升、冰糖适量。

做法：

1 将银耳、枸杞、花生、大枣洗净备用。

2 砂锅置火上，放入牛奶，加入所有材料和冰糖同煮，待花生煮烂时盛出即可。

营养解读

牛奶中的色胺酸在人体中可以转换成影响情绪及睡眠的激素，能安定神经、帮助入睡。

香茄鸡汤

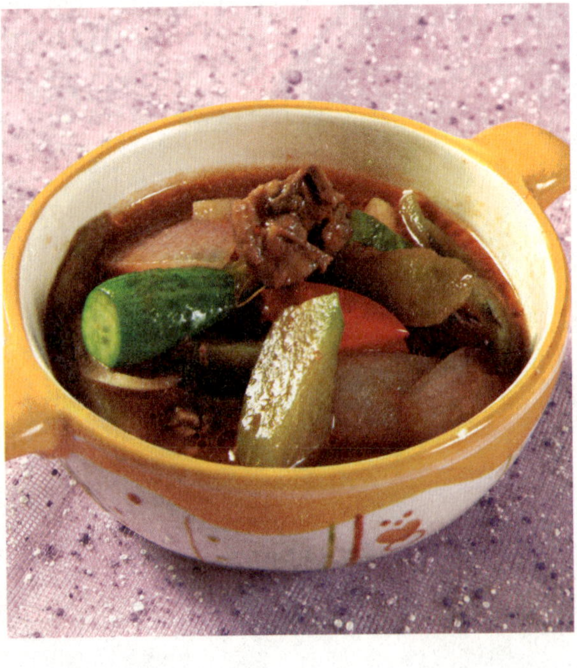

材料： 茄子块、洋葱块各150克，鸡肉块100克，小黄瓜块、红甜椒块、牛蒡块各30克。

调料： 盐适量、西红柿高汤350毫升。

做法：

1 茄子块、牛蒡块分别放入盐水中浸泡。

2 鸡肉块略氽烫，捞出后洗净。

3 将西红柿高汤及除鸡肉外全部材料放入电饭锅内，加入适量水，按下开关；待开关跳起后闷3分钟，放入鸡肉块，再加入适量水，按下开关，待开关再次跳起后加盐调味即可。

免疫力不足

我们自身的免疫力是身体的第一道防线，当外界的细菌、病毒等“入侵者”进入我们的身体时，这第一道防线就起着至关重要的作用。如果免疫力不足，我们就很容易生病。因此我们平时要多喝一些可以提高免疫力的汤饮。

明星食材

大白菜、冬瓜、蘑菇、菠菜、芦笋、西红柿、豌豆、蒜、动物肝脏、鸡蛋、黄豆、芝麻、肉类、海产品等。

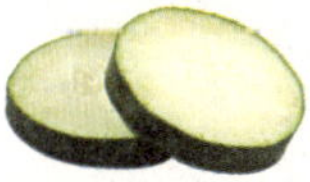

冬瓜

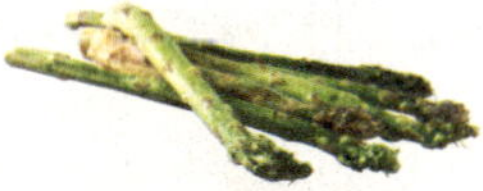

芦笋

推荐汤饮

黄豆芽鱼头汤

材料： 鱼头1个，黄豆芽300克，葱末、姜片适量。

调料： 盐适量。

做法：

1. 鱼头对半剖开，黄豆芽择洗干净。
2. 油温烧至五成热时放入鱼头，煎2分钟后加足量的热水，放入姜片、葱末煮沸后，保持大火5分钟，然后转中火煮15分钟，再转小火煮10分钟。
3. 放入黄豆芽煮熟，调入盐即可。

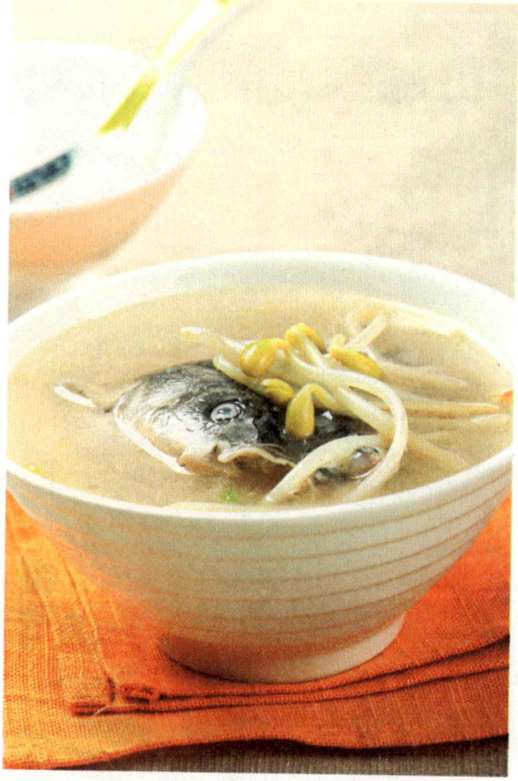

营养解读

黄豆芽中含有一种干扰素诱生剂，可增强人体的抗病能力，对提高免疫力也有很好的效果。

丝瓜虾仁汤

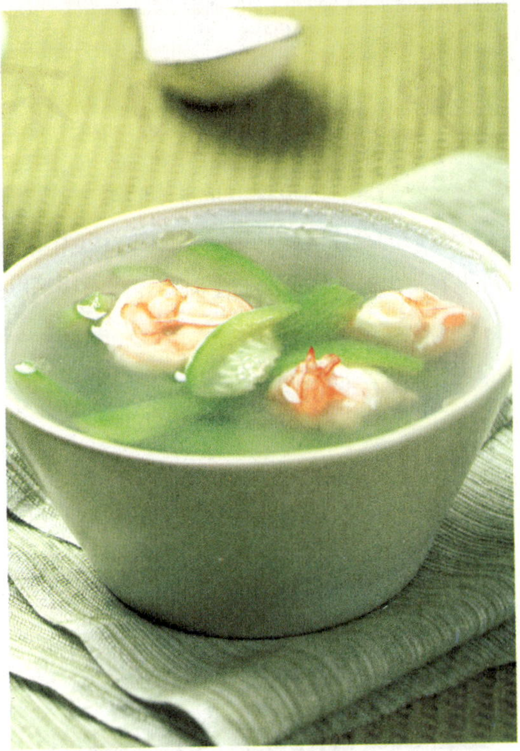

材料： 丝瓜1根，虾适量，葱、姜各少许。

调料： 盐、味精各适量。

做法：

1 丝瓜洗净，削去表皮，切片；葱、姜洗净，切末。

2 虾洗净，剪去虾须，去头、壳及虾线，洗净备用。

3 油锅烧热，爆香葱末、姜末，放入丝瓜片、虾仁翻炒，加适量水小火慢炖，炖熟后加盐、味精调味即可。

营养解读

虾肉相对容易消化，对身体虚弱以及病后需要调养的人来说是极好的滋补食物。

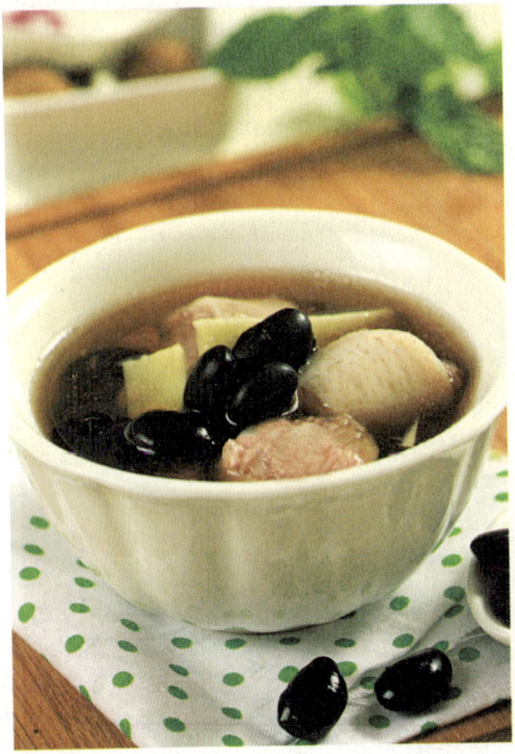

黑豆炖猪尾

材料： 猪尾600克、黑豆100克、姜片15克。

调料： 米酒50毫升、盐半小匙、鸡精少许。

做法：

1 黑豆洗净，泡水5小时备用。

2 猪尾洗净，氽烫3分钟后捞起，冲水洗净，剁段后放入砂锅中。

3 再放入黑豆、米酒、姜片和水，煮沸后改小火炖煮1小时，加入盐、鸡精拌匀即可。

营养解读

黑豆中富含多种人体必需的氨基酸，常饮用黑豆做的汤饮能够有效地提高人体免疫力。

海带鸭肉汤

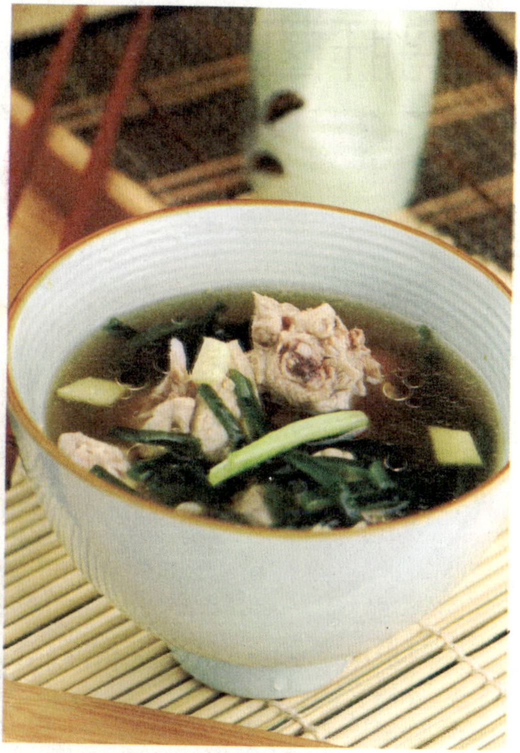

材料： 鸭肉500克，水发海带丝200克，姜片、葱段各适量。

调料： 高汤、盐、味精、料酒各适量。

做法：

1 将鸭肉反复洗净，切块，抹上盐和料酒腌渍30分钟后在冷水中加热汆烫。

2 将鸭肉块入锅，注入足量高汤，用大火煮沸后，撇去浮沫，放入海带丝、姜片和葱段，改用小火温煮，直至鸭肉熟烂，放入植物油，用盐、味精调味即可关火。

营养解读

鸭肉有大补虚劳、养胃生津、补血行水、滋五脏之阴的功效，常食鸭肉汤可以滋补身体，提高免疫力。

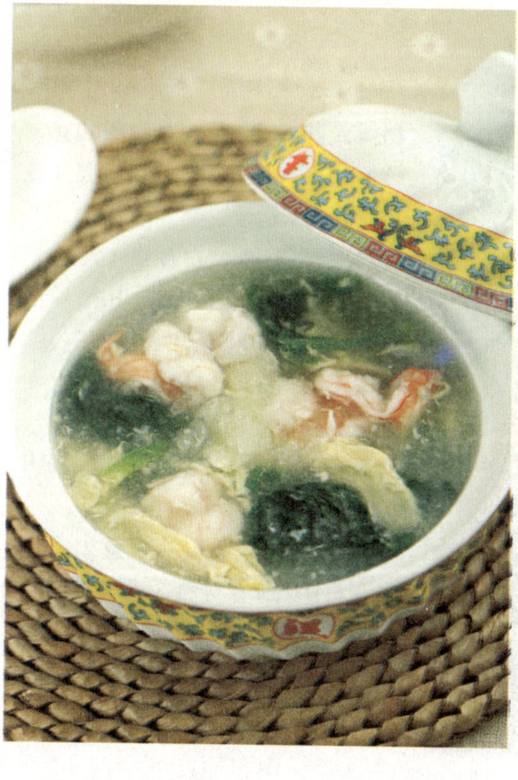

冬瓜蓉汤

材料： 菠菜、冬瓜各300克，虾200克，鸡蛋1个。

调料： 白胡椒粉、盐、鸡精、水淀粉、料酒、香油各适量。

做法：

1 菠菜洗净，入水中浸泡30分钟，捞出，切段；冬瓜洗净，去皮、瓤后切块，入搅拌机中搅打成蓉；虾处理干净，切段；鸡蛋磕入碗中，打散，加少许水，搅拌均匀备用。

2 虾段入碗中加料酒腌渍20分钟备用。

3 锅置火上，加入适量清水和冬瓜蓉，煮沸后放入腌渍好的虾段，然后加水淀粉勾芡，接着放入菠菜段，边搅拌边淋入蛋液，最后调入盐、鸡精、白胡椒粉、香油即可。

鸡肝菌汤煲

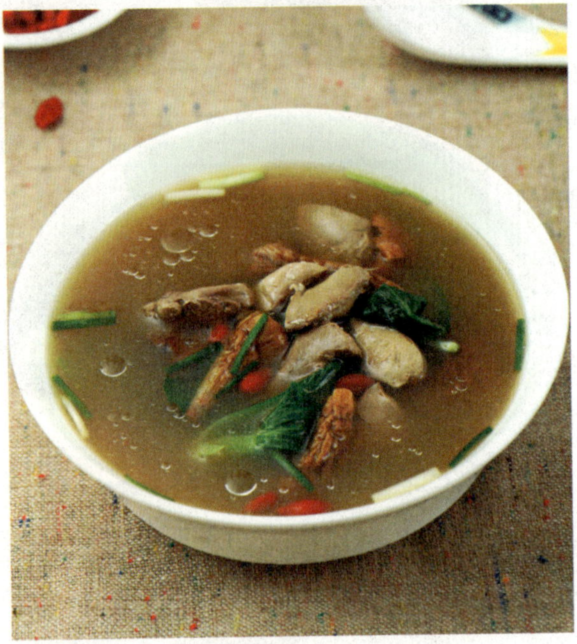

材料： 干口蘑6朵，鸡肝5个，油菜、枸杞、葱段、姜片各适量。

调料： 高汤1000毫升，熟猪油、料酒、香油、盐、胡椒粉、味精、鸡精各适量。

做法：

1 所有材料清洗干净，鸡肝切块。

2 鸡肝块汆烫后捞出，洗净备用。

3 锅中倒入高汤，再放入盐、味精、鸡精、熟猪油、胡椒粉、料酒、姜片、葱段、干口蘑、鸡肝块，大火煮沸后转小火煮45分钟，煮至材料熟烂；然后放入油菜、枸杞，最后滴入香油即可。

醋椒鱼汤

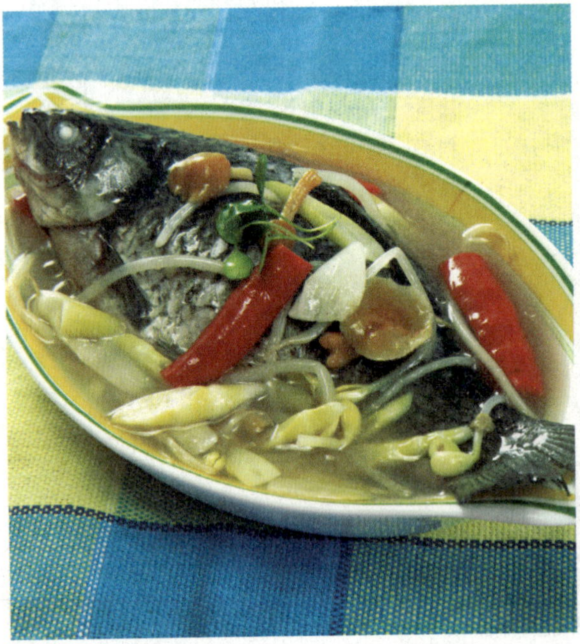

材料： 净鲫鱼1条，秀珍菇60克，竹笋50克，黄豆芽、豆苗、姜片各15克，葱末适量。

调料： A.米酒、白醋各1大匙，胡椒粉适量，盐1小匙；B.醋辣椒2个、鱼高汤1000毫升。

做法：

1 材料均洗净。

2 鲫鱼入热油锅中煎至金黄，捞出备用。

3 锅中余油爆香姜片、葱末，倒入调料B及所有材料，大火煮沸后转小火再煮20分钟，加调料A煮匀即可。

菠菜海带汤

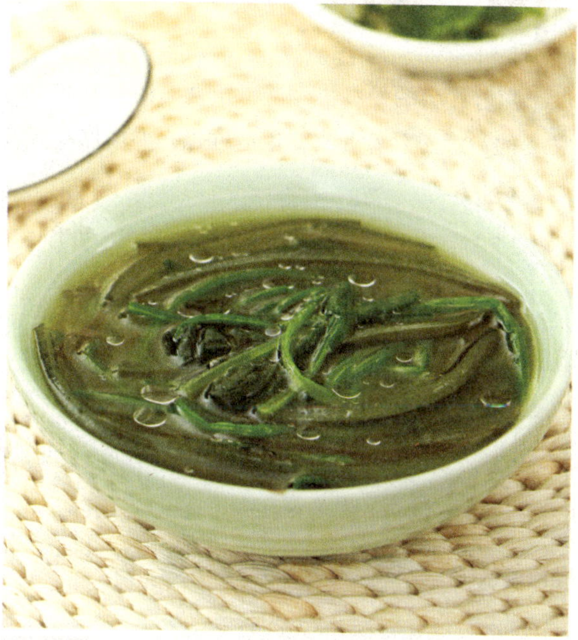

材料： 海带、菠菜各200克。

调料： 盐适量。

做法：

1 海带洗净，切丝；菠菜择洗干净。

2 锅置火上，加入适量清水，放入海带丝，小火煮45分钟。

3 放入菠菜，继续煮约4分钟，最后加盐煮至入味即可。

营养解读

海带中含有多种维生素和氨基酸，故常食该汤可以增强体质，提高免疫力。

羊肉奶白汤

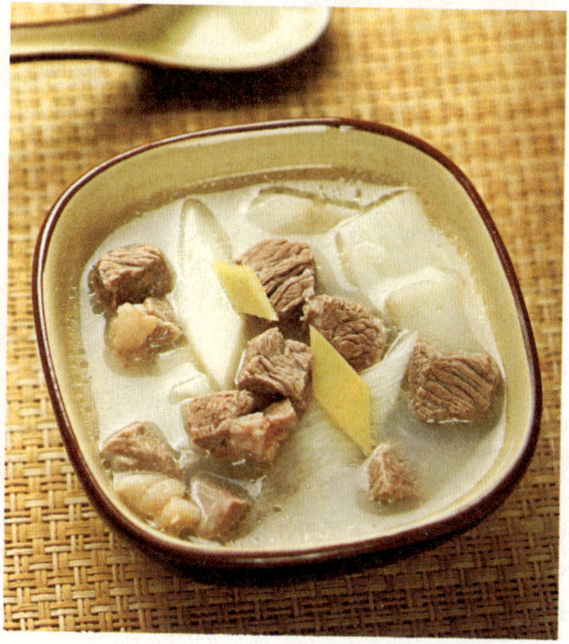

材料： 羊肉250克、山药100克、姜适量。

调料： 牛奶250毫升、盐适量。

做法：

1 将羊肉洗净，切成小块；姜切片；山药洗净，去皮切片。

2 羊肉块、姜片一起放入砂锅中，加适量水，小火炖2～3小时，搅匀，加盐、山药片煮烂，再倒入牛奶搅匀，烧开即可。

营养解读

羊肉性温热，有补气滋阴、暖中补虚、开胃健脾的作用，而且还有进补抗病的功效。

便秘

随着社会的发展，生活、饮食习惯的改变，越来越多的人受到便秘的困扰。便秘的治疗需要患者改变生活方式，如增加膳食纤维的摄入、增加饮水量以及适量运动。

明星食材

百合、梨、大白菜、豆芽、韭菜、芹菜、蘑菇、冬瓜、黄瓜、萝卜、洋葱、蒜苗、甘薯、苋菜、香蕉、菠菜、生菜等。

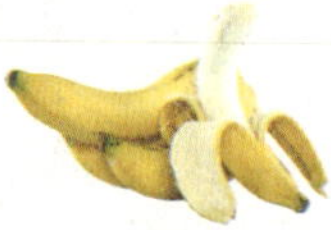

香蕉

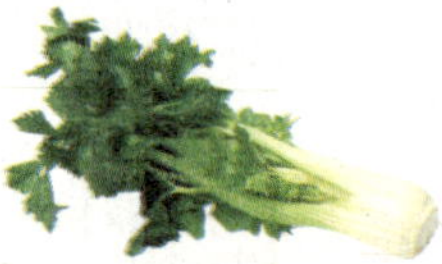

芹菜

推荐汤饮

雪梨汤

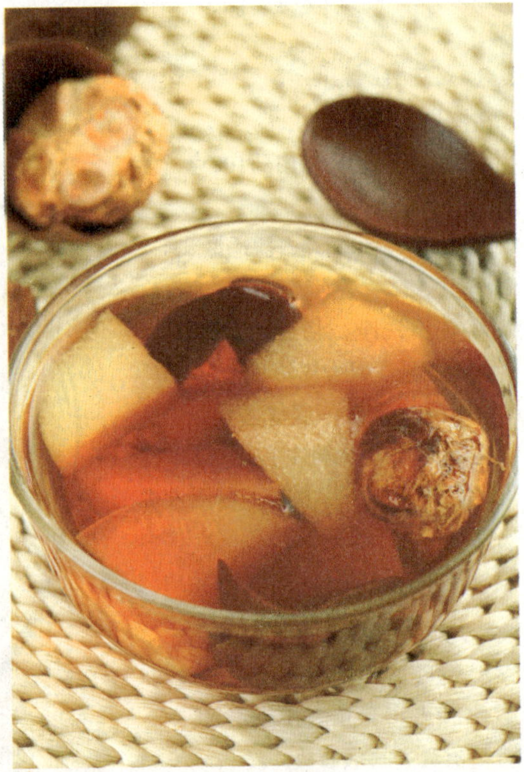

材料： 雪梨200克、罗汉果1个。

调料： 白糖适量。

做法：

1. 雪梨洗净，去皮，切块备用。
2. 罗汉果洗净备用。
3. 锅置火上，加入适量清水，然后放入雪梨块、罗汉果，大火煮沸后转小火煮22分钟。
4. 放入白糖，煮至入味即可。

营养解读

雪梨可以清热化痰、生津润燥，适合秋天食用；罗汉果亦可生津止咳、润肺化痰、润通肠道。故该汤有很好的润肠通便效果。

萝卜青豆汤

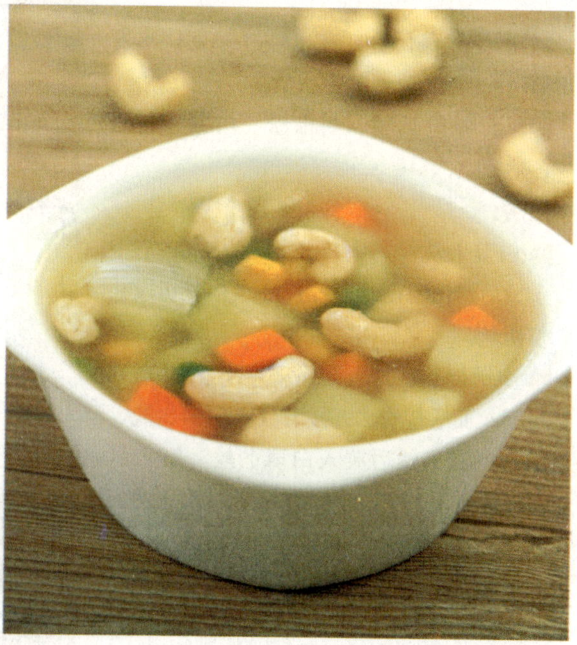

材料： 胡萝卜150克，青豆60克，腰果50克，土豆、洋葱、玉米粒各适量。

调料： 白胡椒粉、盐、鸡精各适量。

做法：

1 胡萝卜、土豆分别洗净，去皮，切丁；青豆、玉米粒分别洗净；腰果洗净，入清水中浸泡片刻；洋葱去皮，切丁。

2 锅置火上，加入适量清水，放入腰果，大火煮沸后转小火煮10分钟，然后放入胡萝卜丁、土豆丁、洋葱丁，煮6分钟后放入玉米粒、青豆，继续煮12分钟，最后加盐、白胡椒粉、鸡精调味即可。

金蒜苋菜汤

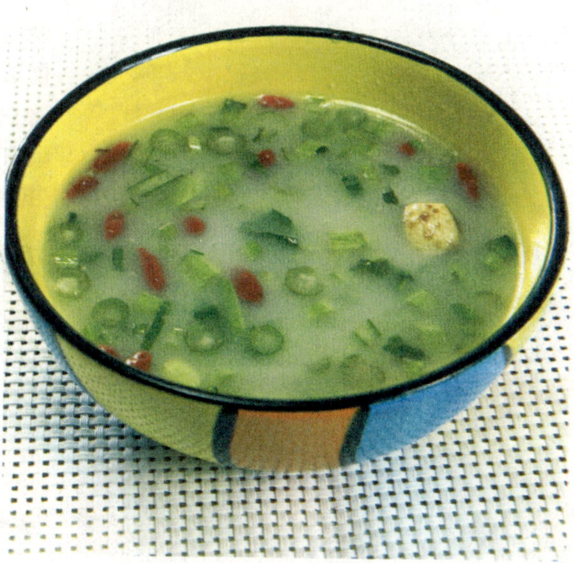

材料： 苋菜450克、蒜20克、枸杞少许。

调料： 鸡精适量、盐1小匙。

做法：

1 苋菜洗净，切成丁。

2 蒜去皮，洗净；枸杞洗净后沥干备用。

3 锅中倒入少许油烧热，放入蒜，以小火煎黄。

4 在煎蒜的锅中加入1000毫升清水，烧开后加入苋菜丁。

5 待汤再次煮沸，撒上枸杞，加盐、鸡精调味即可食用。

虾仁萝卜汤

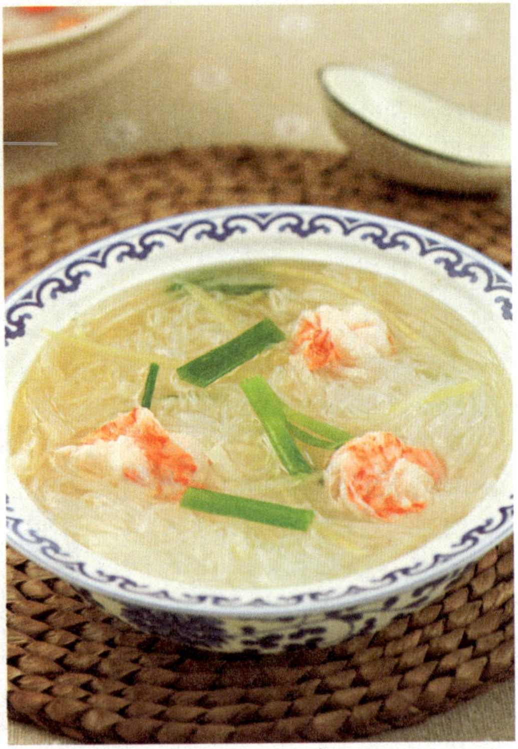

材料： 白萝卜600克，虾仁150克，水发粉丝100克，葱、姜各适量。

调料： 盐、鸡精、胡椒粉、白糖、料酒各适量。

做法：

1 白萝卜洗净，去皮，切丝入沸水锅中汆烫后捞出，沥干；虾仁洗净；葱切段，姜切丝。

2 油锅烧热，爆香葱段、姜丝后，烹入料酒，加适量清水，接着放入白糖、盐、鸡精煮沸；然后放入白萝卜丝、虾仁、粉丝煮约9分钟；最后放入胡椒粉煮均匀即可。

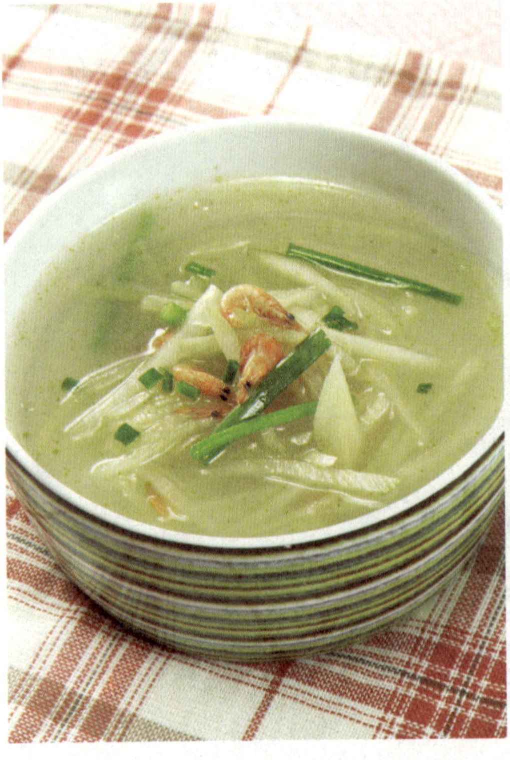

虾米萝卜汤

材料： 白萝卜200克，虾米100克，葱末、葱段各适量。

调料： 盐1小匙、香油少许。

做法：

1 白萝卜去皮，洗净，切丝。

2 虾米以冷水泡开。

3 油锅烧热，爆香虾米，放入白萝卜丝和适量清水，水量以盖过白萝卜丝为准，煮至白萝卜丝软化，加盐调味，淋上少许香油提味，最后撒上葱段及葱末煮匀即可。

营养解读

白萝卜可以生津止渴，还可以促进肠胃蠕动，故该汤适宜便秘者饮用。

苋菜松花蛋汤

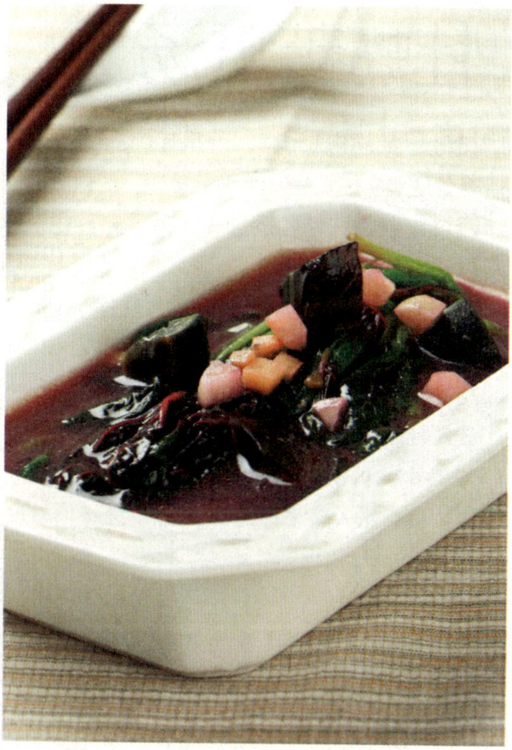

材料： 苋菜1捆，松花蛋2个，姜、蒜各适量。

调料： 盐、骨头汤各适量。

做法：

1. 苋菜去老梗，用清水反复冲洗，去泥沙，捞出沥干水分；松花蛋去壳，切小块备用。
2. 姜、蒜分别去皮，洗净，姜切丝，蒜切粒备用。
3. 油锅置火上，烧热，放入蒜粒爆香，倒入苋菜，翻炒至软后加入骨头汤，放入姜丝、松花蛋块，大火煮开，撒入盐调味即可。

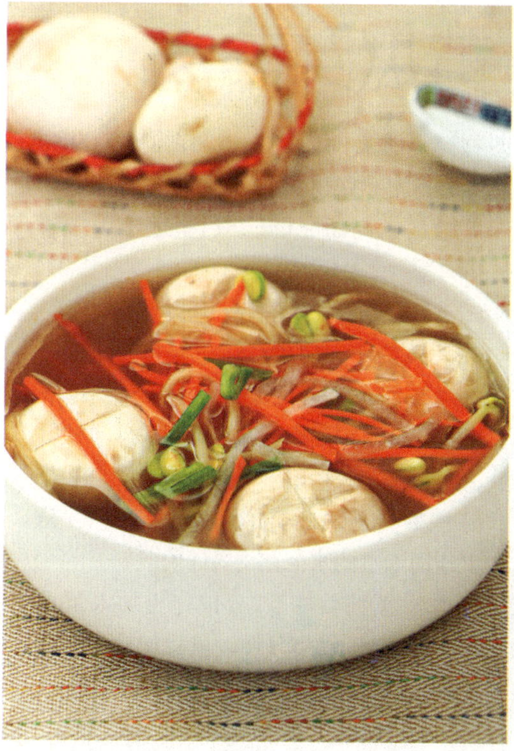

萝卜豆芽汤

材料： 白萝卜丝、黄豆芽各500克，口蘑300克，胡萝卜丝50克，葱段、姜片各适量。

调料： 熟猪油、盐、胡椒粉、干淀粉、味精、料酒各适量。

做法：

1. 白萝卜丝、胡萝卜丝，用干淀粉抓匀；口蘑去蒂洗净，入淡盐水中浸泡后捞出，在菇面改十字刀；黄豆芽洗净。
2. 锅中加熟猪油烧热，炒香葱段、姜片后，加入适量清水，煮沸后放入口蘑大火煮6分钟，再放入黄豆芽，转小火煮至熟，捞出锅中的材料放入碗中；然后放入萝卜丝煮至再沸，捞出放入碗中；在汤中加盐、料酒、味精调味，将汤倒入碗中，加胡椒粉调匀即可。

牡蛎苦瓜汤

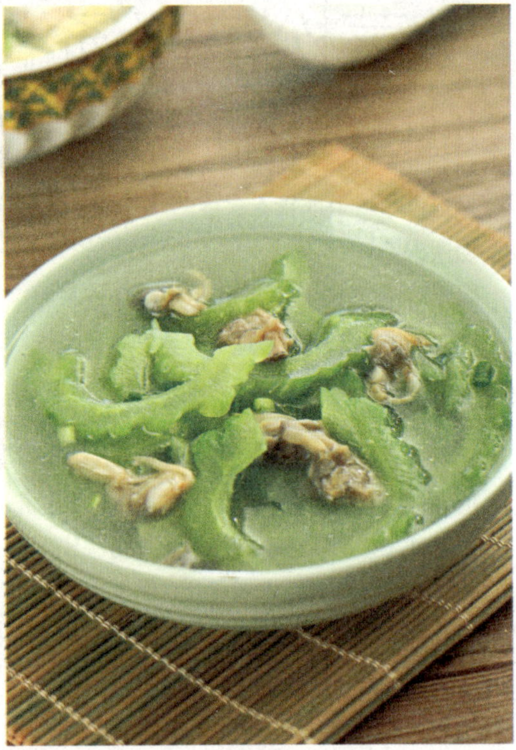

材料： 牡蛎肉150克，苦瓜100克，葱、姜各适量。

调料： 盐、味精各适量。

做法：

1 苦瓜洗净，切片；牡蛎肉洗净，沥干；葱、姜分别切末备用。

2 砂锅置火上，加入适量清水，煮沸后放入牡蛎肉、姜末，炖煮片刻；接着放入苦瓜片，再次煮沸；然后加盐、味精调味，最后撒入葱末即可。

营养解读

苦瓜具有促进新陈代谢、清暑解渴、清热去火等功能，便秘者可以常食用苦瓜做的汤。

黄瓜芽菜汤

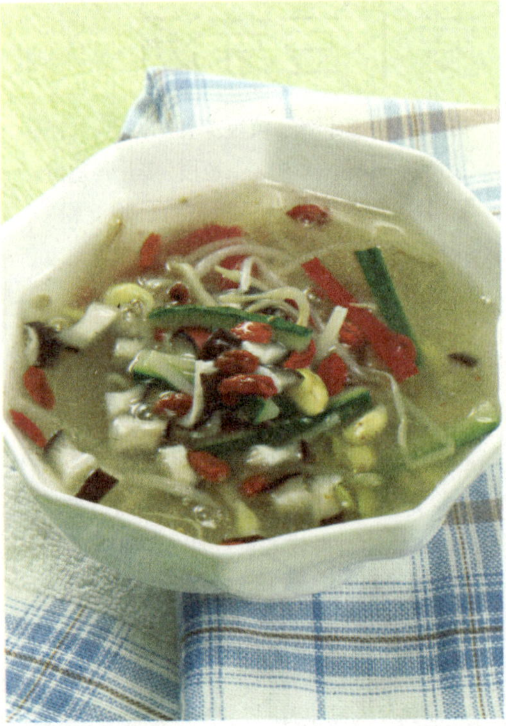

材料： 黄瓜1根、红甜椒40克、黄豆芽50克、枸杞30克、干香菇1朵。

调料： 素高汤650毫升、盐适量、味精少许。

做法：

1 黄瓜洗净，切条；红甜椒去蒂和籽，洗净，切条；黄豆芽择洗干净；枸杞洗净，入清水中浸泡后沥干；干香菇泡软后去蒂，洗净，切丁。

2 锅置火上，将素高汤、黄豆芽、香菇丁连同泡过的水一起倒入锅内。

3 大火煮沸后焖煮2分钟，再加入黄瓜条、红甜椒条焖5分钟，最后加盐、味精调味，撒上枸杞即可。

食欲不振

食欲不振是指进食的欲望降低。完全不思饮食则称为“厌食”。食欲不振多由情绪紧张、过度疲劳、饥饱不均及消化系统疾病引起。如果我们有很长一段时间都食欲不振，那就要注意调养了，否则身体会受到很大的影响。

明星食材

洋葱、香菜、山楂、肉类、牛奶、鸡蛋、茼蒿、芥菜、菠菜、韭菜、油菜、小白菜、鲜果、豆制品、乌鸡、枸杞等。

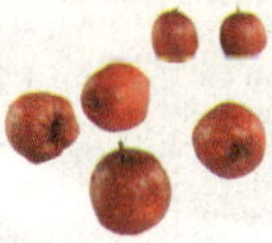
山楂

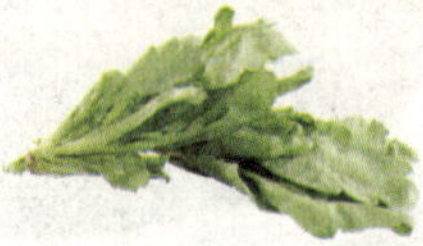
茼蒿

推荐汤饮

油菜香菇汤

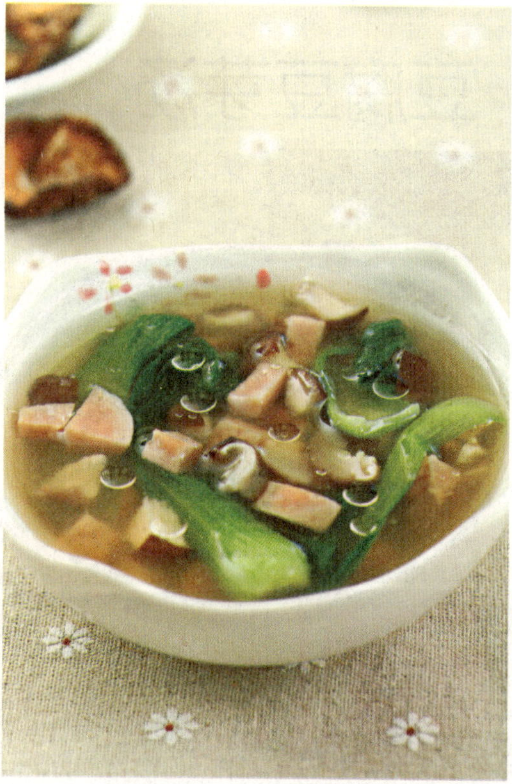

材料： 油菜200克、香菇6朵、火腿肠适量。

调料： 盐适量，酱油、香油各少许。

做法：

1 油菜洗净，一切为二；香菇去蒂洗净，切丁；火腿肠切丁备用。

2 锅置火上，加入适量油，烧热后放入香菇丁和火腿丁，翻炒片刻，然后放入油菜，调入酱油，翻炒均匀；接着放入适量清水，大火煮沸后转小火煮18分钟，最后加盐、香油调味即可。

营养解读

油菜中含有大量的膳食纤维，可以促进肠胃蠕动，进而促进食欲。

翠绿粉丝汤

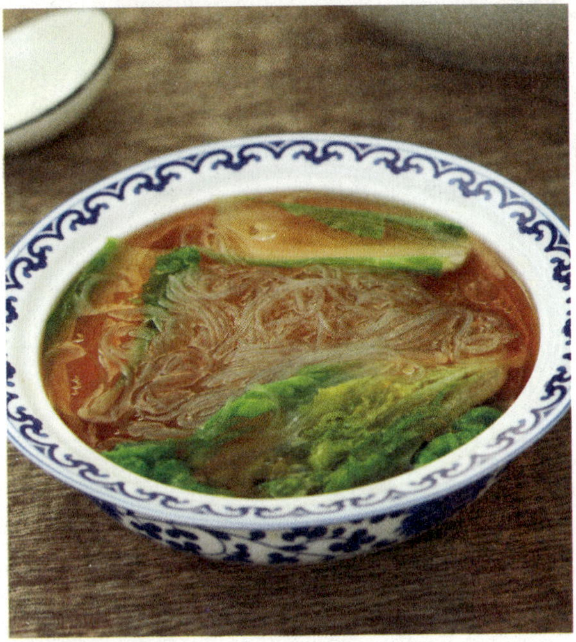

材料： 小白菜、粉丝各100克，葱末、姜末各适量。

调料： 香油、盐、酱油各适量。

做法：

1 小白菜去根，洗净，切段；粉丝温水泡发，洗净，沥干水分。

2 油锅烧热，炒香葱末，然后放入小白菜段、姜末、酱油翻炒片刻，再加入适量清水，接着放入粉丝，煮软后加盐调味，最后滴入香油即可。

营养解读

小白菜味道清新鲜美，而且可以促进肠胃蠕动，在一定程度上能起到促进食欲的作用。

豆腐豆芽汤

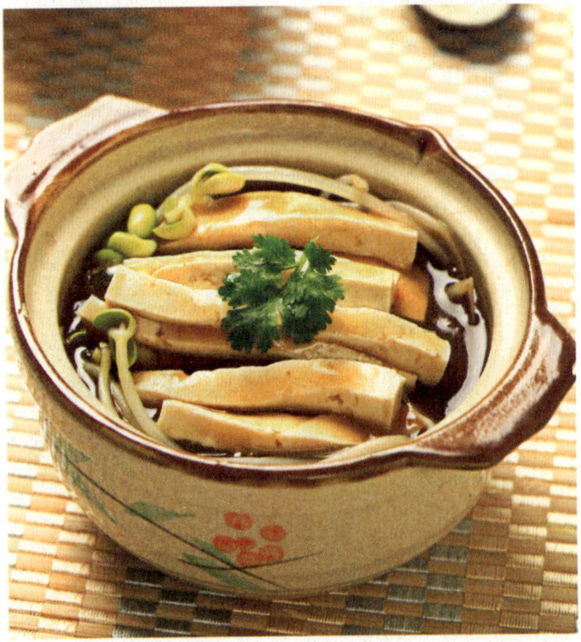

材料： 豆腐300克，黄豆芽200克，葱末、姜丝、香菜叶各少许。

调料： 盐、酱油、大料各适量，味精少许。

做法：

1 将黄豆芽洗净，沥干水分；将豆腐洗净，切成细长条备用。

2 油锅烧热，相继下入大料与葱末、姜丝炝出香味，烹入酱油，下入黄豆芽煸炒至变软。

3 加入适量清水，下入豆腐条，煮开后调入盐和味精，以小火煲8分钟，撒上香菜叶即可。

长寿乌鸡汤

材料： 净乌鸡500克，长寿草、枸杞、大枣、葱段、姜各适量。

调料： 胡椒粉、盐、料酒、味精各适量。

做法：

1 乌鸡洗净，去爪；长寿草洗净，切段；枸杞洗净；大枣洗净，去核备用。

2 乌鸡腹部朝上放入锅中，接着放入长寿草段、枸杞、大枣、葱段、姜、料酒，再倒入适量清水，大火煮沸后撇去浮沫；然后转小火煮至乌鸡肉熟烂，捞去长寿草段、姜；最后加盐、味精、胡椒粉煮至入味即可。

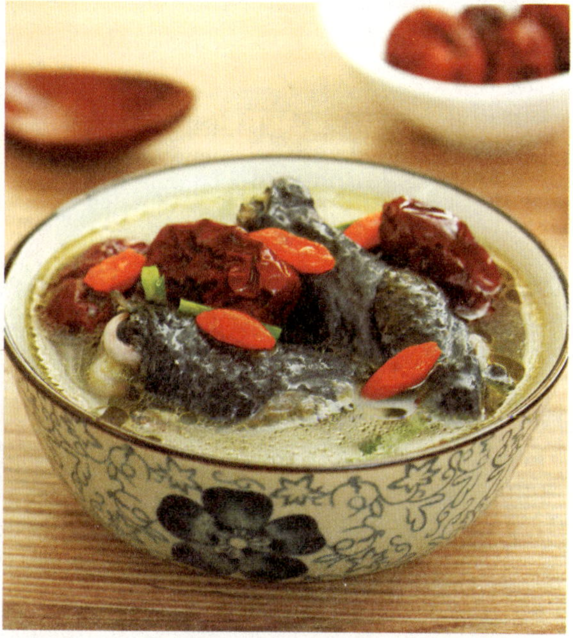

枸杞银耳汤

材料： 银耳、鸡肝、姜末各适量，枸杞少许。

调料： 水淀粉、盐、鸡精各适量，料酒1小匙。

做法：

1 枸杞洗净；银耳放入冷水中浸泡后去蒂洗净；鸡肝洗净，切薄片，加入水淀粉、料酒、姜末拌匀腌渍片刻。

2 锅中加入适量水烧开，放入银耳，盖上锅盖焖煮1小时左右，再放入枸杞和鸡肝片，煮3分钟左右，加入盐、鸡精调味后即可起锅食用。

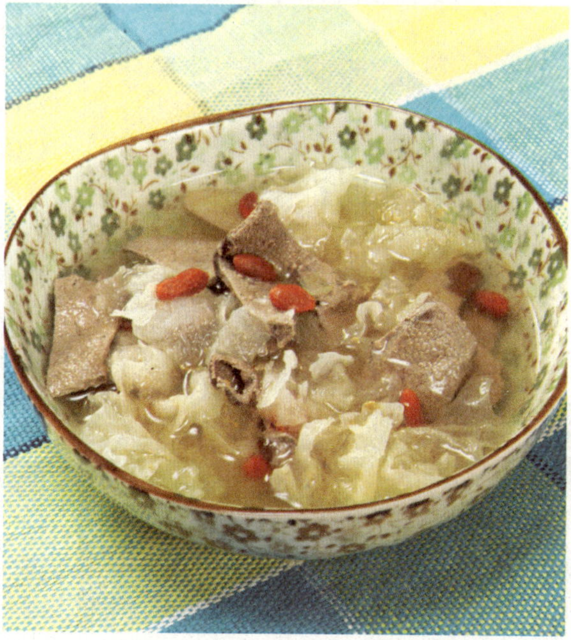

洋葱面包汤

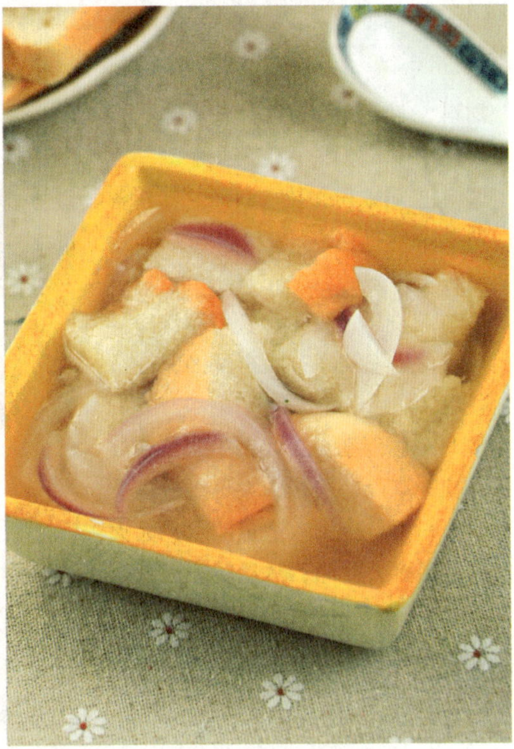

材料： 洋葱200克，法式面包、蒜末、百合片各适量。

调料： 盐、胡椒粉、高汤、香叶、白兰地、黄油各适量。

做法：

1 洋葱去皮，切丝；法式面包切块。

2 锅置火上，放入黄油烧至融化，放入洋葱丝翻炒至变色，再放入蒜末略翻炒；然后加入白兰地、高汤、香叶，大火煮沸后加盐、胡椒粉调味，转小火，煮10分钟后盛出。

3 法式面包块和百合片放入汤碗中，入烤箱180℃烤20分钟左右即可。

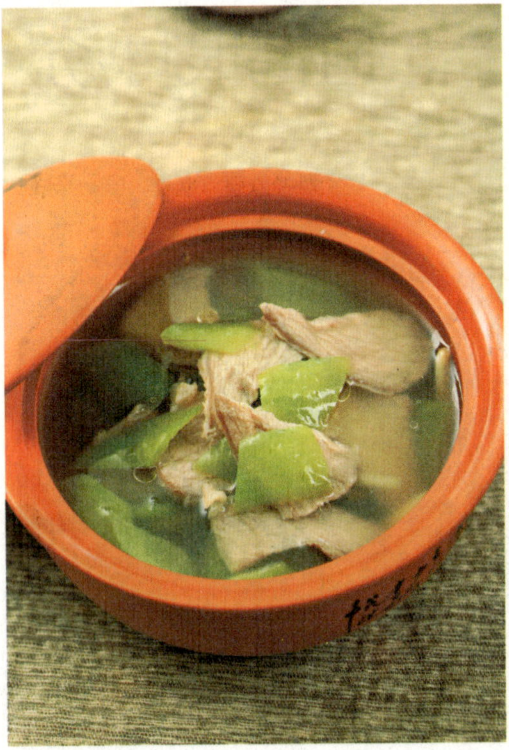

青椒瘦肉汤

材料： 青椒350克、猪瘦肉片150克。

调料： 水淀粉、盐、酱油各适量，味精少许。

做法：

1 青椒洗净，切菱形片；猪瘦肉片洗净。

2 猪瘦肉片放入碗中，加水淀粉、酱油、味精抓匀，腌渍15分钟备用。

3 锅中加适量清水煮沸后，放入青椒片和腌渍好的猪瘦肉片，煮至熟后加盐、味精调味即可。

营养解读

青椒含有丰富的维生素C、胡萝卜素等，能加速新陈代谢，从而开胃消食，改善食欲。

消化不良

消化不良多因饮食不节，损伤脾胃，使食物不易被消化吸收所致。消化不良的人更应该注意饮食规律，远离油腻、刺激性食物和饮料。

明星食材

小米、锅巴、南瓜、菠菜、胡萝卜、葱、蒜、香菜、粳米、山楂、木瓜、菠萝、橘子、橙子、柚子、山药、芋头、荸荠、香菇、鲫鱼等。

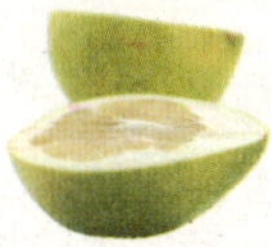

柚子

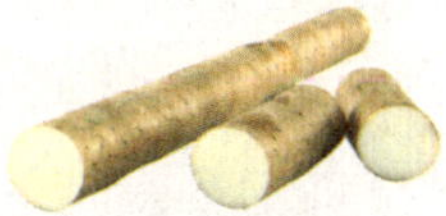

山药

推荐汤饮

鲫鱼豆腐肉汤

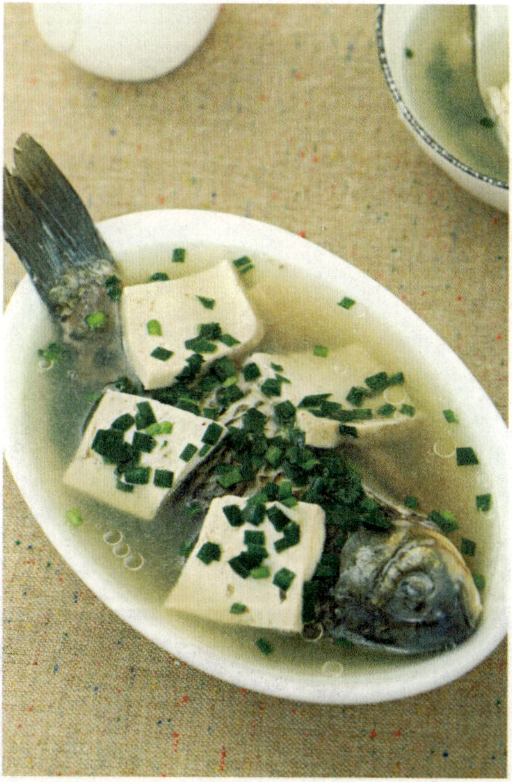

材料： 净鲫鱼400克，豆腐300克，五花肉100克，鸡蛋1个，韭菜、葱末、姜末、蒜片各适量。

调料： 盐、料酒、味精、高汤各适量。

做法：

1 鲫鱼洗净，鱼身改十字花刀；豆腐去老皮，切片，入沸水中氽烫后捞出沥干；五花肉洗净，切末；鸡蛋磕入碗中，打散；韭菜洗净，切末。

2 蛋液中放入五花肉末、葱末、姜末搅匀，放入鱼腹中备用。

3 油锅烧热，爆香葱末、姜末、蒜片，接着放入鲫鱼，烹入料酒，煎至两面金黄后倒入高汤，煮沸，再放入豆腐片，然后加盐调味，大火炖至入味，最后放入韭菜末、味精即可。

双瓜豆腐汤

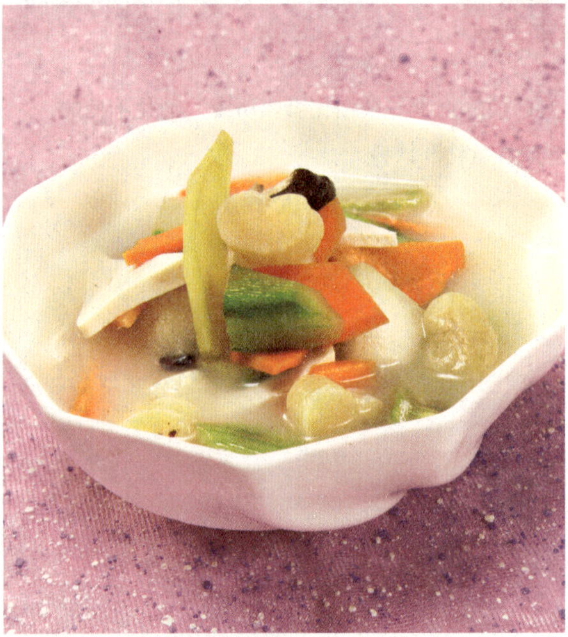

材料： 豆腐片300克、冬瓜块250克、丝瓜块100克、干贝60克、香菇片30克、胡萝卜片20克、姜片少许。

调料： 米酒20毫升、盐1小匙、鱼高汤1000毫升、干淀粉1大匙、料酒适量、香油少许。

做法：

1 干贝洗净，入清水中浸泡至发，放入碗中加入米酒调匀，移入电饭锅蒸30分钟后取出，蘸干淀粉以手抓散备用。

2 锅中倒入鱼高汤煮沸，放入所有材料煮熟，加料酒、盐调味，淋入香油即可。

莲子菠菜汤

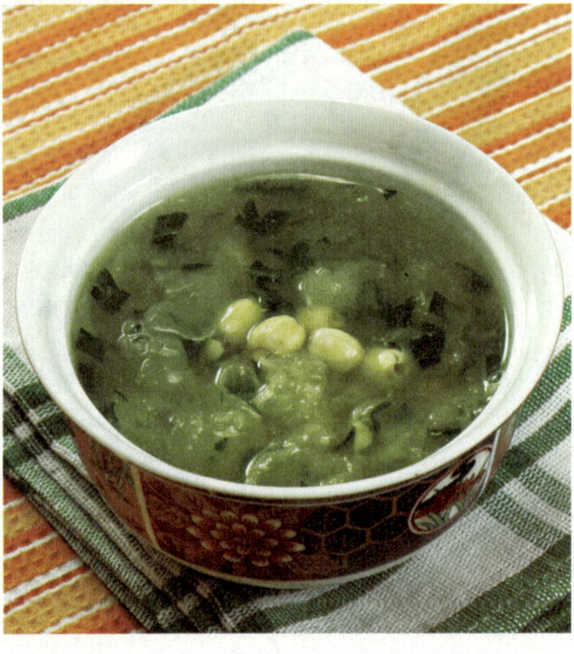

材料： 菠菜200克，莲子100克，银耳80克，姜片、葱末各适量。

调料： 米酒、盐、素高汤各适量。

做法：

1 银耳洗净，沥干，放入碗中加米酒浸泡至软；莲子泡软备用；菠菜洗净（根、头部留下），切小段备用。

2 锅中倒入素高汤煮沸，放入莲子煮5～6分钟，放入菠菜段、银耳、葱末、姜片及盐，待汤汁再煮沸，即可熄火盛出食用。

营养解读

菠菜中含有丰富的膳食纤维，可以促进肠胃蠕动，进而促进消化。

豆芽鲫鱼汤

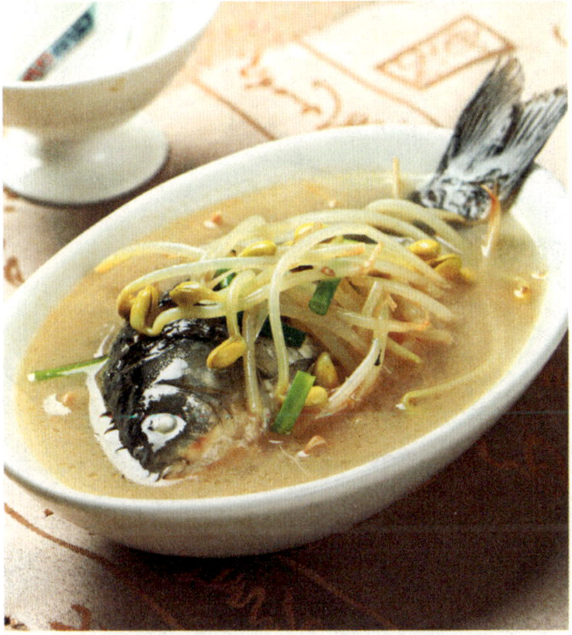

材料： 鲫鱼500克，豆芽200克，葱、姜各适量。

调料： 盐、胡椒粉、料酒各适量。

做法：

1 鲫鱼剖洗干净，沥干；豆芽洗净备用。

2 葱切段，姜切片。

3 锅中加油烧热，放入鲫鱼，两面煎至金黄。

4 投入葱段、姜片，倒入适量的热水没过鱼身，并淋入料酒，大火煮沸，转中火煮至汤色发白。

5 倒入豆芽，继续煮5分钟，调入盐和胡椒粉即可。

西蓝花木瓜汤

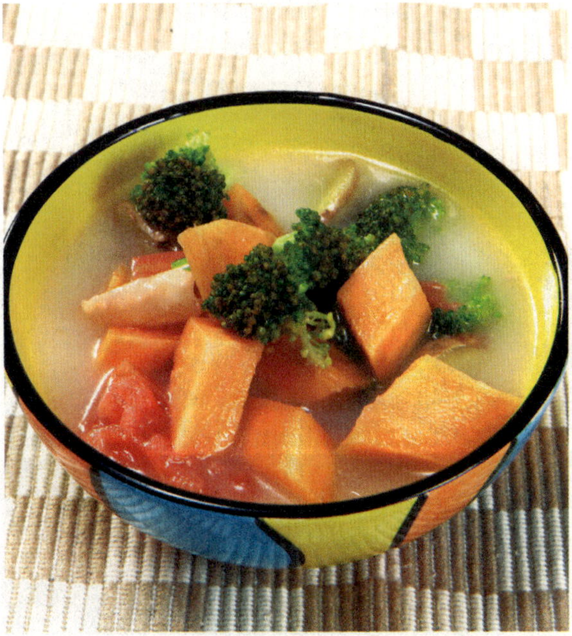

材料： 木瓜200克、西蓝花150克、西红柿60克、姜10克、鸡皮块少许。

调料： 盐1小匙、水淀粉1大匙。

做法：

1 将西蓝花洗净，切块；西红柿洗净，去皮，切块；木瓜去皮，洗净，切块。

2 姜去皮，洗净后切片备用。

3 锅内倒油烧热，爆香姜片，放入西蓝花块、鸡皮块及西红柿块一起翻炒片刻。

4 倒入适量水煮沸，加入木瓜块以小火煮30分钟，用水淀粉勾芡，加盐调味即可盛出。

菠萝苦瓜汤

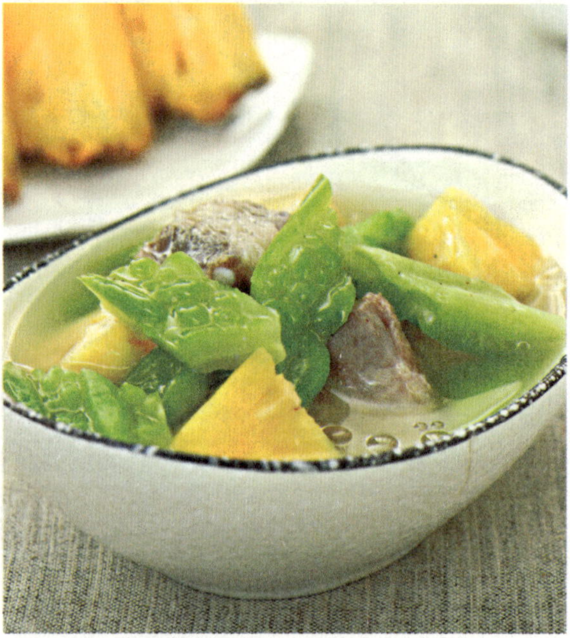

材料： 菠萝、排骨各250克，苦瓜50克。

调料： 盐、料酒各适量。

做法：

1 菠萝去皮，洗净，去硬心，切块；排骨洗净，切块，氽烫后捞出；苦瓜洗净，去籽，切块备用。

2 锅置火上，加入适量清水烧热，放入排骨块、料酒，大火炖煮20分钟左右。

3 放入菠萝块、苦瓜块，继续炖煮30分钟，最后加盐煮至入味即可食用。

木瓜鸡爪汤

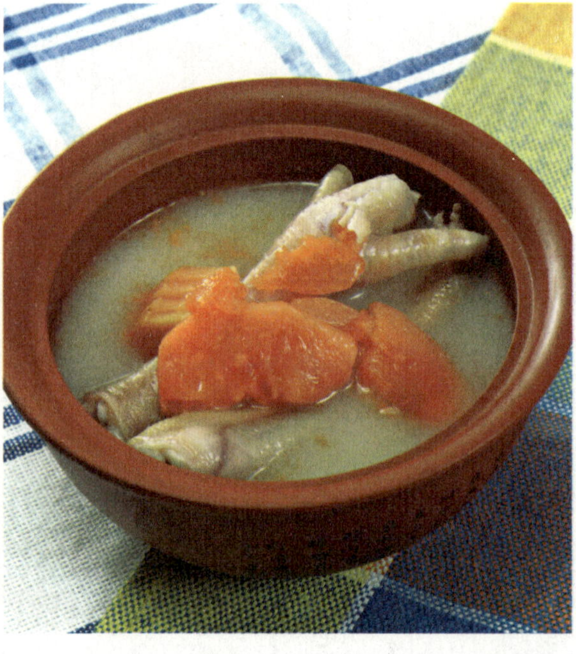

材料： 木瓜20克、鸡爪3只。

调料： 盐、味精各适量，鸡高汤500毫升。

做法：

1 木瓜、鸡爪均洗净；木瓜切片；鸡爪氽烫后捞出沥干，备用。

2 锅置火上，放入鸡高汤、鸡爪以大火煮沸，转中小火焖煮至将熟，放入木瓜片煮至肉熟透，最后加盐和味精调味即可。

营养解读

木瓜中含有一种蛋白质分解酵素，有利于人体对食物进行消化和吸收。

山药荷兰豆汤

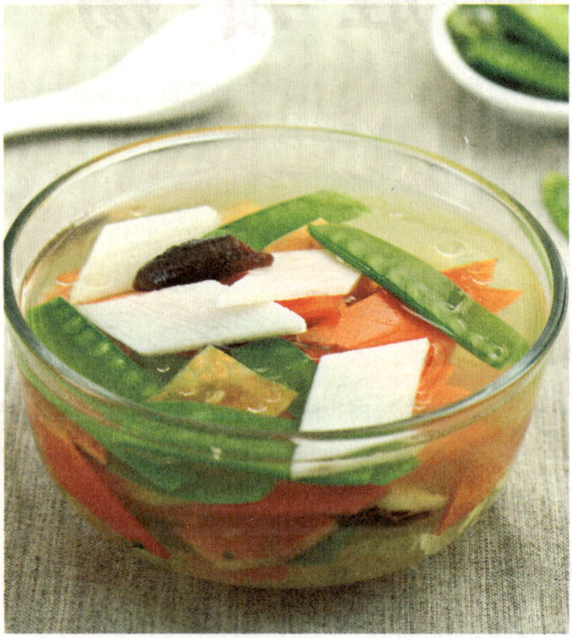

材料： 山药200克，荷兰豆80克，甘薯50克，花菇、胡萝卜、葱、姜、蒜各适量。

调料： 盐、鸡精、醋、大料各适量。

做法：

1 山药洗净，去皮，切片；荷兰豆去老筋，洗净；甘薯洗净，去皮，切片；花菇去蒂洗净；胡萝卜洗净，切片；葱、姜、蒜切末，备用。

2 油锅烧热，爆香葱末、姜末、蒜末、大料后，调入醋，加入清水，煮至沸，然后放入处理好的材料，转小火煮至材料熟烂，最后加盐、鸡精调味即可。

翡翠双星汤

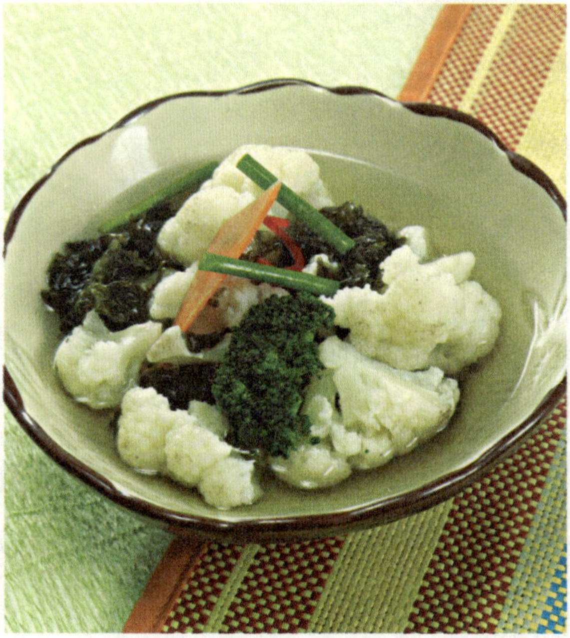

材料： 西蓝花、菜花各100克，胡萝卜、蒜薹各少许，干紫菜50克。

调料： 盐少许、高汤500毫升。

做法：

1 将西蓝花、菜花均切除根部，切成小朵，入水中浸泡1～2小时以去除残留农药；紫菜撕成片状，洗净；胡萝卜去皮后洗净，切薄片；蒜薹择洗干净，切段。

2 汤锅置火上，倒入高汤煮开，放入西蓝花、菜花及胡萝卜片、蒜薹段，中小火煮至熟透，然后加盐调味，最后放入紫菜，再次煮开即可。

口腔溃疡

口腔溃疡多由于受伤感染或免疫力下降而诱发，中医认为主要由脾胃积热或心火上炎而致。口腔溃疡患者应多吃蔬菜和水果，适量补充水分，保证充足的睡眠，避免过度疲劳，同时加强体育锻炼，增强自身的免疫力。

明星食材

鸭肉、羊肝、乌鸡肉、圆白菜、西红柿、白萝卜、菠菜、莲藕、西蓝花、苦瓜、大白菜、西瓜、绿豆、黑木耳、银耳、红茶等。

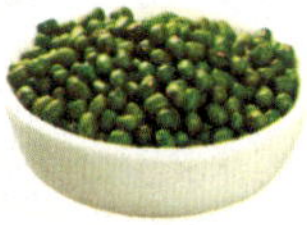
绿豆

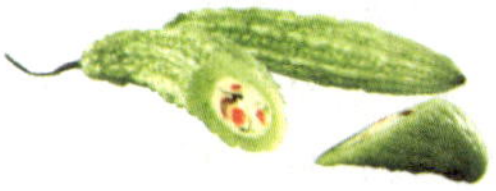
苦瓜

推荐汤饮

咸香苦瓜汤

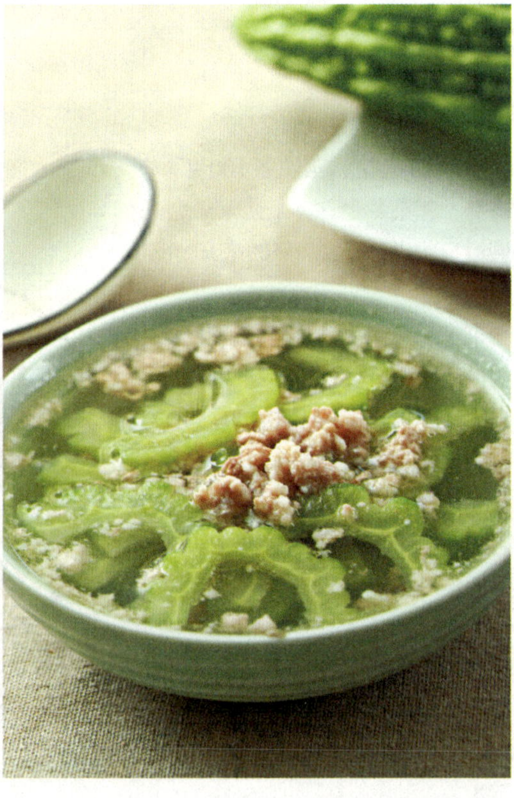

材料： 苦瓜200克、猪瘦肉50克。
调料： 香油、盐各适量。
做法：

1 苦瓜洗净，去籽，切片，入沸水中氽烫后捞出，沥干水分；猪瘦肉洗净，切末备用。

2 锅置火上，加入适量油，烧热后，炒香猪瘦肉末，然后放入适量清水，煮沸后放入苦瓜片，小火煮6分钟，接着加盐调味，最后滴入香油即可。

营养解读

苦瓜味苦、性寒，能清热泻火，素有“药物蔬菜”之美称。

美味萝卜汤

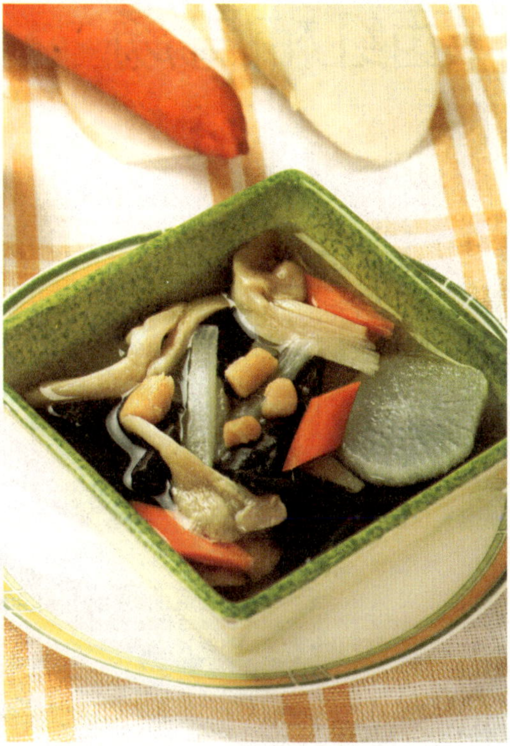

材料： 白萝卜1个，洋葱、干贝、海带结、平菇片、胡萝卜片各适量。

调料： 料酒1大匙、盐3克。

做法：

1 白萝卜去皮，洗净，切成厚圆片，入沸水中汆烫至水再次沸腾即可捞出，用清水冲洗。

2 干贝用水泡软；洋葱洗净，切大块。

3 锅内加水，下入干贝煮沸，然后下入料酒、白萝卜片、洋葱块、海带结、平菇片、胡萝卜片煮10分钟，加盐调味，用中火再煮30分钟即可。

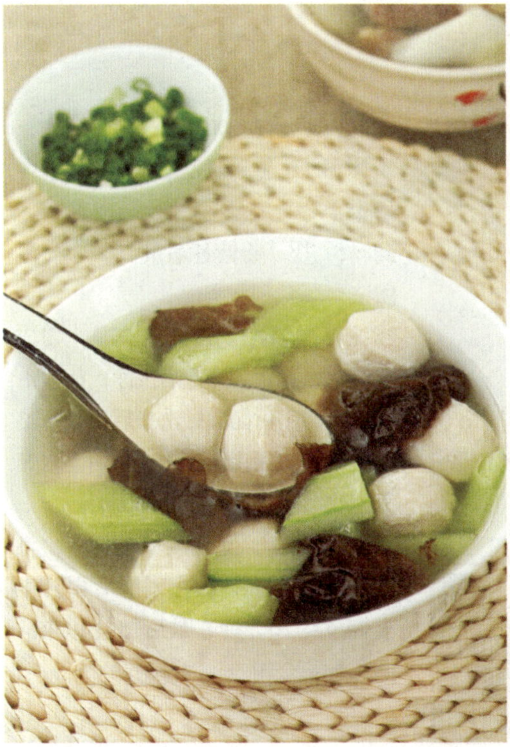

黄瓜鲜汤

材料： 黄瓜200克，素虾丸125克，黑木耳、姜各适量。

调料： 高汤100毫升，盐、料酒、香油各适量。

做法：

1 黄瓜洗净，去皮，对切后去籽，切成厚菱形片；素虾丸洗净；黑木耳入温水中浸泡至发，去蒂洗净，撕成小朵；姜洗净，切片备用。

2 锅置火上，加入适量油，烧热后爆香姜片，然后放入黑木耳，调入料酒，倒入高汤，接着放入素虾丸、盐，煮沸，再放入黄瓜片，再次煮沸后关火，最后滴入香油即可。

西红柿骨汤

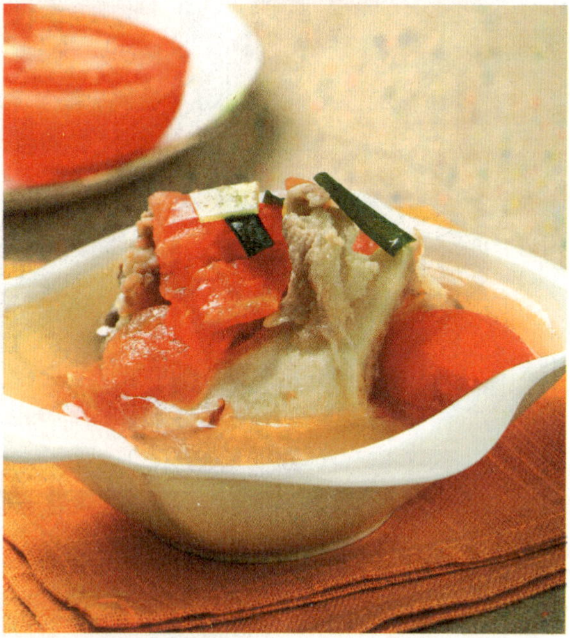

材料： 西红柿300克，猪棒骨1根，姜片、葱段各适量。

调料： 盐适量。

做法：

1 猪棒骨洗净，汆烫去除血水等杂质，捞出洗净；西红柿洗净，切小块备用。

2 猪棒骨和姜片、葱段一同倒入砂锅中，加适量的热水煮沸，大火煮5分钟，再转为小火，直到把猪棒骨炖到七成熟时，倒入西红柿块。

3 继续将猪棒骨完全炖烂，最后调入盐即可。

什锦汤

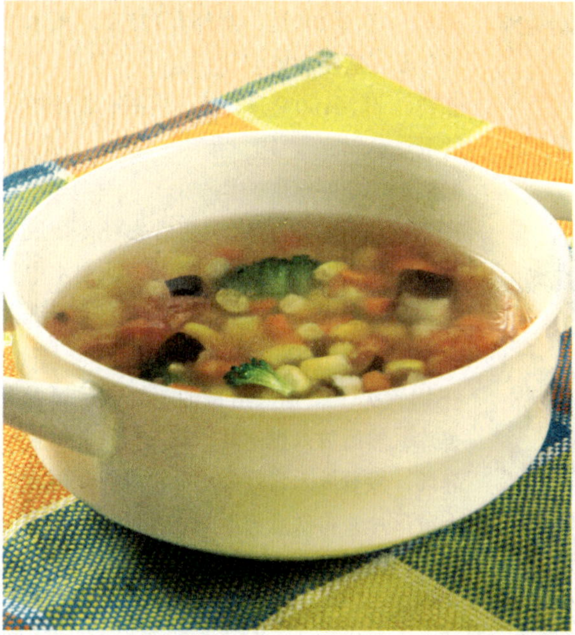

材料： 西蓝花200克，胡萝卜50克，玉米粒10克，西红柿、干香菇各适量。

调料： 盐、味精各适量。

做法：

1 玉米粒洗净；西蓝花洗净，切成小朵，入盐水中浸泡后洗净；胡萝卜洗净，切丁；西红柿洗净后用开水略汆烫，去皮后切丁；干香菇用温水充分泡软，去蒂后洗净、切丁。

2 锅置火上，倒入适量水煮沸，将全部材料下锅，大火煮沸后再转小火焖煮约20分钟，最后加盐和味精调味即可。

菠菜胡萝卜汤

材料： 菠菜300克，胡萝卜30克，鲜香菇、净枸杞、松花蛋、姜片各适量。

调料： 高汤、香油、盐各适量，鸡精少许。

做法：

1 菠菜择洗干净；胡萝卜、香菇洗净，均切片；松花蛋去壳切块。

2 菠菜、胡萝卜片、香菇片分别入沸水中氽烫后捞出沥干备用。

3 油锅烧热，炒香姜片，放入松花蛋块煎至变黄，倒入高汤，放入枸杞、香菇片、胡萝卜片，再调入盐、鸡精，淋入香油，倒入装有菠菜的碗中即可。

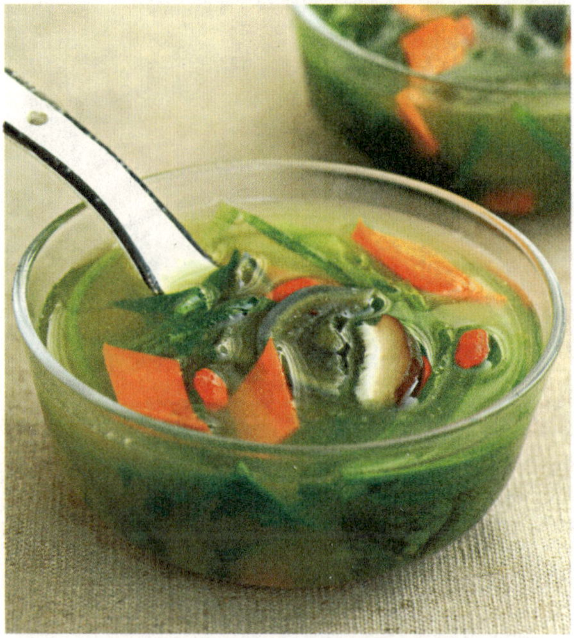

胡萝卜煲老鸭

材料： 桂圆15克，胡萝卜50克，老鸭150克，姜片、葱段各10克，香菇20克。

调料： 盐、鸡精、料酒各适量，胡椒粉少许，清汤800毫升。

做法：

1 胡萝卜洗净切块；老鸭洗净切块；香菇泡发去蒂，洗净后切片。

2 锅内倒水，下入老鸭块，用中火煮约5分钟，至血水尽时捞起，用凉水冲净。

3 瓦煲内加入所有材料，注入清汤、料酒，用小火煲2小时后调入盐、鸡精、胡椒粉，再煲20分钟即可食用。

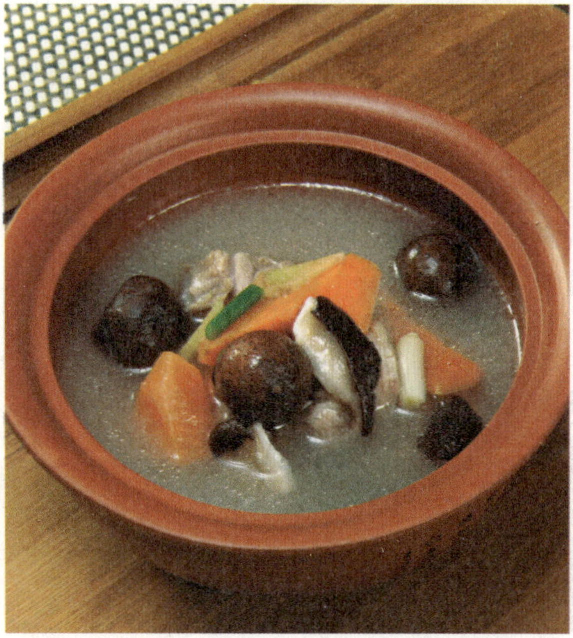

腐竹萝卜汤

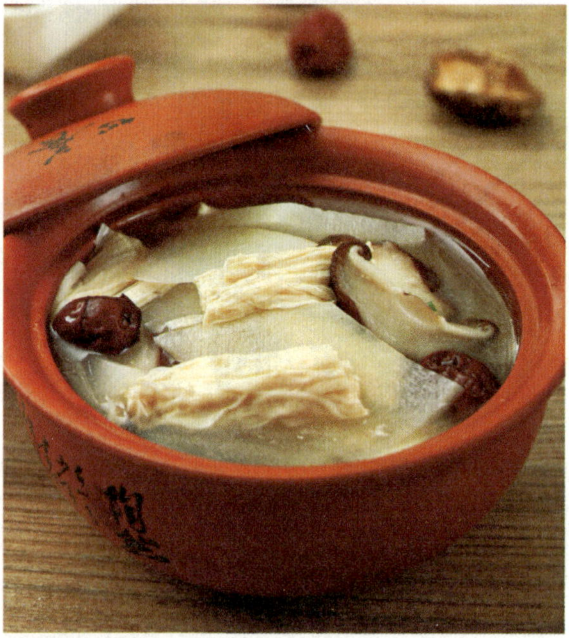

材料： 白萝卜250克，腐竹100克，茶树菇50克，大枣、姜片各适量。

调料： 高汤、盐、胡椒粉、味精各适量。

做法：

1 白萝卜洗净，去皮，切块；茶树菇去根洗净；大枣去核，洗净；腐竹洗净后切段备用。

2 白萝卜块入沸水锅中汆烫片刻后捞出沥干。

3 锅中加高汤煮沸，再放入姜片、大枣、茶树菇煮约9分钟，然后放入白萝卜块、腐竹段继续煮约6分钟，最后调入胡椒粉、盐、味精煮至入味即可。

苦瓜大虾汤

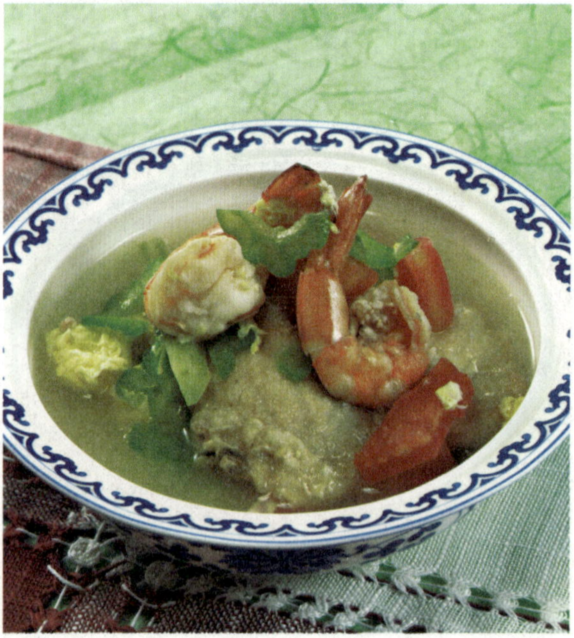

材料： 苦瓜片200克，芹菜段80克，西红柿块、净虾各50克，鱼片40克，姜片适量，鸡蛋（打散）1个。

调料： 盐1小匙、料酒1大匙、白糖适量、味精半小匙、胡椒粉少许。

做法：

1 虾汆烫捞出。

2 油锅烧热，下入姜片爆香，放入虾滑炒，盛出。

3 锅中加料酒和适量水煮沸，再放入除鸡蛋液外的所有材料。

4 煮熟烂后加入盐、白糖、胡椒粉、味精调味，倒入鸡蛋液，煮成蛋花盛出即可。

上火

如今，人们压力变大，而且经常熬夜、吃辛辣食物，因而容易上火。很多人认为上火是小毛病，吃点药或者自我调节一下就可以了。实际上，上火也需要引起重视，不可听之任之。

明星食材

绿豆、芦笋、苦瓜、苦菜、丝瓜、兔肉、红豆、薏米、扁豆、莴笋、鸭肉、蛤蜊、苋菜、黑木耳、梨、紫背菜等。

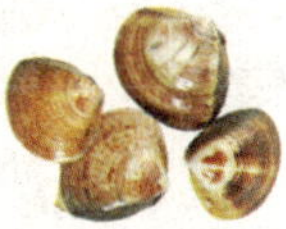

蛤蜊

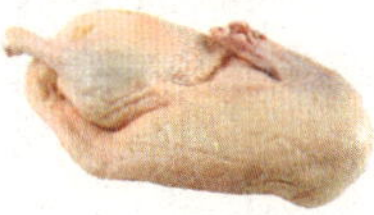

鸭肉

推荐汤饮

豆芽蛤蜊汤

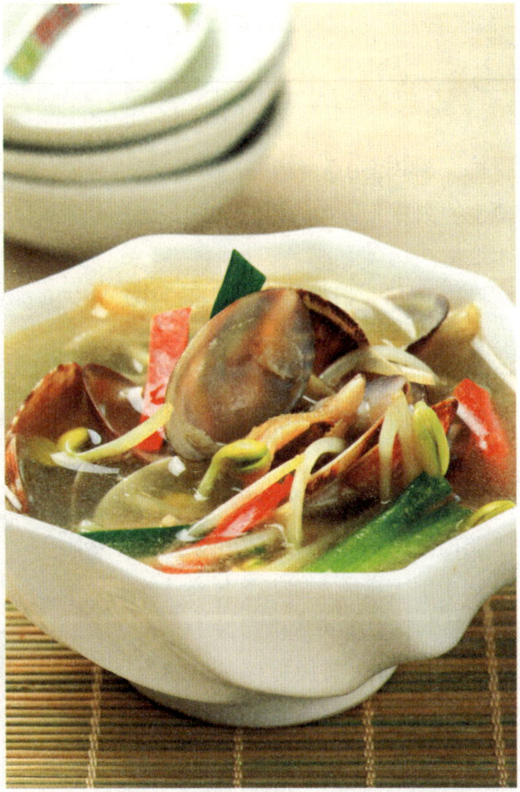

材料： 黄豆芽250克，蛤蜊200克，红甜椒、葱、蒜各适量。

调料： 盐、料酒、香油各适量。

做法：

1 黄豆芽洗净；蛤蜊吐沙后洗净；红甜椒洗净，去蒂及籽，切条；葱洗净，切段；蒜去皮，切末备用。

2 将洗好的蛤蜊放入锅中煮至开壳，倒入料酒，然后关火，捞出蛤蜊，保留汤汁。

3 放入黄豆芽，煮至黄豆芽的头部薄膜脱落；再放入红甜椒条、葱段和蒜末，煮沸后放入蛤蜊略煮；最后调入盐，淋上香油即可。

紫背萝卜汤

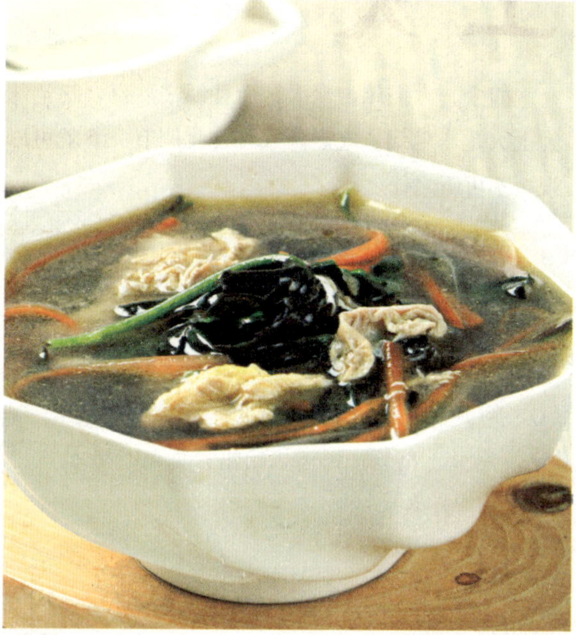

材料： 紫背菜200克，鸡蛋1个，胡萝卜、葱丝、葱末各适量。

调料： 水淀粉、胡椒粉、盐、鸡精各适量。

做法：

1 紫背菜洗净，切段；胡萝卜洗净，切丝；鸡蛋磕入碗中，打散，备用。

2 锅置火上，放入少许油烧热，倒入胡萝卜丝、葱丝翻炒30秒后，加入适量的水烧开，倒入紫背菜段，再次烧开。

3 加入打散的鸡蛋快速搅拌，直到蛋液变成蛋花，再加入水淀粉勾薄芡，最后加剩余调料，撒上葱末即可。

双萝老鸭汤

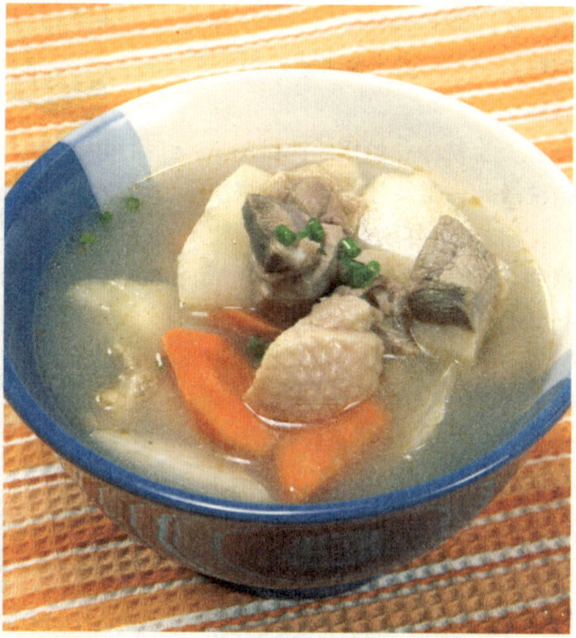

材料： 鸭肉250克，猪肉200克，胡萝卜、白萝卜各100克，姜6片，葱末适量。

调料： 鸡精、白糖各适量，盐1小匙，高汤1000毫升。

做法：

1 鸭肉洗净，切块，氽烫至变色，捞出洗净；胡萝卜、白萝卜去皮洗净，切块备用。

2 猪肉洗净，切块，氽烫后捞出。

3 锅中倒入高汤，加入除葱末外的所有材料，以大火煮沸后改中小火煮2小时，熄火前加鸡精、白糖、盐调味；最后撒上葱末即可。

第六章

喝汤调理常见病

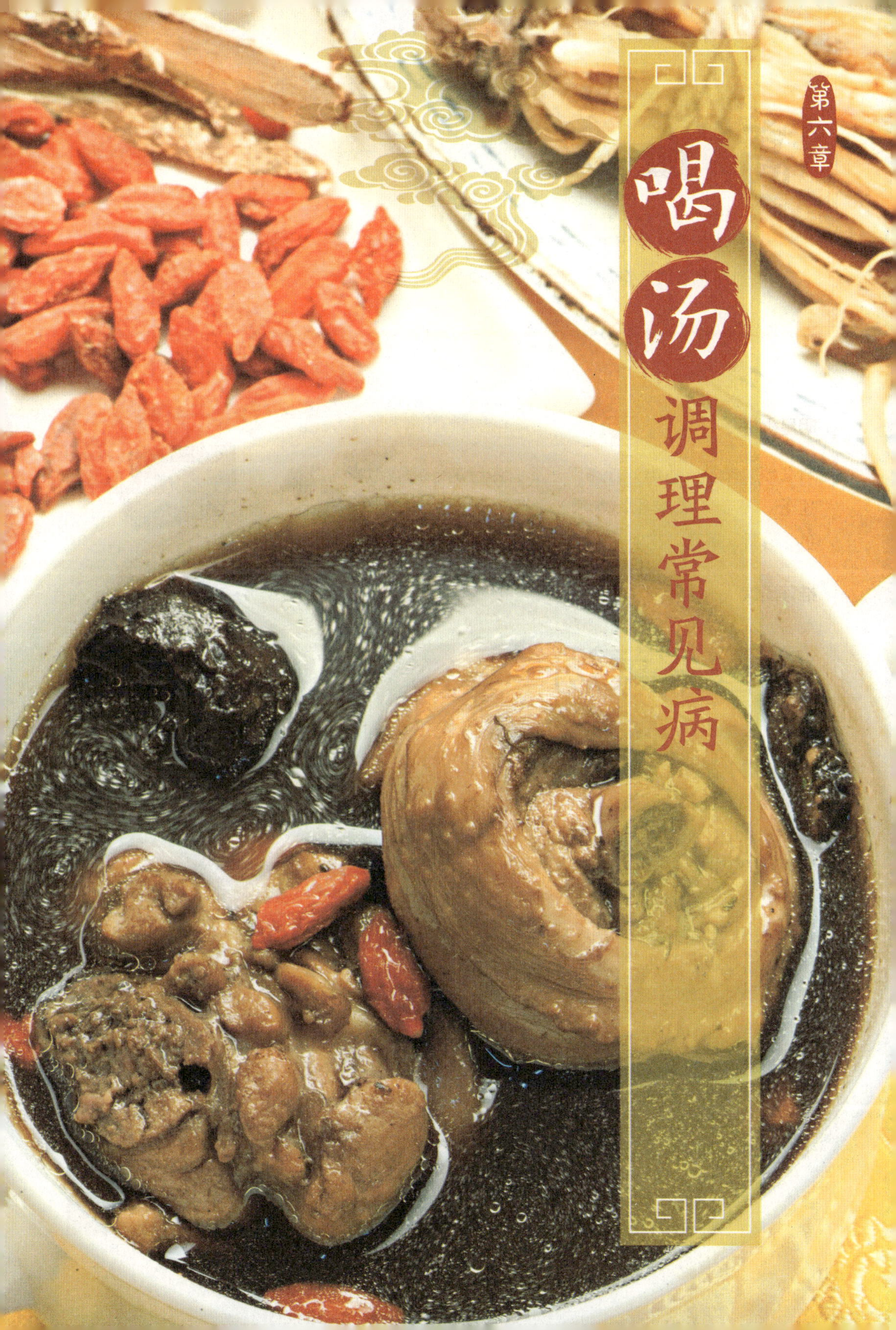

高血压

高血压的发病原因多为遗传因素和不健康的生活方式，如高盐饮食、过量饮酒等。高血压患者应注意低盐饮食、均衡营养。

明星食材

西红柿、冬瓜、苦瓜、芹菜、洋葱、大白菜、莲子、冬菇、黑木耳、香菇、紫菜、小米、鱼、海蜇、黄豆、花生、奶制品等。

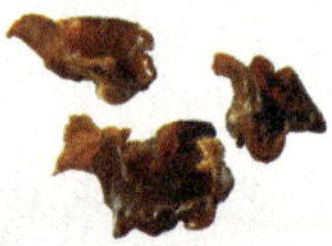

黑木耳

紫菜

推荐汤饮

鲜香紫菜汤

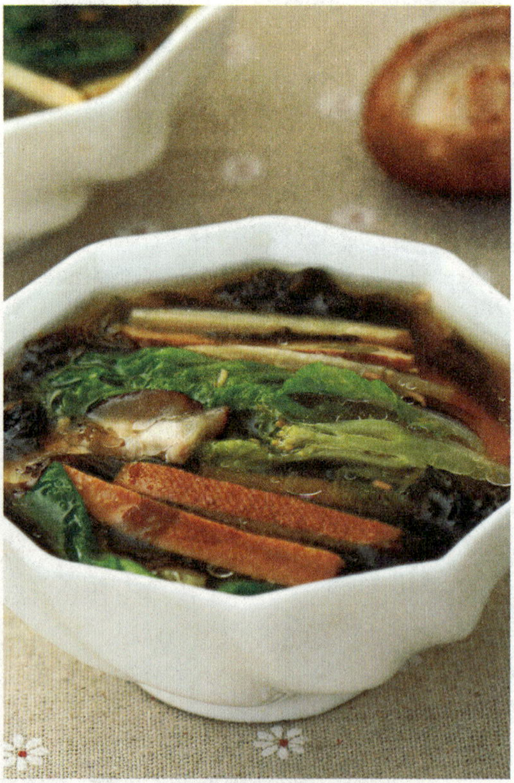

材料： 干紫菜、竹笋、鲜香菇、小白菜、豆腐干各50克，姜适量。

调料： 盐、味精、香油、酱油各适量。

做法：

1 紫菜掰成块；香菇去蒂洗净，切丝；豆腐干洗净，切丝；竹笋去皮，洗净，入沸水中氽烫至熟，捞出，切丝；小白菜洗净；姜洗净切末备用。

2 锅置火上，加入适量油烧热后，放入豆腐干丝、香菇丝、竹笋丝略煸炒。

3 加入适量清水和紫菜块，煮沸后加姜末、盐、酱油、味精调味。

4 再次煮沸后淋入香油，最后放入小白菜略煮即可。

清汤浸冬瓜

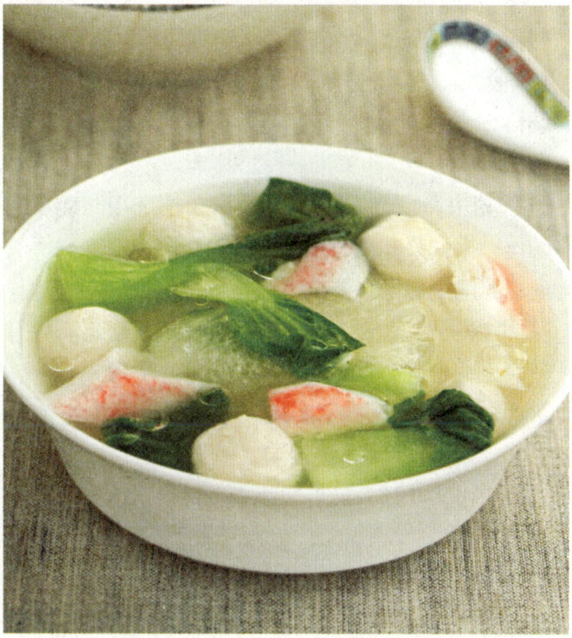

材料： 冬瓜200克，油菜、蟹棒、鱼丸各50克，姜适量。

调料： 香油、盐、胡椒粉、味精各适量。

做法：

1 冬瓜洗净，去皮、瓤，切厚片；油菜择洗干净。

2 姜洗净切片备用。

3 锅内加适量水煮沸，放入冬瓜片、姜片烧煮片刻后，加盐调味。

4 放入鱼丸、油菜煮沸，撇去浮沫，接着放入蟹棒，搅拌均匀后，加胡椒粉、味精，最后淋上香油即可。

菠菜黄鱼汤

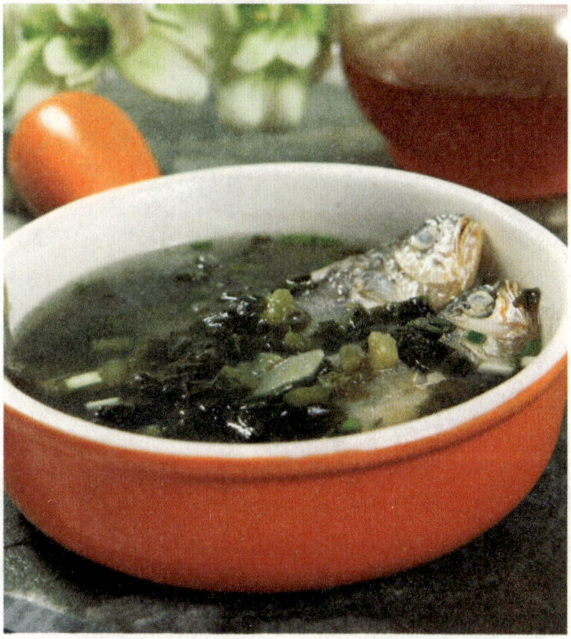

材料： 黄鱼2条，菠菜末、葱末、葱段、姜片各适量。

调料： 料酒、盐、胡椒粉各适量。

做法：

1 将黄鱼宰杀洗净，放入油锅中煎至两面微黄，盛出沥油。

2 锅里留底油烧热，放菠菜末煸炒后盛出；加入鱼、适量水、姜片、葱段和料酒，以大火煮至汤色变白。

3 拣去姜片和葱段，加入菠菜末续煮2分钟；可依个人口味酌情加盐，最后加入胡椒粉，搅拌均匀，撒上葱末即可。

鲜蔬肉汤

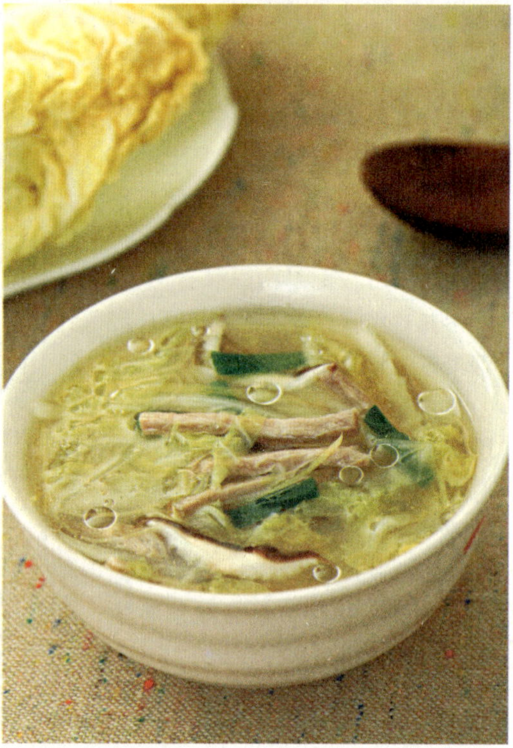

材料： 鲜香菇、大白菜各150克，猪肉100克，葱、姜各适量。

调料： 盐适量。

做法：

1 香菇去蒂洗净，切丝；大白菜梗洗净切丝，大白菜叶洗净撕片；猪肉洗净，切丝；葱洗净切段，姜洗净切丝备用。

2 油锅烧热，放入葱段、姜丝、香菇丝、大白菜丝，煸炒3分钟，倒入适量清水煮5分钟。

3 放入猪肉丝，搅拌均匀，煮至变白后放入大白菜叶片，最后加盐煮至材料熟透即可。

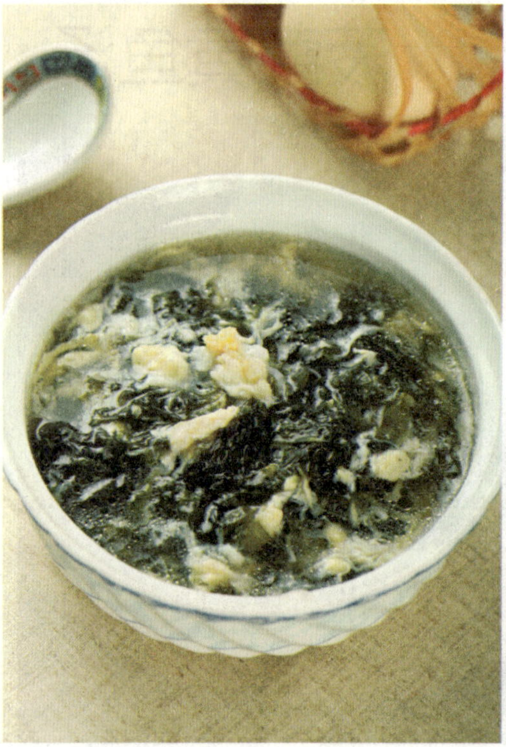

紫菜鸭蛋汤

材料： 紫菜30克、鸭蛋1个、姜丝适量。

调料： 盐、香油各适量。

做法：

1 将紫菜放入温水中泡发，漂洗干净。

2 在砂锅中加适量清水烧沸，把紫菜放进去，熬煮10分钟后放入姜丝，并用盐调味。

3 将鸭蛋打入碗中，搅散后淋入锅中，用大火煮至沸腾，加香油即可。

营养解读

鸭蛋能刺激消化器官，增进食欲，使营养易于消化吸收，并有中和胃酸、清凉、降压的作用。

低血压

低血压常见于女性、贫血或失血过多者、中老年人、缺乏运动者、长期卧床者及部分脊髓疾病患者等。低血压如果治疗不及时，会导致患者头晕、头痛、心悸甚至猝倒等。

明星食材

桂圆、核桃、鱼、虾、贝类、黄豆、豆腐、红糖、葡萄、动物脑、蛋类、奶油、牛奶、猪骨、猪肝、瘦肉等。

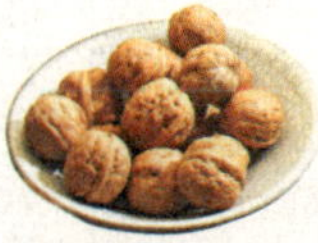
核桃

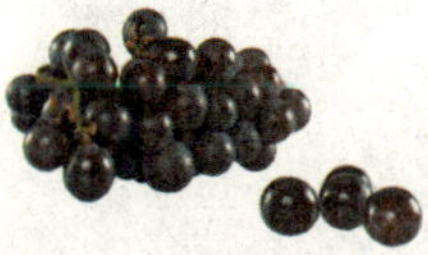
葡萄

推荐汤饮

山药瘦肉汤

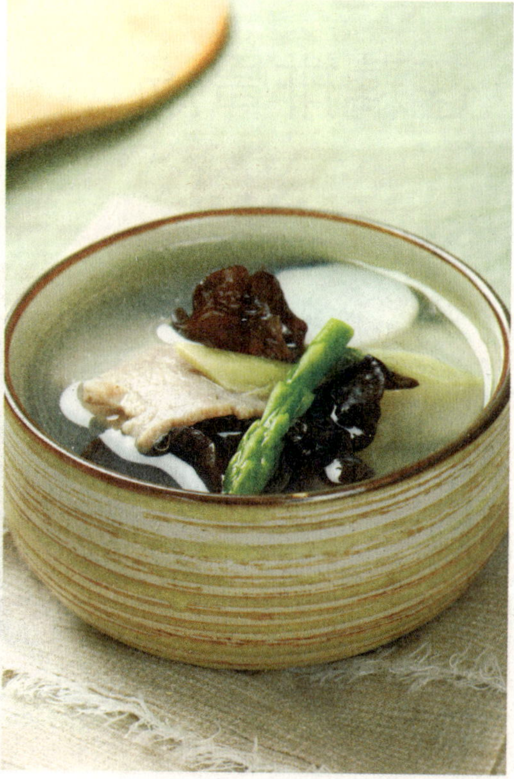

材料： 猪瘦肉250克，山药150克，净黑木耳、芦笋、姜片各适量。

调料： 料酒、盐、干淀粉、鸡精各适量。

做法：

1 将猪瘦肉洗净，切薄片，放料酒、盐、干淀粉拌匀腌渍10分钟。

2 芦笋留嫩笋头，洗净；山药去皮，洗净，切圆片。

3 锅里加水煮沸，放入猪瘦肉片、姜片略煮，加入黑木耳、山药片煮20分钟，最后放入嫩芦笋头、盐、鸡精即可。

营养解读

山药含有多种营养素，与猪瘦肉搭配食用可起到补益气血的作用。

鲫鱼紫菜汤

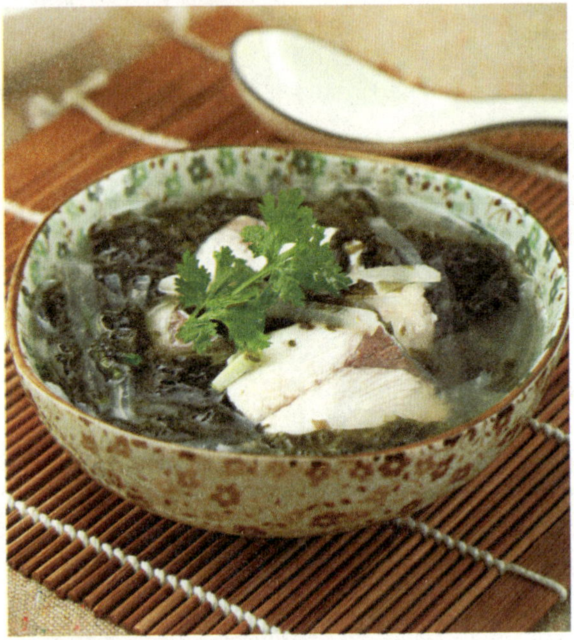

材料： 净鲫鱼块600克，白萝卜丝100克，紫菜25克，葱、姜、香菜叶各适量。

调料： 醋、盐、料酒、味精各适量。

做法：

1 紫菜温水泡发，入沸水锅中氽烫后捞出，沥干；葱洗净切段；姜洗净，部分切片，部分切末。

2 油锅烧热，放入葱段、姜片爆香，倒入适量清水，加入鲫鱼块煮沸后放入紫菜，煮至将熟，放入白萝卜丝，加盐、味精调味，最后放入姜末、醋煮匀，撒上香菜叶即可。

莲藕排骨汤

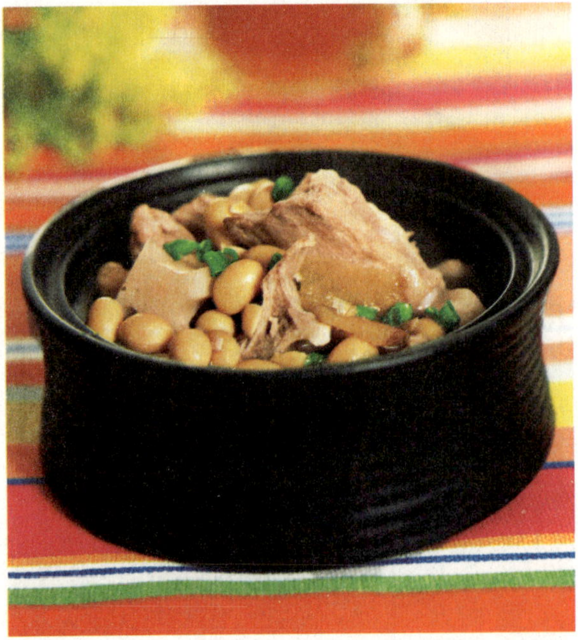

材料： 排骨500克，鲜莲藕100克，黄豆50克，姜、葱末各适量。

调料： 盐、胡椒粉各适量。

做法：

1 黄豆提前泡发；莲藕去皮，洗净，切成小块；姜洗净，切片；排骨洗净，切块，放入加有部分姜片的水中氽烫，捞起冲净备用。

2 锅中加适量水，放入排骨块、泡发的黄豆、姜片，大火煮开，倒入莲藕块煮开，改小火炖煮。

3 待所有食材熟烂后，根据自己的口味加盐和胡椒粉调味，最后撒上葱末即可。

四色豆腐汤

材料： 嫩豆腐250克，香菇丁50克，胡萝卜丁、黑木耳、葱段、姜末各适量。

调料： 高汤750毫升，花椒油、盐、水淀粉、味精各适量。

做法：

1 嫩豆腐切块；黑木耳泡发，洗净，撕成小朵。

2 油锅烧热，爆香葱段、姜末后，倒入高汤，然后放入嫩豆腐块略煮，再放入香菇丁、胡萝卜丁、黑木耳，煮沸后撇去浮沫，接着调入盐、味精，加水淀粉勾芡，最后淋入花椒油即可。

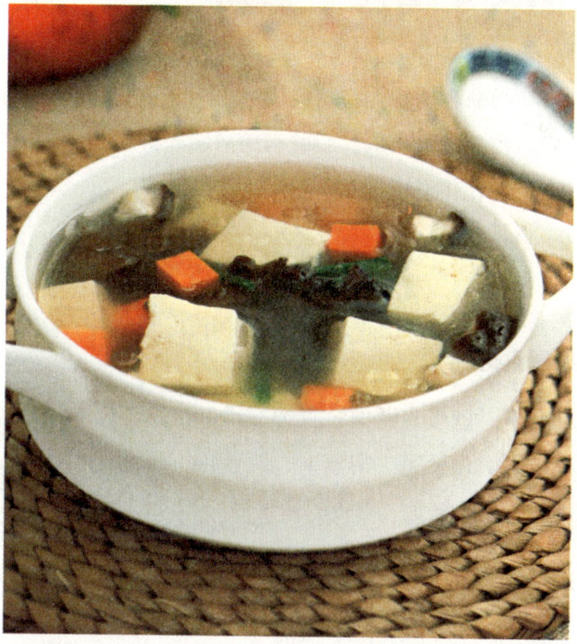

豆腐虾丸汤

材料： 虾仁250克、西红柿50克、板豆腐1块、香菜叶少许。

调料： 盐适量、干淀粉1大匙、香油少许。

做法：

1 部分虾仁处理干净后剁碎成泥状，加少许盐、干淀粉、水、香油拌匀，做成球状。

2 西红柿洗净，入沸水中汆烫，去皮，切片；板豆腐洗净切块；煲内倒水煮沸，放入虾丸、剩余虾仁和豆腐块续煮15分钟，放入西红柿片后改小火稍焖，加盐调味，最后撒上香菜叶即可。

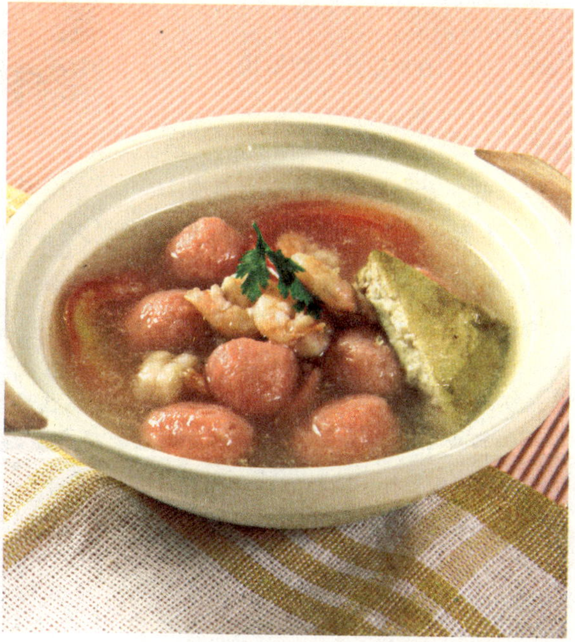

心脏病

心脏病是各类心脏疾病的总称，主要包括先天性心脏病、风湿性心脏病、冠心病等各种心脏疾病。心脏病的高发人群包括：中老年人、高血压患者、高胆固醇血症患者、有家族遗传病史者、肥胖者。

明星食材

白萝卜、丝瓜、鸭肉、豆类、小白菜、苦瓜、黑木耳、牛肚菌、胡萝卜、西蓝花、西瓜、大枣、苹果、鳗鱼、海带、紫菜等。

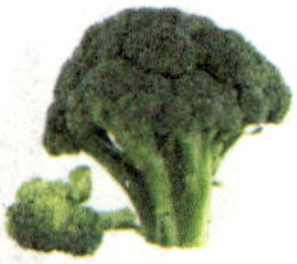

西蓝花

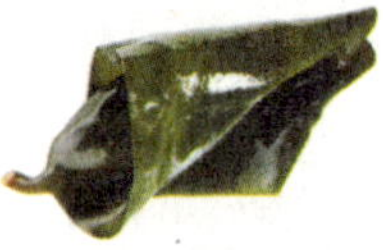

海带

推荐汤饮

菌菇汤

材料： 水发黑木耳、鲜草菇各50克，冬笋、菜薹各适量。

调料： 高汤1000毫升，胡椒粉、白糖、盐、味精各适量。

做法：

1 鲜草菇、水发黑木耳分别去蒂洗净，切片；冬笋去皮洗净，切片；菜薹洗净，切段，备用。

2 锅中加部分高汤煮沸后，放入黑木耳片、草菇片、冬笋片、菜薹段煮片刻后捞出，放入碗中。

3 净锅置火上，加入余下的高汤，调入白糖、胡椒粉、盐、味精煮沸，倒入做法2的碗中即可。

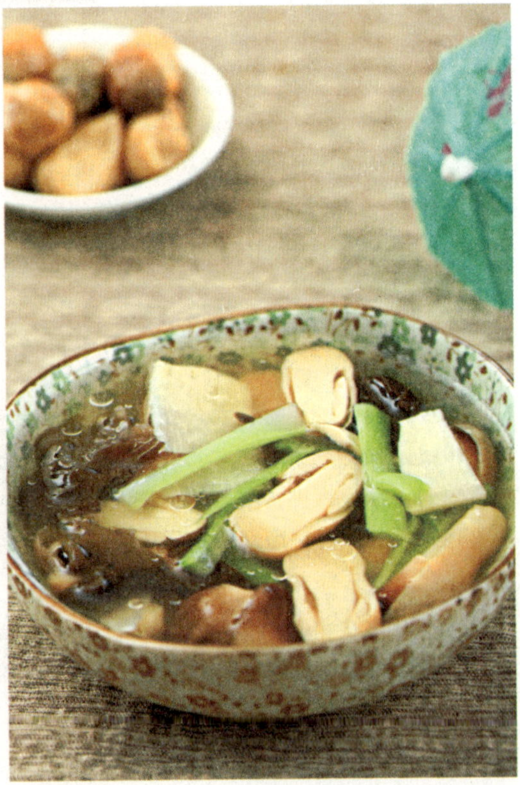

豆腐平菇汤

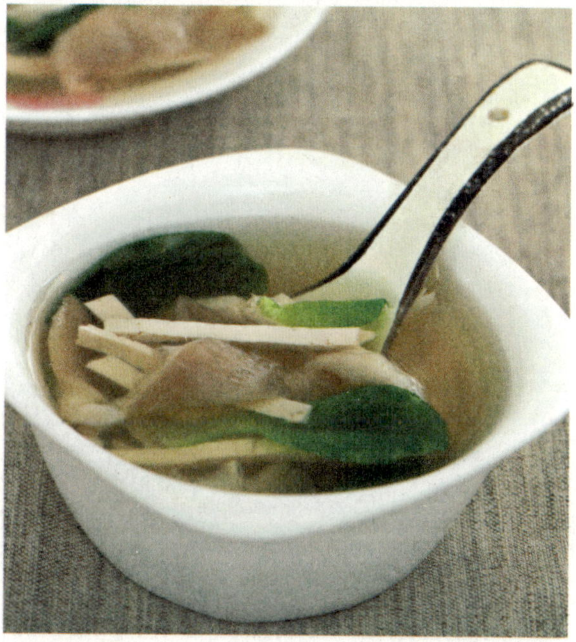

材料： 平菇、豆腐各150克，油菜100克。

调料： 香油、盐、味精各适量。

做法：

1 平菇去蒂洗净，切片；豆腐洗净切丝；油菜择洗干净备用。

2 锅置火上，加入适量清水，煮沸后放入平菇片、豆腐丝、油菜，煮至材料熟透。

3 用盐、味精调味，最后淋入香油即可。

营养解读

平菇能调节人体新陈代谢，有助于降低血压和胆固醇。

刀豆瘦肉汤

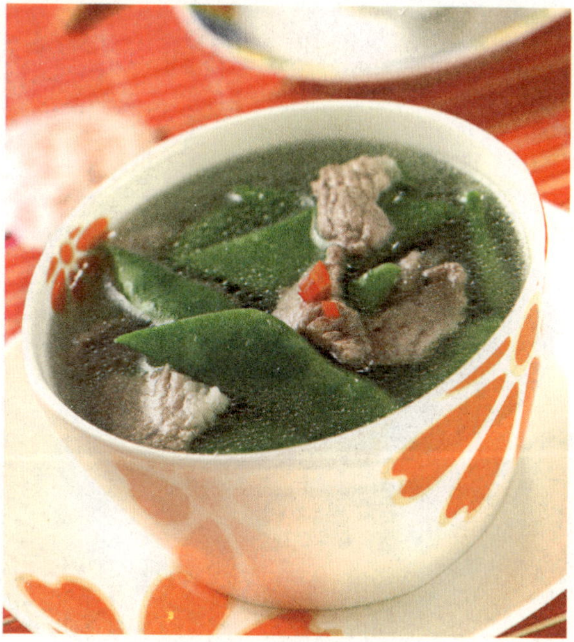

材料： 刀豆片、猪瘦肉片各100克，葱末、姜末、红椒丁各适量。

调料： 盐、料酒、味精、淀粉各适量。

做法：

1 将猪瘦肉片放入碗中，加少许盐、淀粉抓匀；红椒丁洗净。

2 锅中加入适量清水，放入刀豆片煮30分钟，取汁备用。

3 砂锅中倒入刀豆水及刀豆片，然后加入猪瘦肉片，大火煮沸。

4 烹入料酒，煮熟后加入葱末、姜末、红椒丁，调入盐、味精，拌匀即可。

胡萝卜芹菜汤

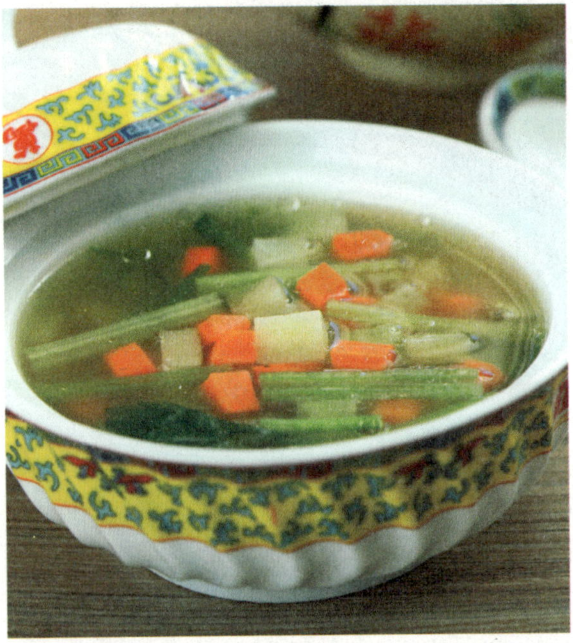

材料： 胡萝卜丁500克，芹菜段100克，柠檬半个，土豆丁、葱段各适量。

调料： 百里香、紫苏叶、酸奶油、盐、鸡精、胡椒粉各适量。

做法：

1 将柠檬汁挤入碗中，紫苏叶洗净切末。

2 锅置火上，加入适量清水、葱段、鸡精、胡萝卜丁、芹菜段、土豆丁，煮至蔬菜熟软，然后加柠檬汁调味。

3 将汤盛出，最后放入紫苏叶末、百里香、酸奶油、盐、胡椒粉调匀即可。

大枣木耳汤

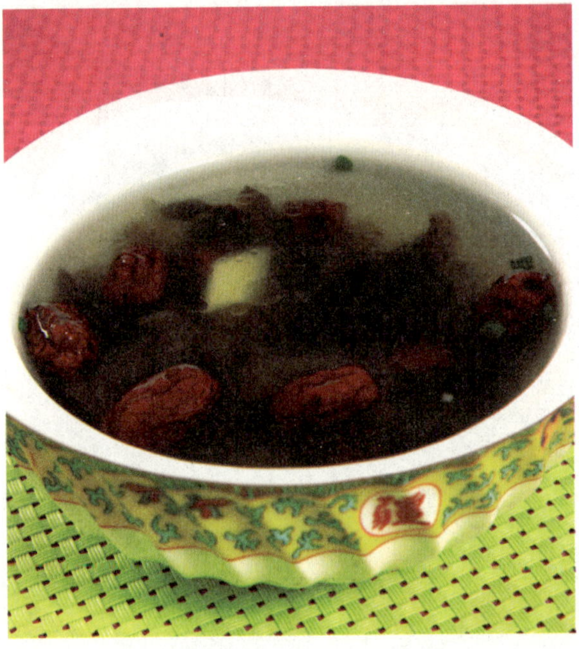

材料： 大枣50克，水发黑木耳100克，姜、葱各少许。

调料： 清汤、盐、白糖各适量，味精少许。

做法：

1 大枣用温水泡透，洗净，沥干；黑木耳洗净，去蒂后切片；姜去皮洗净，切片；葱洗净，切末备用。

2 锅置火上，加入油烧热，下入姜片炒香，注入适量清汤，加入大枣、黑木耳片，用中火煮开。

3 调入盐、味精、白糖，再用中火煮5分钟，撒入葱末，出锅盛入汤碗内即可。

糖尿病

糖尿病的病因主要归结为遗传因素和环境因素的共同作用，而糖尿病的预防主要依赖于健康的生活方式。糖尿病患者要避免高油脂、高热量、高糖食物，保持饮食多样化。

明星食材

黑豆、糙米、蚌肉、鳝鱼、甲鱼、豆腐、芝麻、圆白菜、韭菜、大白菜、菠菜、芥菜、苦瓜、莲藕、银耳、荸荠、冬菇、猴头菇、草菇等。

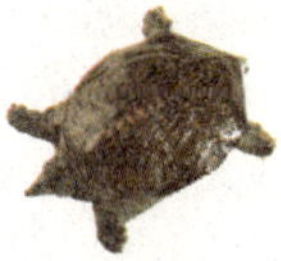

甲鱼

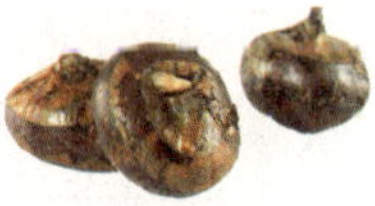

荸荠

推荐汤饮

茄香鳝鱼汤

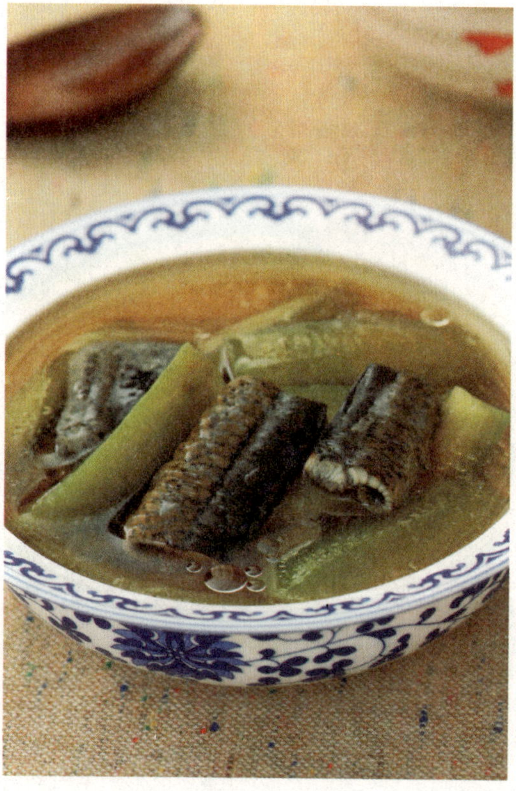

材料： 鳝鱼300克、茄子200克。

调料： 五香粉少许，盐、酱油各适量。

做法：

1 鳝鱼处理干净后洗净，切段；茄子洗净，去皮，切段，入盐水中浸泡备用。

2 锅置火上，加入适量油，烧热后放入鳝鱼段，煎至表面变黄，然后加入适量清水，调入五香粉、盐、酱油，大火煮沸后转小火，煮至鱼肉熟烂，再放入茄子段，炖煮20分钟即可。

营养解读

鳝鱼中的鳝鱼素有助于降血糖和恢复血糖调节功能，糖尿病患者可适当食用。

鳝丝汤

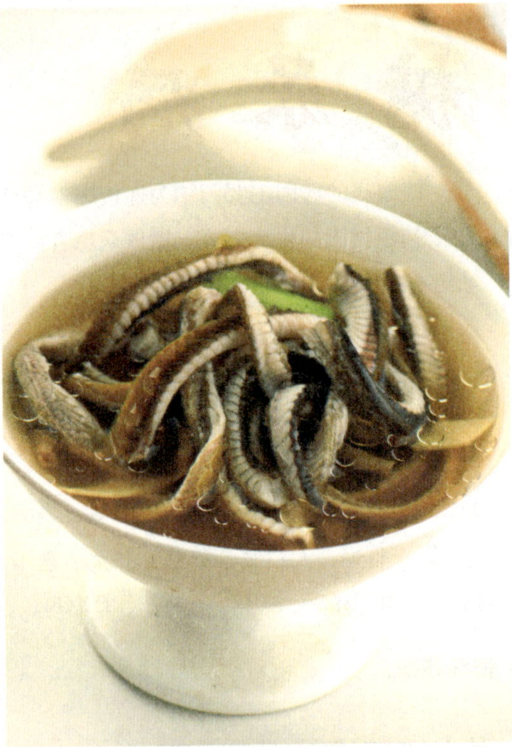

材料： 鳝鱼500克，姜片、葱段各适量。

调料： 料酒、盐、鸡精、酱油、香油、干淀粉、醋各适量。

做法：

1 鳝鱼洗净，切丝，加料酒、鸡精腌渍10分钟后，加干淀粉拌匀。

2 将油倒入锅内，烧热，下鳝鱼丝爆炒至脆，捞出沥油。

3 将葱段和姜片在油锅内爆香，加入醋、酱油、盐，注入足量清水，煮沸至汤浓。

4 放入鳝鱼丝，微煮，淋入香油，出锅装碗即可。

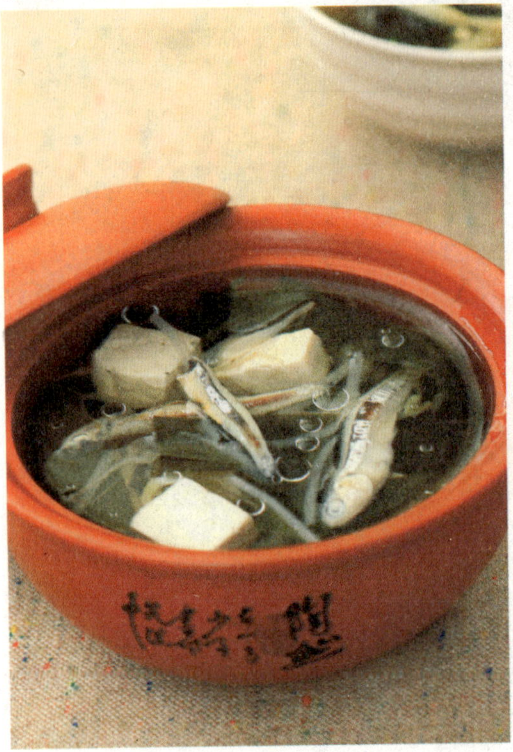

砂锅豆腐汤

材料： 豆腐块200克、干海带50克、绿豆芽100克、小鱼干65克。

调料： 胡椒粉、香油、盐各适量。

做法：

1 干海带入清水中泡发，洗净，切段；绿豆芽洗净；小鱼干洗净备用。

2 锅中加适量清水煮沸后，放入豆腐块、小鱼干、海带段煮熟，然后放入绿豆芽稍煮片刻，再调入胡椒粉、盐搅拌均匀，最后淋入香油即可。

营养解读

豆腐营养丰富，含有铁、钙、磷、镁等人体必需的多种矿物元素，糖尿病患者可适当食用。

韭菜鱼丸汤

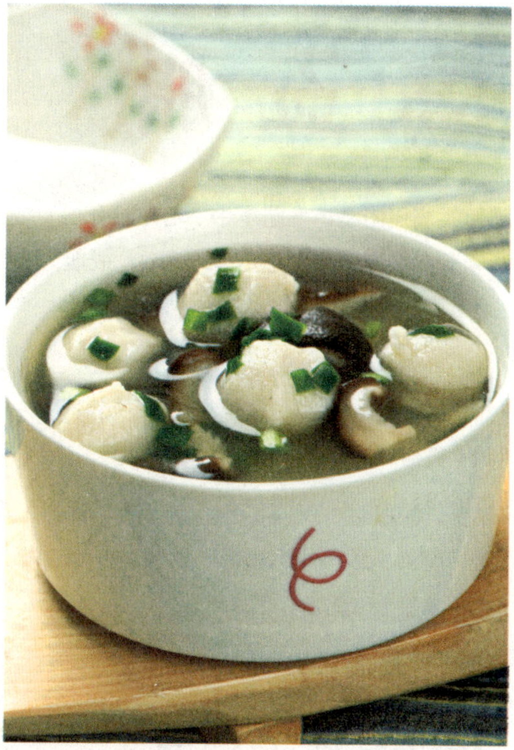

材料： 鱼丸300克，韭菜末50克，香菇块、鱼排各适量。

调料： 盐、味精、料酒、香油各适量。

做法：

1 锅置火上，加适量水，烧至八成热，将鱼丸放入锅中。

2 鱼丸熟后用漏勺捞出，放入汤碗内。

3 另起一锅，加入适量水、香菇块、鱼排、盐、味精、料酒烧沸，撇去浮沫，淋入香油，倒入汤碗中，撒上韭菜末即可。

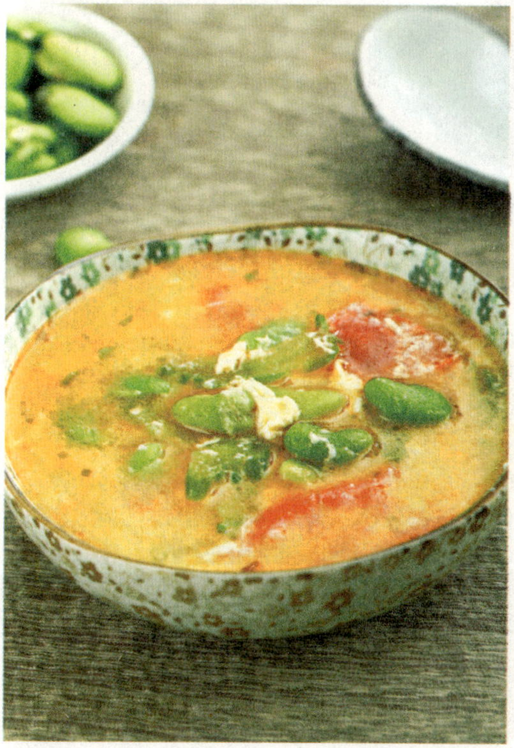

蚕豆西葫芦鸡蛋汤

材料： 苦瓜100克、西红柿60克、蚕豆瓣50克、鸡蛋1个、葱末适量。

调料： 盐1小匙、鸡精半小匙、水淀粉少许。

做法：

1 蚕豆瓣洗净；西红柿去蒂，洗净，切丁；苦瓜去籽，切片；鸡蛋磕入碗中，搅打均匀备用。

2 锅内倒油烧热，放入葱末爆香。

3 放入蚕豆瓣、西红柿丁、苦瓜片，一起翻炒1分钟。

4 锅内加水和盐大火烧开，用水淀粉勾芡，倒入鸡蛋液，加鸡精调匀即可。

高血脂

高血脂是诱发脑卒中、心肌梗死的重要危险因素，还可导致眼底出血、失明、血管疾病等。患者需要坚持运动，戒烟，限制盐摄入量，限制饮酒。

明星食材

洋葱、大白菜、芦笋、冬瓜、山药、百合、芹菜、菠菜、黑木耳、海带、紫菜、韭菜、蒜、莲藕、莲子、薏米、苹果等。

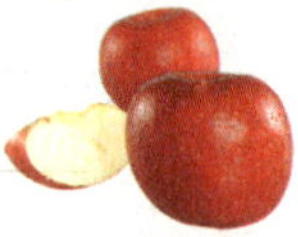

苹果

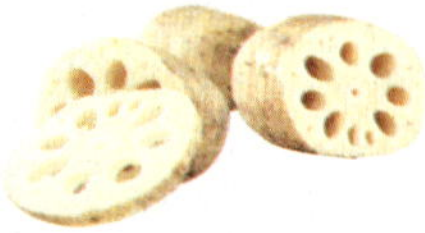

莲藕

推荐汤饮

青笋金针汤

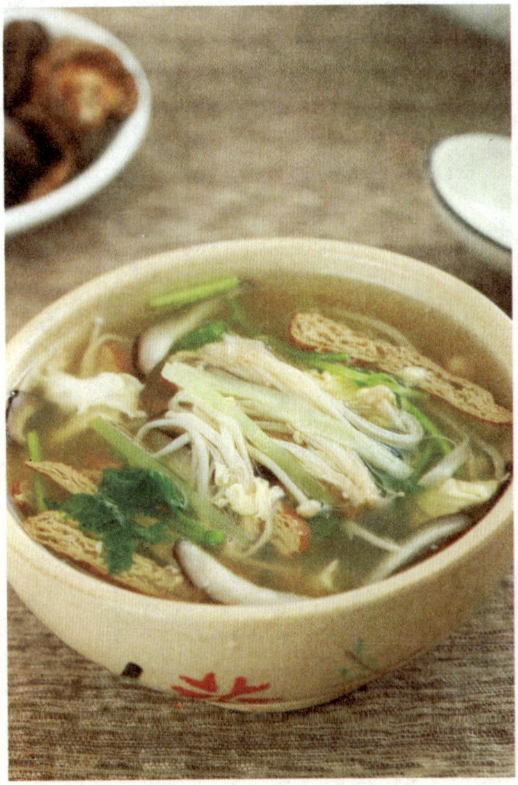

材料： 金针菇、莴笋各100克，豆干、香菇各50克，鸡蛋1个，香菜、姜各适量。

调料： 胡椒粉、水淀粉、酱油、醋、盐、味精各适量。

做法：

1 金针菇去根，洗净，撕散；莴笋去皮，洗净，切丝；豆干洗净切丝；香菇泡发，去蒂洗净，切丝；鸡蛋磕入碗中，打散；香菜洗净切段；姜洗净切丝。

2 金针菇、莴笋丝、豆干丝、香菇丝分别入沸水中氽烫后捞出沥干备用。

3 油锅烧热，炒香姜丝后，加入盐、味精、酱油，放入豆干丝、金针菇、香菇丝、莴笋丝及适量水煮沸，然后加胡椒粉拌匀，接着用水淀粉勾芡，再调入醋，淋入蛋液，搅拌均匀，最后撒上香菜段即可。

韭菜鸡蛋汤

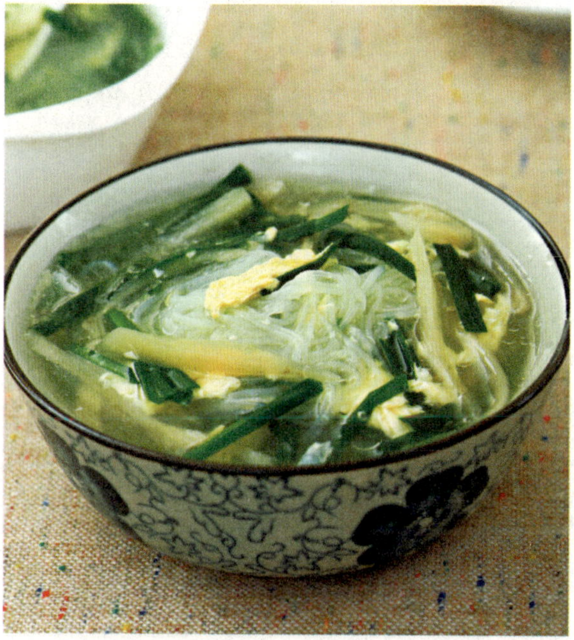

材料： 韭菜、榨菜丝各50克，鸡蛋1个，粉丝适量。

调料： 盐、味精各适量。

做法：

1 韭菜择洗干净，切段；鸡蛋磕入碗中，打散；粉丝入温水中泡软。

2 锅置火上，加入适量清水，煮沸后放入榨菜丝、粉丝，大火煮沸，接着加入盐、味精和适量油，然后一边搅拌一边淋入蛋液，最后放入韭菜段拌匀即可。

营养解读

韭菜含有较多的营养物质，尤其是纤维素、胡萝卜素、维生素C等含量较高。

冰糖鲜百合

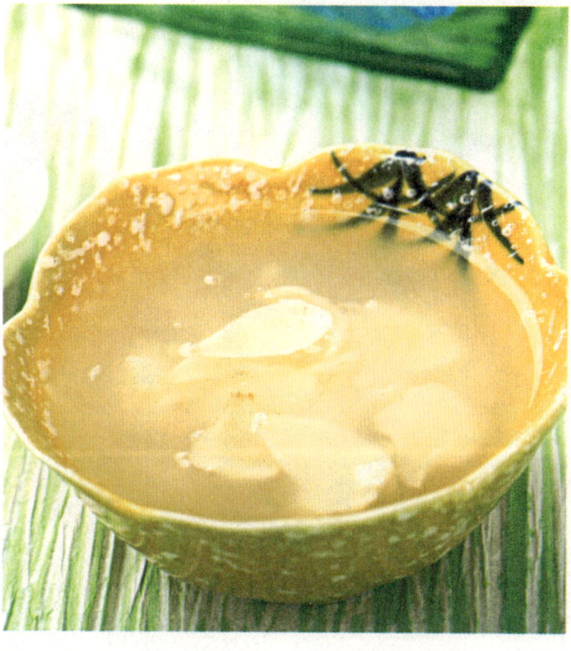

材料： 百合300克。

调料： 冰糖20克。

做法：

1 百合泡发，洗净，逐片削去黄尖，用手撕成细片备用。

2 锅中加水烧开后，放入百合片，汆烫至透，倒出装入碗中，加入冰糖，上笼蒸煮2分钟后取出即可。

营养解读

百合性微寒，味甘，具有润燥清热之效，常食能缓解失眠多梦、心情抑郁等，且该汤饮清爽鲜美，所含热量低，高血脂患者可适当饮用。

海鲜冬瓜汤

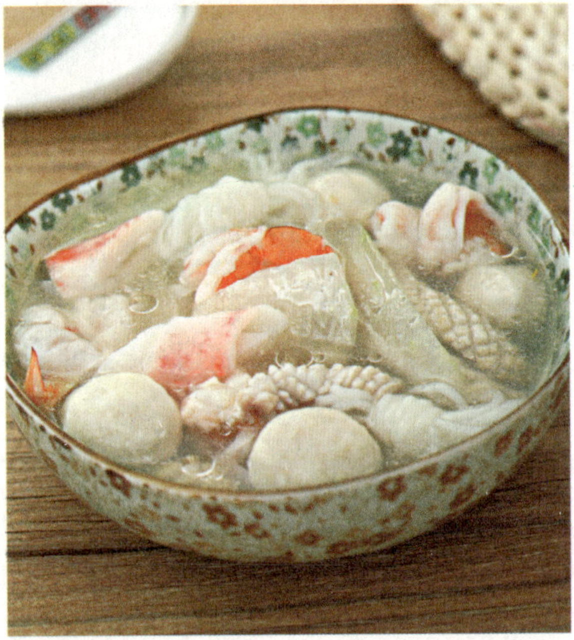

材料： 冬瓜100克，鲜鱿鱼、魔芋丝、虾丸各55克，蟹棒、净虾仁各35克。

调料： 盐、鸡精、味精各适量。

做法：

1 冬瓜洗净，去皮，切片；鲜鱿鱼处理干净，切片；蟹棒切段备用。

2 锅置火上，加入适量清水煮沸，分别放入冬瓜片、鱿鱼片、虾丸、蟹棒段、虾仁略煮后捞出，冲洗干净，沥干备用。

3 净锅倒入适量水，再放入冬瓜片、鱿鱼片、魔芋丝、虾丸、蟹棒段、虾仁煮熟。

4 加盐、味精、鸡精调味即可。

虾米白菜汤

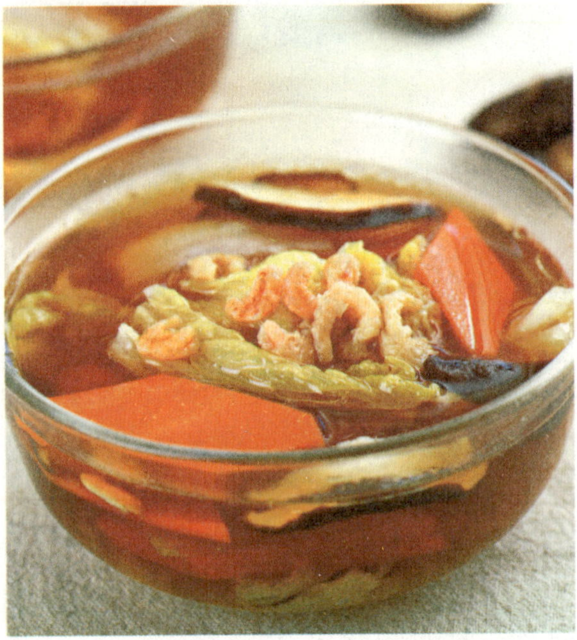

材料： 大白菜200克，虾米、姜片、葱段、水发香菇、胡萝卜各少许。

调料： 水淀粉5克，盐、花椒粉、香油、酱油各2克，鸡精1克。

做法：

1 大白菜洗净，切片，入热油锅中滑一下，捞出控油；香菇、胡萝卜洗净，均切片；虾米泡洗干净。

2 油锅烧热，放入葱段、姜片炒香，再加入剩余材料及清水烧沸，并调入盐、酱油、花椒粉、鸡精烧熟入味，用水淀粉勾芡，淋入香油即可。

贫血

在我国，女性、儿童比较容易患缺铁性贫血，其中孕妇又是缺铁性贫血的高发人群。贫血患者应多食用高热量、高蛋白、富含多种维生素的食物。

明星食材

肉、海带、紫菜、豆类、芹菜、黄花菜、动物肝脏、鲫鱼、大枣等。

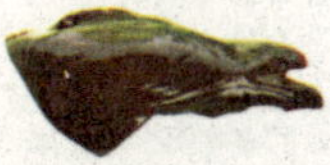

动物肝脏

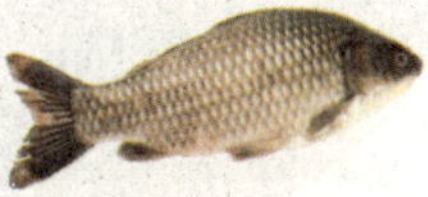

鲫鱼

推荐汤饮

菌香黄花汤

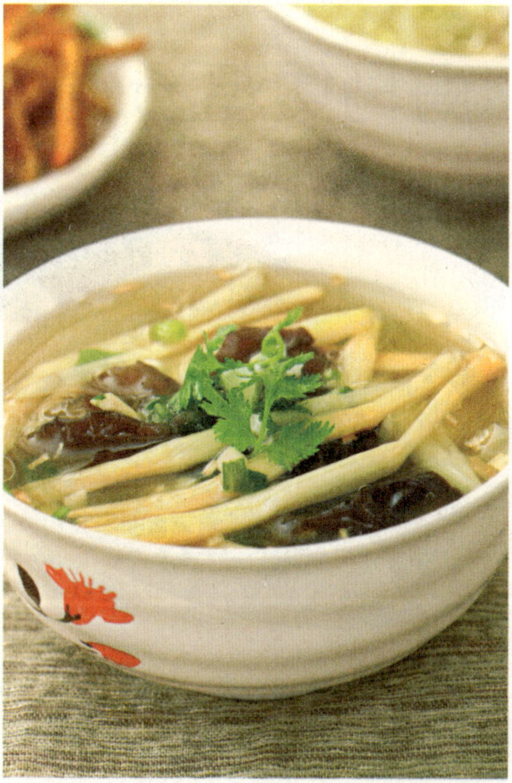

材料： 黄花菜、黑木耳各100克，香菜、葱、姜、蒜各适量。

调料： 高汤、盐、味精、鸡精各适量。

做法：

1 黄花菜、黑木耳分别入清水中泡发后去蒂洗净，黑木耳撕成小朵；香菜择洗净，切段；葱、姜分别洗净，切末；蒜去皮，切末备用。

2 黄花菜入沸水中汆烫后捞出，沥干，备用。

3 油锅烧热，爆香葱末、姜末、蒜末后，倒入高汤，然后放入黄花菜、黑木耳，调入鸡精、味精、盐，煮沸后撇去浮沫，最后放入香菜段即可。

清淡鸡汤

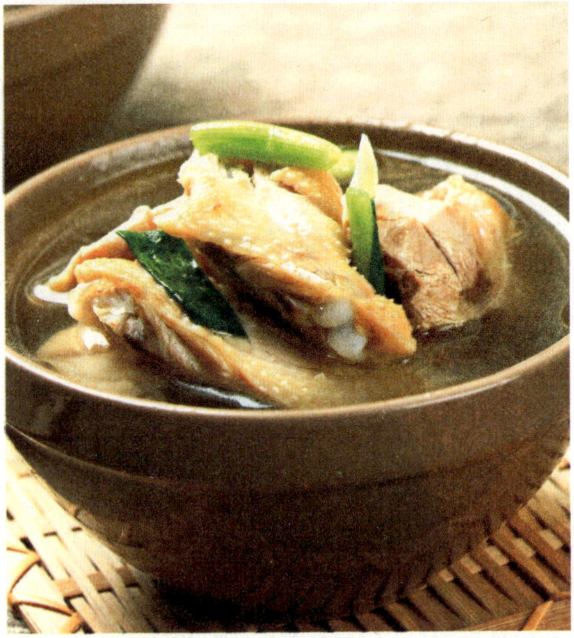

材料： 老母鸡半只、葱段适量、姜1块。

调料： 盐适量。

做法：

1 老母鸡洗净，剁成块；姜洗净，拍散。

2 煨罐加足凉水，加鸡块和葱段、姜，以大火烧沸，撇去浮沫，转小火炖2小时。

3 起锅前加入盐即可。

营养解读

鸡肉对营养不良、畏寒、疲劳、月经不调、贫血虚弱者有很好的食疗作用。

海马煲鸡汤

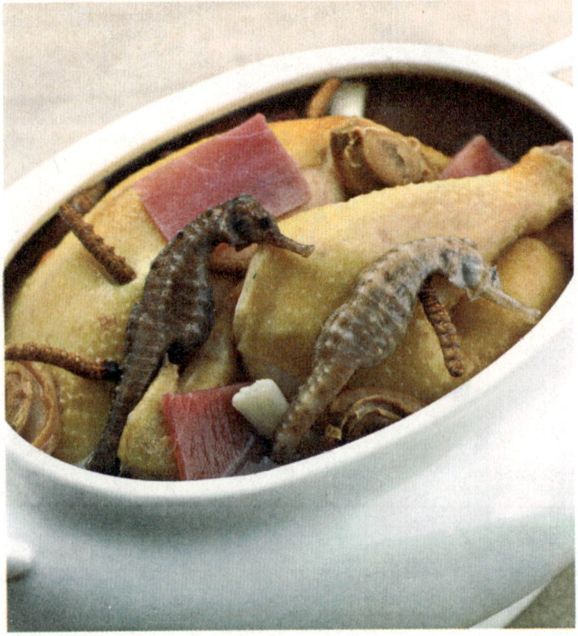

材料： 三黄鸡750克，干鲍鱼75克，冬虫夏草、海马、火腿片、葱段、姜片各适量。

调料： 料酒、红糖、盐各适量，酱油少许。

做法：

1 三黄鸡洗净，汆烫去血水；干鲍鱼用冷水浸泡10小时，蒸2小时，取出待用。

2 锅内放入所有材料、调料，用大火煮沸后，转为小火煲2小时即可。

营养解读

常饮此汤有助于防治贫血。

鸭肝首乌汤

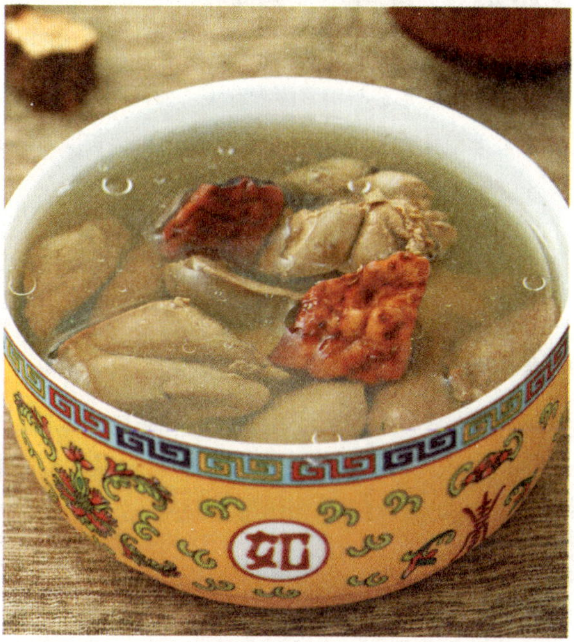

材料： 鸭肝500克、干首乌30克。

调料： 高汤、味精、盐各适量。

做法：

1 鸭肝洗净，切块；干首乌洗净，入清水中浸泡至软，切片备用。

2 锅中倒入高汤，放入首乌片，煮35分钟，然后放入鸭肝块，继续煮至鸭肝块熟，最后放入盐、味精煮至入味即可。

营养解读

鸭肝可滋阴补血、益气、利水消肿，是补血佳品之一。

鲫鱼木瓜汤

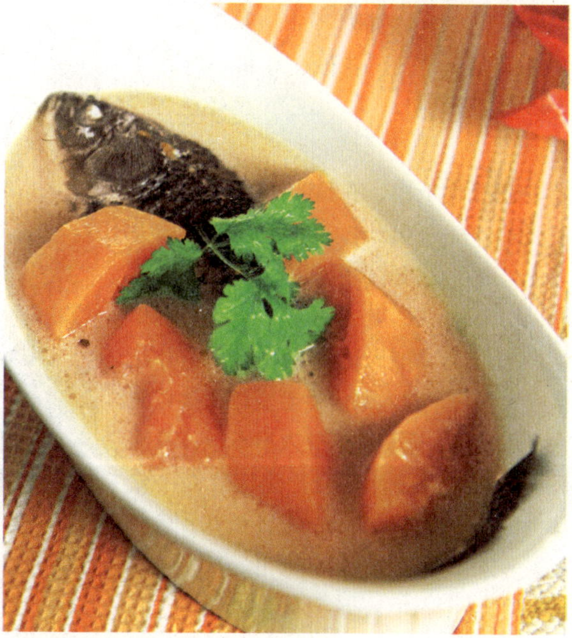

材料： 鲫鱼500克、木瓜块300克、姜片适量、香菜叶少许。

调料： 盐适量。

做法：

1 鲫鱼去鳞，去除内脏，清洗干净后擦干水。

2 油锅烧热，下鲫鱼煎至两面微黄，倒入热水，大火煮开，然后下入姜片和木瓜块，再次煮沸后转小火煲1小时左右，加盐调味，点缀香菜叶即可。

营养解读

鲫鱼具有滋补的作用，经常用于食欲不振、消化不良、贫血等病症的调补。

脂肪肝

脂肪肝的形成与很多因素有关。如长期大量饮酒造成肝脏损伤，使肝脏内的脂肪无法被正常氧化，最终发展成脂肪肝；再如，长期大量摄入高脂食物或偏爱碳水化合物，导致肝脏内脂肪堆积过多。

明星食材

鸡肉、鱼、豆制品、冬瓜、白萝卜、茄子、苦瓜、菠菜、大白菜、蒜、洋葱、香菇、黑木耳、海带、山药、西瓜、山楂、绿豆等。

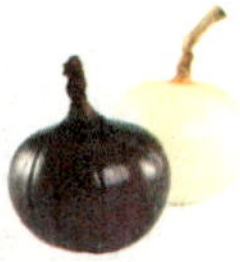

洋葱

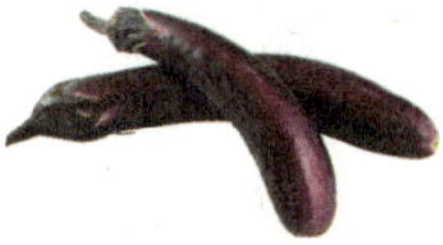

茄子

推荐汤饮

鲫鱼萝卜汤

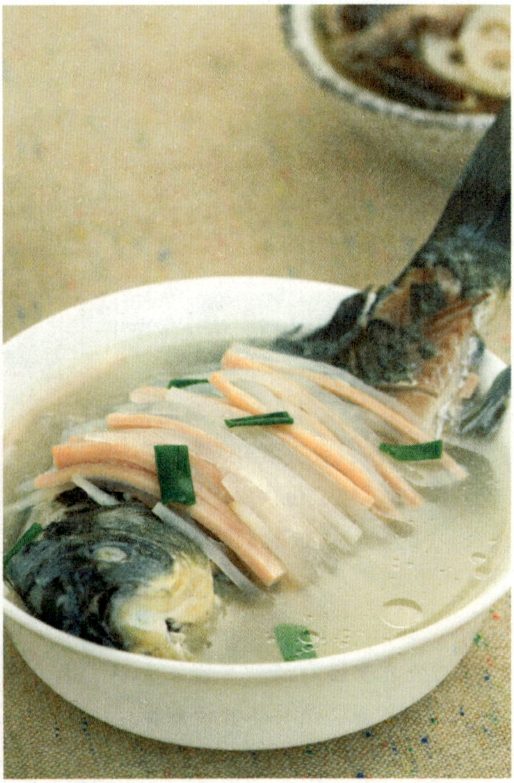

材料： 鲫鱼300克，白萝卜55克，火腿、冬笋、葱、姜各适量。

调料： 醋、姜汁、花椒、味精、料酒、大料、盐各适量。

做法：

1 鲤鱼处理干净，在鱼身改花刀；白萝卜洗净，去皮，切丝；火腿切丝；冬笋去老皮，洗净，切丝；葱洗净，切段；姜洗净，切末。

2 锅置火上，加入适量油烧热，爆香花椒、大料后，放入鲫鱼煎至变色，接着放入料酒，倒入适量水，放入萝卜丝，煮沸后转小火煮至汤汁变白，然后放入火腿丝、冬笋丝、盐、味精、姜汁稍煮，最后放入姜末、葱段、醋略煮即可。

咸香茄子汤

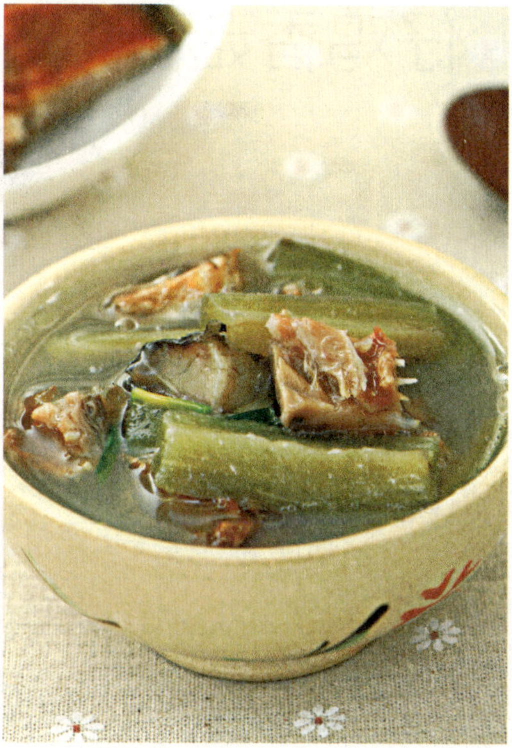

材料： 茄子300克，咸鱼100克，葱段、姜片各适量。

调料： 盐、白糖、鸡精、水淀粉、蚝油、胡椒粉、老抽、香油各适量。

做法：

1 茄子洗净，去皮，切条；咸鱼洗净，切块。

2 油锅烧热，炸香咸鱼块，然后放入茄子条，炸至表面金黄后捞出；炒香葱段、蚝油、姜片，接着调入盐、鸡精、老抽、香油、胡椒粉、白糖，加入适量水，再放入咸鱼块、茄子条煮至熟软，最后加水淀粉勾芡即可。

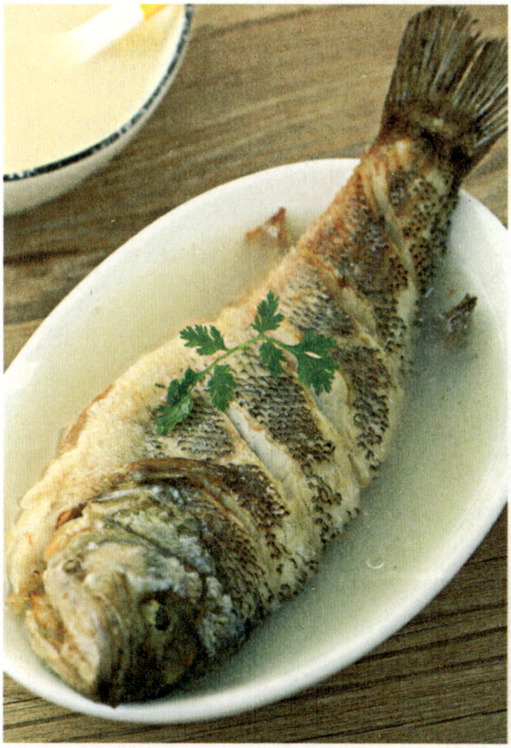

鲈鱼汤

材料： 鲈鱼600克，姜、香菜段各适量。

调料： 盐、香油、料酒各适量。

做法：

1 鲈鱼处理干净，鱼身改花刀；姜洗净切片，备用。

2 锅置火上，加入香油烧热后，放入鲈鱼煎至两面金黄，盛出沥油备用。

3 锅底留油，爆香姜片，放入煎好的鲈鱼，烹入料酒。

4 倒入适量水，大火煮沸后转小火煮至鱼熟，最后加盐煮至入味，撒上香菜段即可食用。

仔鸡香菇煲

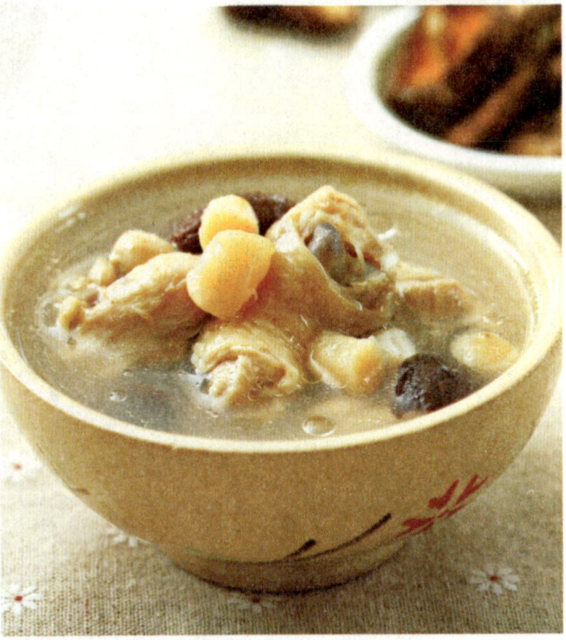

材料：仔鸡块500克，鲜香菇5朵，干贝、姜片各适量。

调料：火腿汁、高汤、料酒、盐、味精各适量。

做法：

1 仔鸡块汆烫6分钟后捞出，洗净，沥干；香菇去蒂洗净；干贝洗净，入清水中泡发。

2 将仔鸡块放入碗中，再放入干贝、香菇、火腿汁、盐、料酒、味精、姜片及少许水，入蒸锅中蒸至熟，捞出姜片。

3 倒入高汤继续蒸20分钟，取出即可。

黄豆海带汤

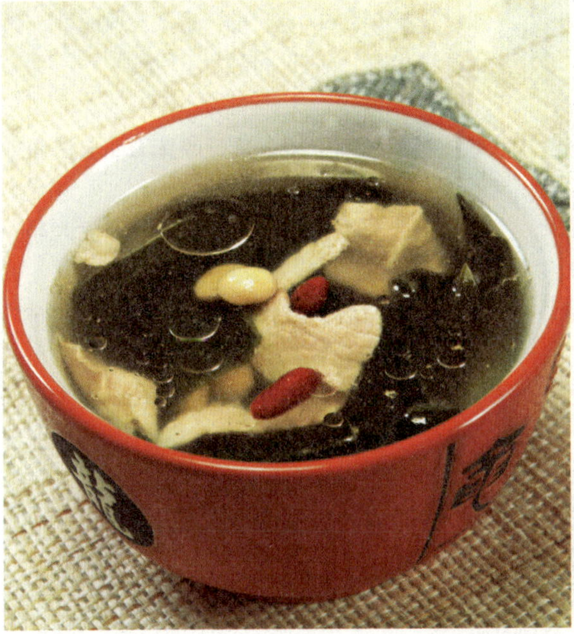

材料：水发海带150克，泡黄豆、猪瘦肉片各50克，姜、葱、枸杞各适量。

调料：盐、味精各少许。

做法：

1 海带洗净，切成小片；枸杞洗净；姜去皮洗净，切片；葱洗净，切末。

2 油锅烧热，下入姜片炒香，注入适量水，加入泡黄豆、水发海带片，用中火煮约5分钟。

3 放入猪瘦肉片、枸杞，调入盐、味精，用大火煮透，撒入葱末搅匀，出锅盛入汤碗内即可食用。

胃痛

胃痛又称胃脘痛，是以胃脘近心窝处常发生疼痛为症状的疾患。导致胃痛的原因很多，主要包括：过食寒凉，寒邪犯胃；生活无规律，饮食伤胃。中医认为，胃部蠕动不正常就会妨碍消化和吸收，令过量气体积聚，形成胃气，就会引起胃痛。

明星食材

西蓝花、蘑菇、羊肉、莲藕、南瓜、土豆、圆白菜、山药、桃、桂圆、莲子、胡萝卜、豆浆、鱼、大枣等。

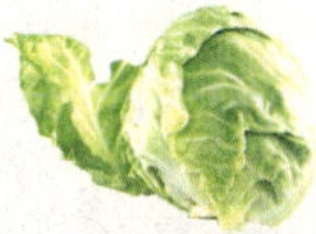

圆白菜

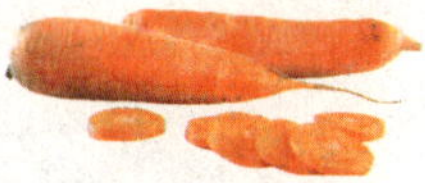

胡萝卜

推荐汤饮

桂圆山药汤

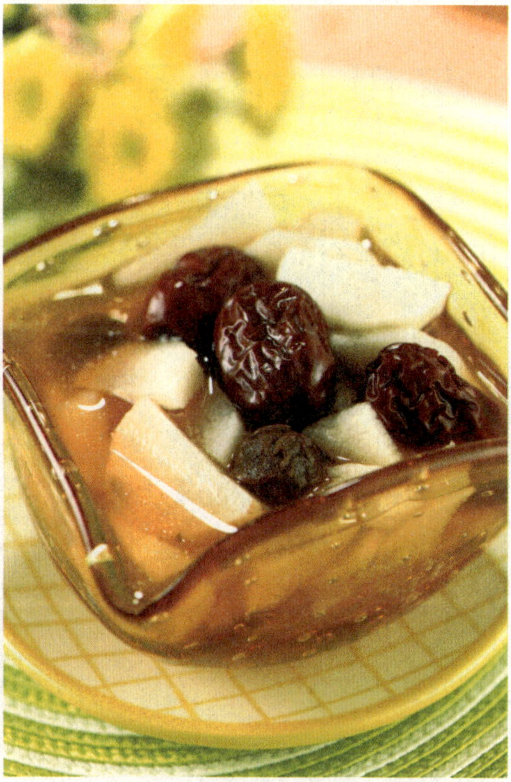

材料： 桂圆干、红枣各50克，山药150克。

调料： 冰糖适量。

做法：

1 山药削去皮，清洗干净，切块。

2 红枣、桂圆干洗净，备用。

3 净锅置于灶上，锅中放入山药块、桂圆干、红枣，加适量清水，大火煮沸后，改用小火煮至材料熟软后，加冰糖调味，盛出即可。

营养解读

山药可增强脾胃功能，是平补脾胃的药食两用之品。

清新莲藕汤

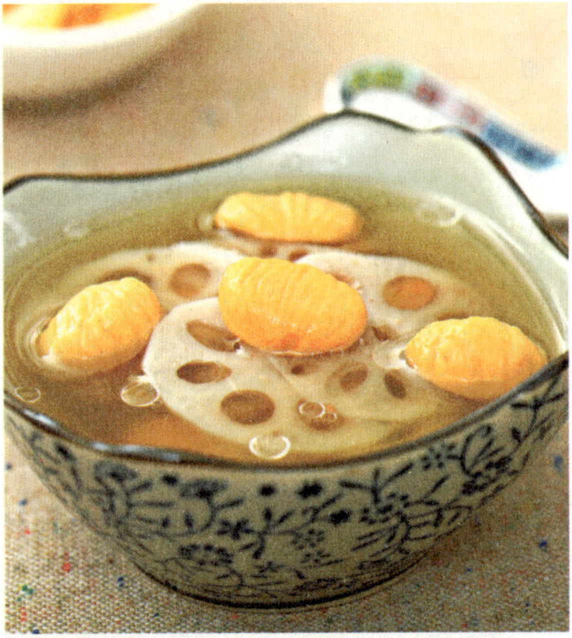

材料： 莲藕750克、栗子10个。

调料： 盐（白糖）适量、香油少许。

做法：

1 莲藕去皮，洗净，切成片；栗子去壳及膜，备用。

2 锅中加适量清水，煮沸后放入莲藕片、栗子，大火煮沸后，转中火煮40分钟，加盐或白糖调味，淋上香油即可。

营养解读

莲藕清热凉血、止血补血，且营养丰富、容易吸收，可养胃健胃。

冬瓜羊肉汤

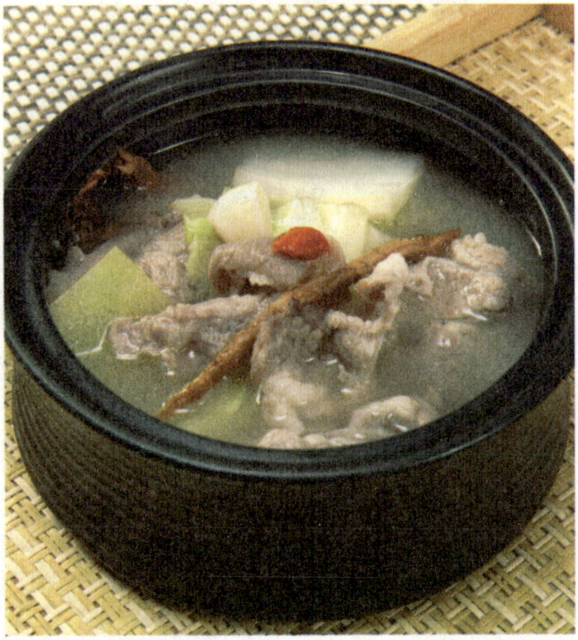

材料： 羊肉片450克，冬瓜、大白菜、蒜片、姜、枸杞、冬虫夏草各适量。

调料： 大骨高汤800毫升，米酒50毫升，盐、白糖、胡椒粉各1小匙。

做法：

1 大白菜洗净，切成块；姜切成片；冬瓜去皮及瓤，切成块；枸杞、冬虫夏草洗净，备用。

2 蒜片入热油锅炸至微黄色，捞出。

3 锅中倒入大骨高汤煮沸，放入除羊肉片以外的全部材料用大火煮沸，后转小火焖煮10分钟，最后放入羊肉片略煮片刻。

4 加剩余调料调味即可。

养胃羊肉汤

材料： 羊肉500克，桂圆肉、姜各30克，葱适量。

调料： 料酒、盐各适量。

做法：

1 羊肉洗净，切成块，汆烫出血沫后，捞出，冲洗干净。

2 姜洗净，拍散；葱洗净，切成段，备用。

3 砂锅置火上，加入适量清水，放入羊肉块、桂圆肉、姜、葱段，调入料酒。

4 大火煮沸后转小火，煮至肉熟烂，加盐煮至入味即可。

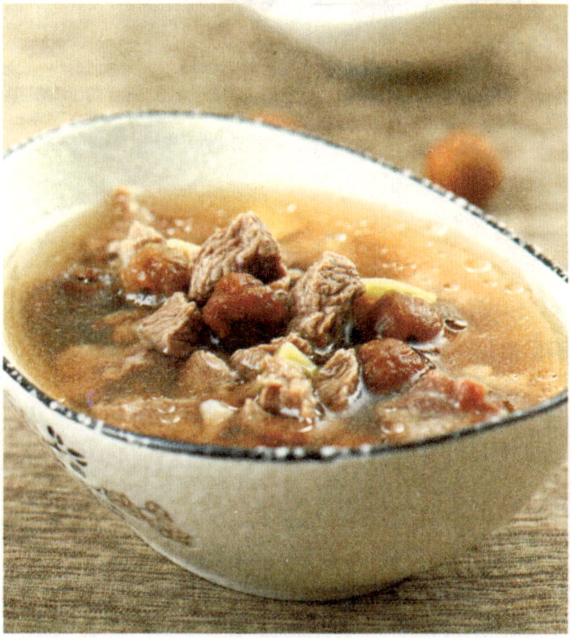

莲藕煲猪肉

材料： 鲜莲藕400克、猪肉300克、紫菜20克、姜2片。

调料： 鸡精、盐各适量。

做法：

1 猪肉洗净，切成小块，汆烫约3分钟，捞出沥干，备用。

2 紫菜泡水3分钟，洗去杂质；莲藕洗净，去皮，切成片备用。

3 煲锅中倒入适量水煮开，放入猪肉块、姜片以大火烧开，改中火继续煲1小时。

4 放入莲藕片和紫菜再煮1小时，最后加入鸡精、盐调味即可。

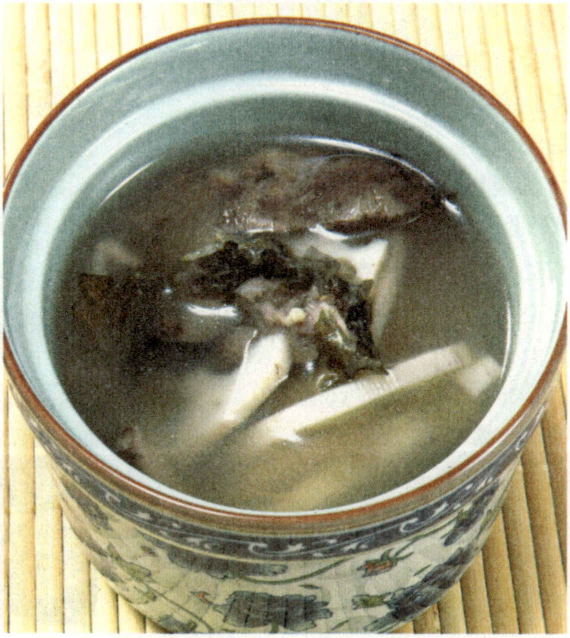

胆囊炎

胆囊炎是最常见的胆囊疾病，分为急性胆囊炎和慢性胆囊炎两种。患胆囊炎者饮食应避免油腻、辛辣，控制脂肪和胆固醇的摄入，同时也需要摄入适量蛋白质，多补充膳食纤维。

明星食材

玉米、白萝卜、西红柿、茭白、芹菜、洋葱、菠菜、茼蒿、冬瓜、生姜、香菇、平菇、蚌肉、海蜇、苹果、山楂、西瓜、梨、金橘等。

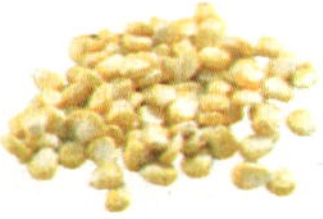
玉米

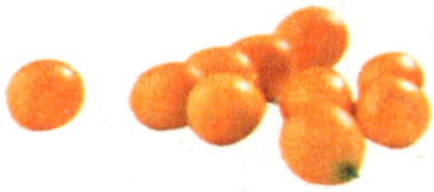
金橘

推荐汤饮

冬瓜脊骨汤

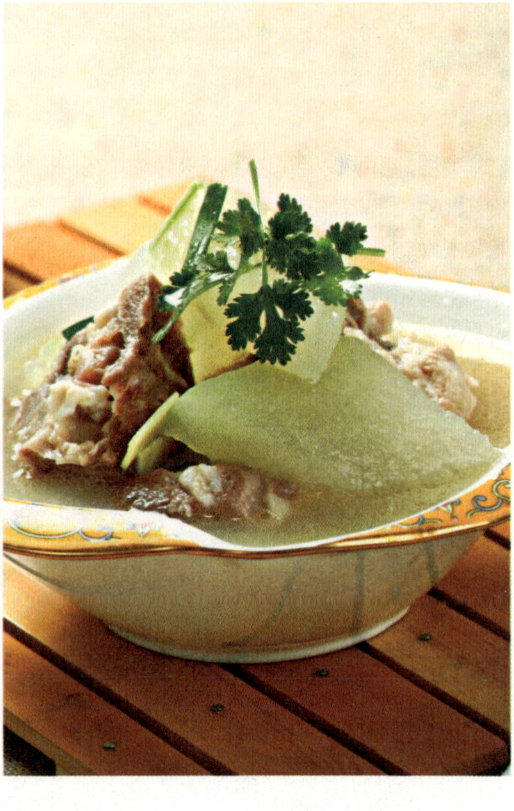

材料： 冬瓜块500克，猪脊骨块300克，葱段、姜片、香菜叶各适量。

调料： 料酒、盐各少许，鸡精、胡椒粉各适量。

做法：

1 油锅烧至八成热，下入姜片、葱段爆香，倒入猪脊骨块，加料酒翻炒片刻，再加适量的水烧沸后撇去浮沫。

2 连骨带汤倒入高压锅中，盖上盖，大火上气后转小火，压制25分钟，放气，开盖，加入冬瓜块和少许盐，以大火煮沸后改小火煮10分钟。

3 关火，起锅时加入鸡精、胡椒粉调味，点缀上香菜叶即可。

冬瓜平菇汤

材料： 平菇200克，冬瓜100克，豆腐1盒，葱末、姜末、香菜叶各适量。

调料： 蘑菇浓汤、盐、香油、酱油各适量。

做法：

1 平菇洗净，撕成朵；豆腐洗净切成片；冬瓜洗净，切成块。

2 油锅烧热，放入平菇略煎，盛出，沥油，备用。

3 另起油锅烧热，放入豆腐片、冬瓜块、平菇和酱油翻炒片刻；然后放入蘑菇浓汤、葱末、姜末、盐搅拌均匀，煮熟后淋上香油，撒上香菜叶即可。

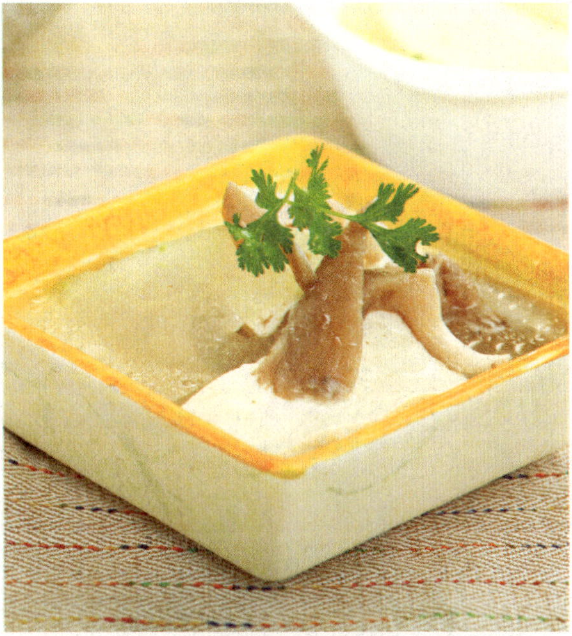

鲜香玉米羹

材料： 玉米粒400克、鸡肉25克、鸡蛋（取蛋清）2个、葱末适量。

调料： 鸡汤、胡椒粉、水淀粉、盐、味精各适量。

做法：

1 鸡肉洗净，切成细末。

2 蛋清加少许盐用筷子搅拌均匀，备用。

3 锅置火上，倒入适量油烧热，倒入鸡汤、玉米粒、鸡肉末煮沸。

4 倒入蛋清，用筷子慢慢搅动，加盐、味精、胡椒粉调味，用水淀粉勾芡；最后撒入葱末，装入汤碗内即可。

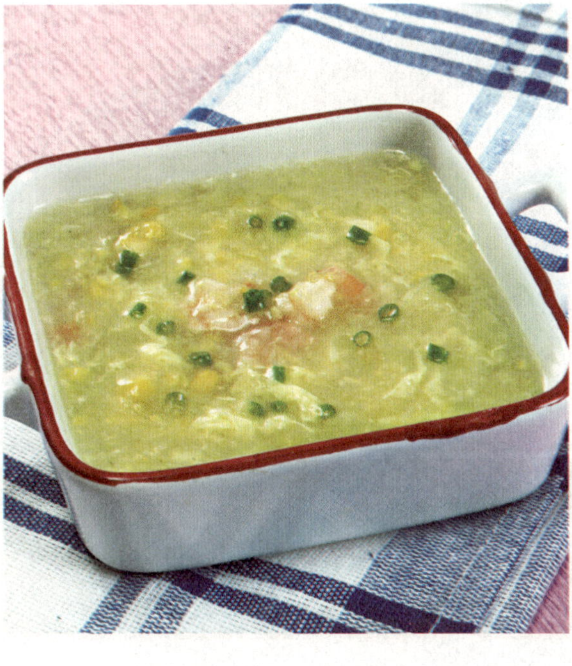

玉米什锦汤

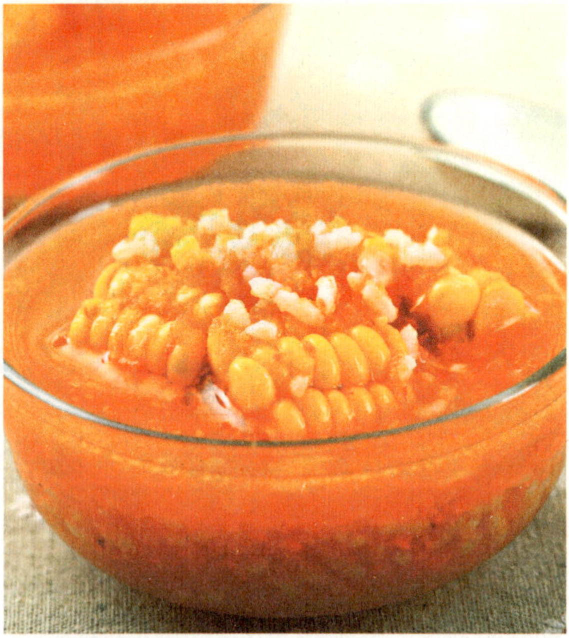

材料： 玉米、大米各50克，木瓜、胡萝卜各40克。

调料： 盐适量。

做法：

1 玉米洗净，入锅中蒸熟，切成块；大米淘洗干净；木瓜洗净，去皮，去籽，切成块；胡萝卜去皮洗净，备用。

2 胡萝卜放入蒸锅中煮熟，与木瓜块搅打成蓉，备用。

3 锅置火上，加入适量清水，放入玉米块、大米，小火煮20分钟，然后放入胡萝卜木瓜蓉，煮沸后调入盐即可。

雪梨苹果煲

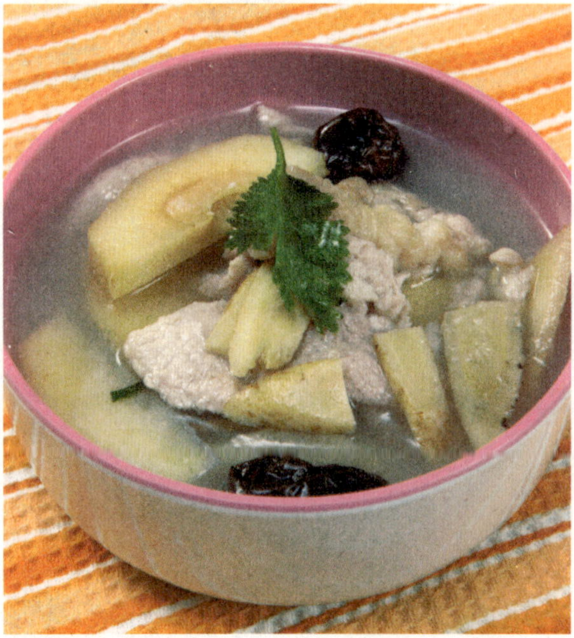

材料： 雪梨、苹果各1个，猪肉50克，净大枣、香菜叶、姜片各适量。

调料： 盐、花椒、大料各适量，味精少许。

做法：

1 雪梨、苹果均洗净，去皮和核，切成大片。

2 猪肉洗净，切成小片，汆烫后捞出沥干，备用。

3 锅置火上，倒入适量水烧开，加入猪肉片、花椒、姜片和大料以中火煲40分钟；然后再加入雪梨片、苹果片继续煲30分钟；最后加入盐、味精调味，起锅装盘后撒上香菜叶即可。

感冒

感冒是由多种病毒引起的一种上呼吸道感染。中医认为，感冒是由“风邪”侵袭人体而引起的外感病，并将感冒分为风寒型感冒、风热型感冒、暑湿型感冒等几种类型。针对不同类型的感冒，应配以不同的食物。

明星食材

蒜、葱、姜、西红柿、大白菜、白萝卜、胡萝卜、黄瓜、苦瓜、南瓜、菠萝、西柚、柠檬、苹果、猕猴桃、鸡肉、牛肉、羊肉、芝麻、黄豆等。

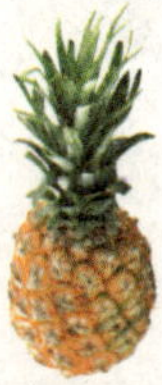

菠萝

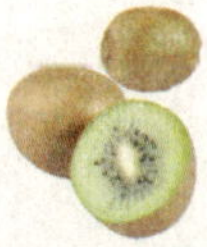

猕猴桃

推荐汤饮

蜜枣羊肉汤

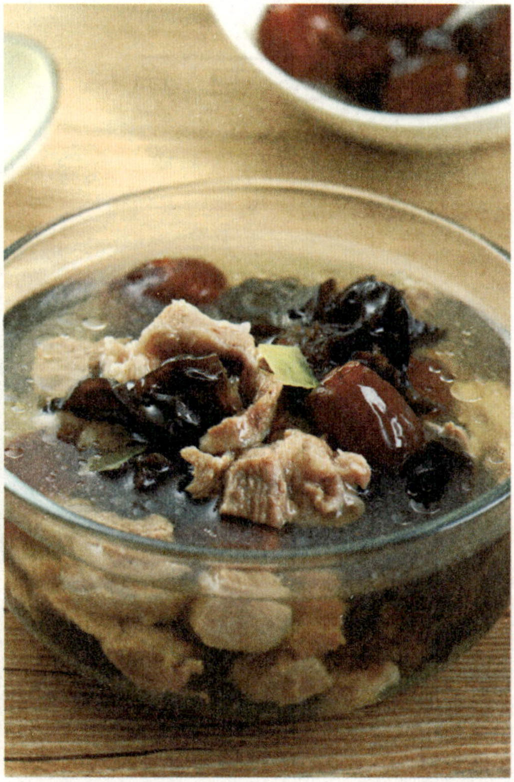

材料： 羊肉750克，黑木耳30克，蜜枣、姜各适量。

调料： 盐适量。

做法：

1 羊肉洗净，切成块，汆烫后捞出；黑木耳入温水中浸泡至发，去蒂洗净，撕成小朵；姜洗净，切片，备用。

2 锅置火上，加入适量清水，放入羊肉块、蜜枣、姜片，大火煮沸后转小火煮约2小时，煮至材料熟烂；最后放入黑木耳、盐，煮入味即可。

营养解读

羊肉具有温中散寒的作用，有助于冬令暖身。感冒怕冷的人可以适量食用羊肉，能增强体质，并提高人体的抗寒能力。

鸡翅香菇汤

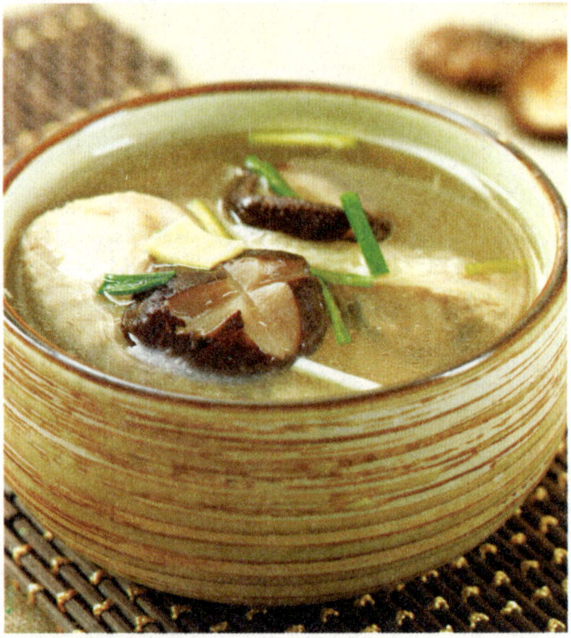

材料： 鸡翅400克，香菇200克，葱段、姜片各适量。

调料： 胡椒粉、大料各少许，盐、料酒各适量。

做法：

1 鸡翅洗净，备用。

2 香菇去蒂洗净，在菇面改十字刀，备用。

3 鸡翅入加有姜片的水中汆烫后捞出，备用。

4 锅置火上，倒入适量清水，放入鸡翅、香菇、葱段、姜片、所有调料，大火煮沸后，再转小火，煮25分钟即可。

苦瓜香菜汤

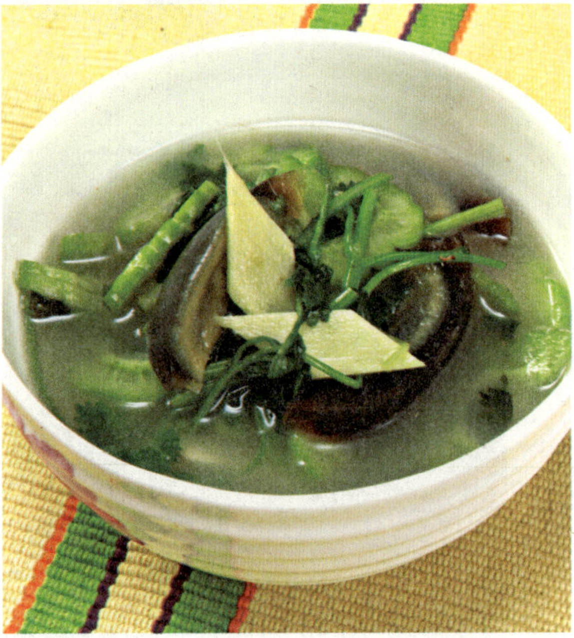

材料： 苦瓜300克、香菜50克、松花蛋2个、姜适量。

调料： 盐1小匙。

做法：

1 苦瓜洗净，去籽，切成薄片，抹上少许盐略腌一下，再冲净。

2 松花蛋去壳，切成片；香菜择洗干净，切成段，备用。

3 姜洗净切片，备用。

4 汤锅内倒入适量水，放入苦瓜片用大火烧开，加入松花蛋片、姜片煮沸后加入香菜段。

5 煮片刻加盐调味，熄火，盛入汤碗即可。

牛肉土豆汤

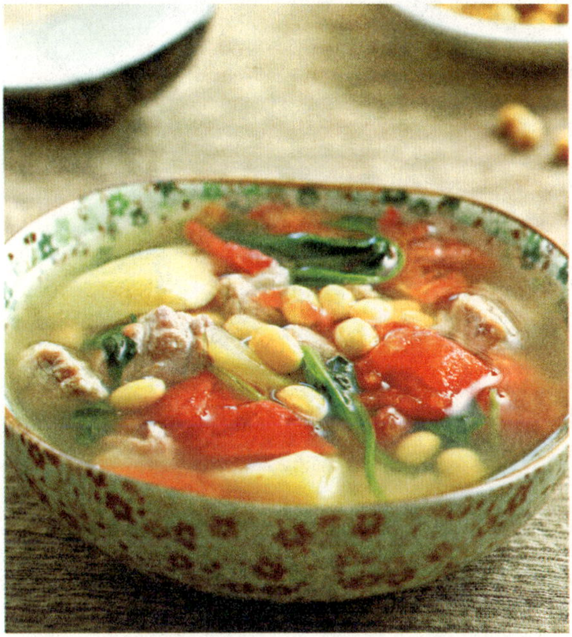

材料： 牛腩200克，土豆、西红柿各1个，菠菜、黄豆各50克。

调料： 盐适量。

做法：

1 牛腩洗净，切成块；土豆洗净，去皮，切成块；西红柿洗净，切成片；菠菜择洗净；黄豆洗净，入清水中浸泡至发。

2 锅置火上，加入适量油烧热，炒香牛腩块，接着放入适量清水，煮沸后加土豆块、黄豆，大火煮3分钟后转小火煮20分钟，然后放入菠菜、西红柿片，再次煮沸后加盐，煮至入味即可。

西红柿牛肉汤

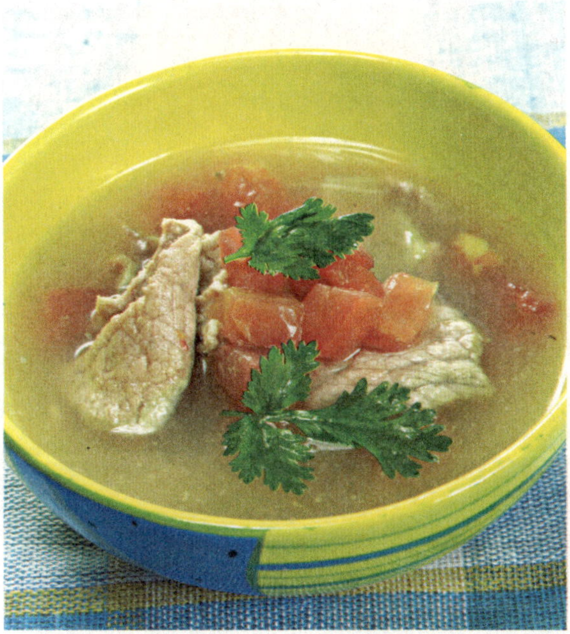

材料： 牛腩500克、西红柿块100克、香菜段适量、姜2片。

调料： 料酒1大匙，盐1小匙，水淀粉、胡椒粉各适量。

做法：

1 牛腩洗净切块，氽烫去血水，另用清水加姜片及料酒煮烂。

2 西红柿用开水氽烫，剥除外皮后切小块，待牛腩已软烂时加入同煮，并加盐、胡椒粉调味。

3 淋入水淀粉，至汤汁略呈黏稠状时熄火盛出，撒上香菜段即可。

火腿蛋奶汤

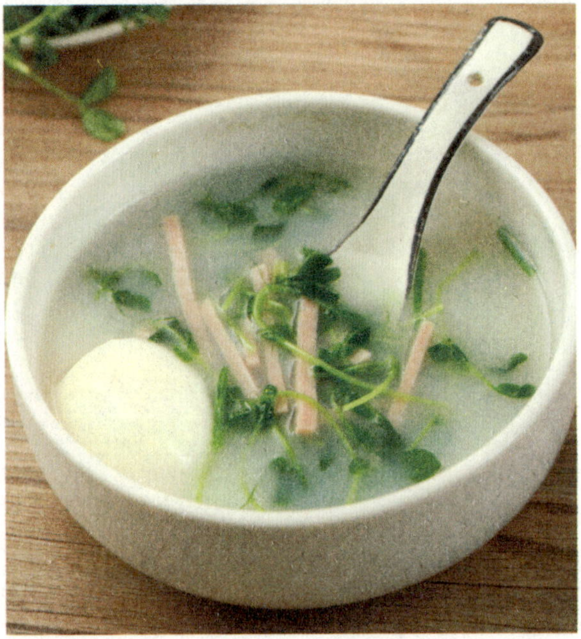

材料： 鸡蛋1个，火腿、豌豆苗各50克，葱适量。

调料： 盐、白糖、高汤、水淀粉、鸡精、料酒、牛奶各适量。

做法：

1 鸡蛋洗净，煮熟，捞出，过凉，去壳后放入碗中；火腿切丝；豌豆苗洗净；葱洗净切段。

2 豌豆苗氽烫后捞出，沥干。

3 锅置火上，加入适量油烧热后爆香葱段，接着放入牛奶、高汤、料酒、盐、鸡精、白糖煮沸；然后用水淀粉勾芡，加入适量明油，放入火腿丝、豌豆苗略煮；最后倒入鸡蛋碗中即可。

海带豆芽汤

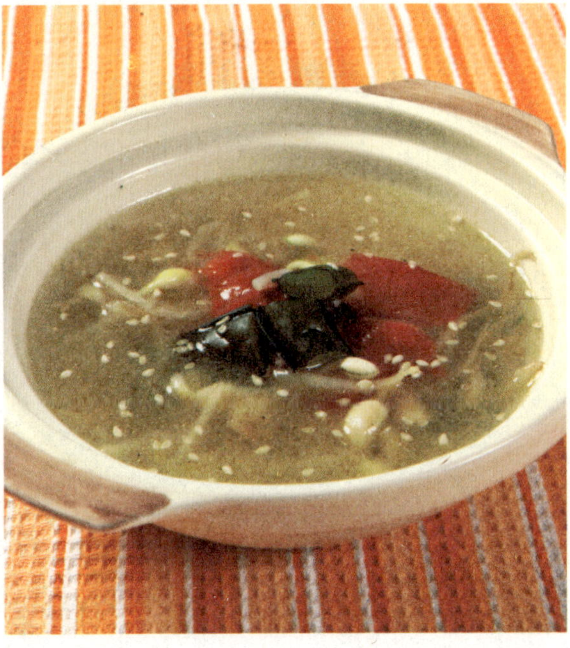

材料： 黄豆芽200克，海带50克，红尖椒、熟白芝麻、蒜末各适量。

调料： 盐、调味粉、香油各少许。

做法：

1 红尖椒洗净，去蒂，斜切成片。

2 海带泡发洗净，氽烫后切成段。

3 黄豆芽洗净。

4 锅置火上，倒入香油烧热，放入蒜末、红尖椒片炒出香味，再放入黄豆芽拌炒。

5 加入清水以大火煮开，再放入海带段，以盐和调味粉调味，撒上熟白芝麻即可。

鲤鱼笋尖汤

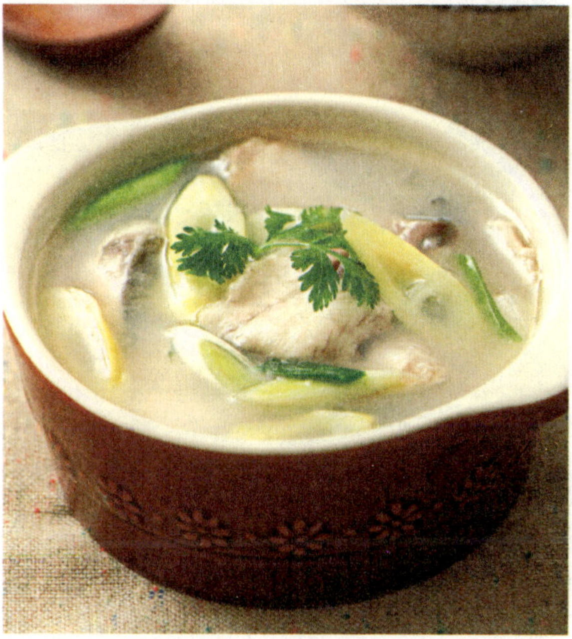

材料： 鲤鱼500克，冬笋尖片50克，鸡蛋（取蛋清）1个，蒜苗段、葱段、姜片、香菜段各适量。

调料： 干淀粉、香油、盐、味精、料酒、胡椒粉各适量。

做法：

1 鲤鱼处理干净，剔骨取肉，切成片。

2 鲤鱼肉片放入碗中，加少许盐、料酒、味精、干淀粉、蛋清抓匀。

3 油锅烧热，爆香葱段、姜片后，倒入适量清水，然后放入鱼片、冬笋尖片，煮至鱼肉熟透，再调入盐、胡椒粉、味精，略煮后盛出，最后淋入香油，撒上蒜苗段、香菜段即可。

海带豆腐瘦肉汤

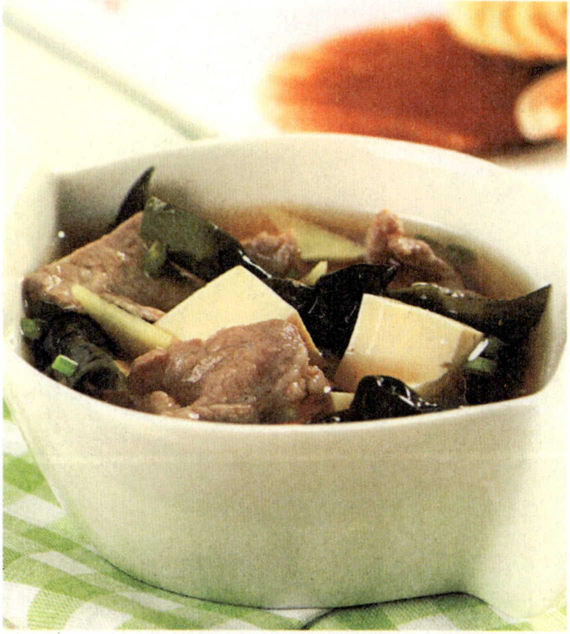

材料： 海带结6个、嫩豆腐8小块、猪瘦肉60克、葱末5克、姜2片。

调料： 盐、鸡精各适量，酱油1大匙，玉米淀粉1小匙。

做法：

1 将猪瘦肉洗净，切成薄片；豆腐块洗净；海带结洗净。

2 猪瘦肉片用酱油腌渍10分钟，再放入玉米淀粉抓拌均匀。

3 将海带结、豆腐块、猪瘦肉片放入碗内，倒入清水，放入微波炉中先高火加热3分钟，再转小火加热5分钟，取出，放入盐、鸡精、葱末、姜片调味即可。

萝卜西红柿汤

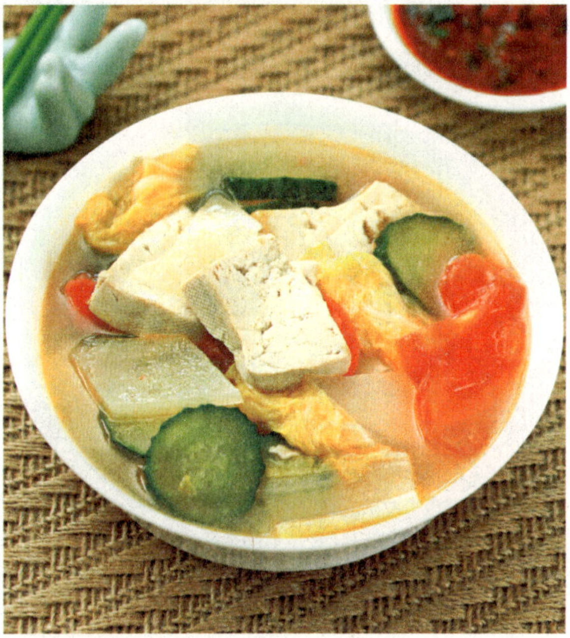

材料： 白菜块、白萝卜片各200克，北豆腐块150克，黄瓜片10克，西红柿片、葱末各适量。

调料： 盐、味精、香油、豆瓣酱各适量。

做法：

1 北豆腐块用沸水氽烫一下。

2 油锅烧热，炒香豆瓣酱，放入味精、葱末，装入小碟中，做成蘸料。

3 另起锅，加油烧热，放入白萝卜片和白菜块同炒，加水、黄瓜片、西红柿片，用大火煮至白萝卜、白菜熟烂，放入北豆腐块，加少许盐，稍煮，加味精、香油调味，蘸食即可。

竹笋丝瓜汤

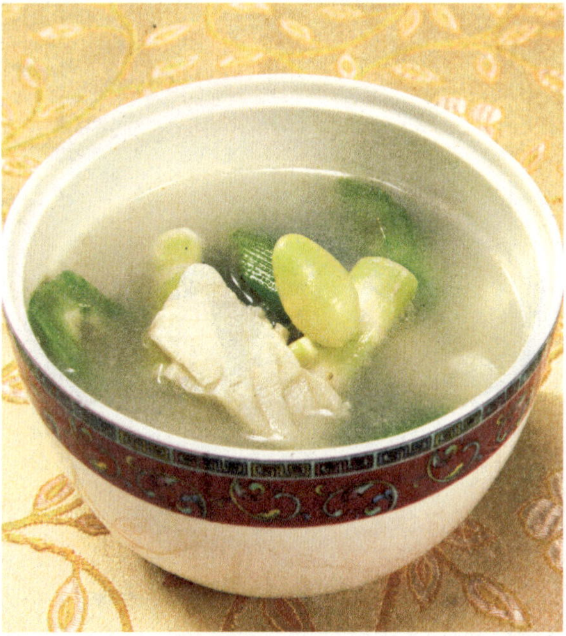

材料： 竹笋200克、丝瓜150克、鳕鱼肉500克、银杏50克。

调料： 鸡精1小匙，盐、米酒各适量，香油少许，海鲜高汤800毫升。

做法：

1 竹笋洗净，用沸水氽烫，捞出沥干，切成段；鳕鱼肉洗净，切成厚片；丝瓜洗净去皮，切成块；银杏入水中略浸泡，备用。

2 锅置火上，倒入海鲜高汤煮沸，放入鳕鱼肉片，烧开后3分钟再加入竹笋、丝瓜块和银杏，转小火煮至熟。

3 加剩余调料以大火煮沸后盛出即可。

神经衰弱

神经衰弱是一种常见的精神症状，好发于生活不规律及精神长期处于紧张状态的人。神经衰弱者常感脑力和体力不足，容易疲劳，易出现工作效率低下、失眠、多梦、头昏头痛、注意力不集中、记忆力下降等症状。神经衰弱多由情志伤神、思虑劳倦太过、体质虚弱所致。

明星食材

猪心、黄花菜、百合、莲子、核桃、新鲜肉类、动物肝脏、骨髓、海参、鹌鹑蛋、牡蛎、坚果、桂圆、大枣、甘蔗、猕猴桃等。

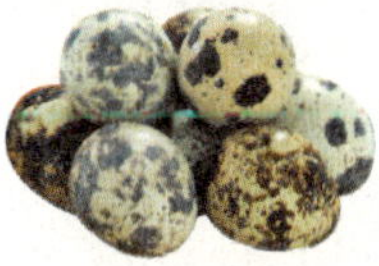
鹌鹑蛋

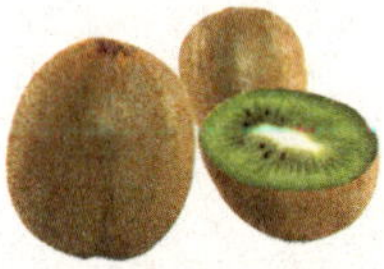
猕猴桃

推荐汤饮

木耳排骨汤

材料： 猪排骨250克，黑木耳、干山楂片各适量。

调料： 盐、生抽、老抽各适量，芥末油少许。

做法：

1 黑木耳泡发后洗净，撕成小朵；干山楂片洗净，备用。

2 猪排骨洗净切块，用清水略泡。

3 将猪排骨块、干山楂片、黑木耳放进炖锅，加适量水，煮沸后，撇去浮沫，炖煮约2小时，最后加调料调味即可。

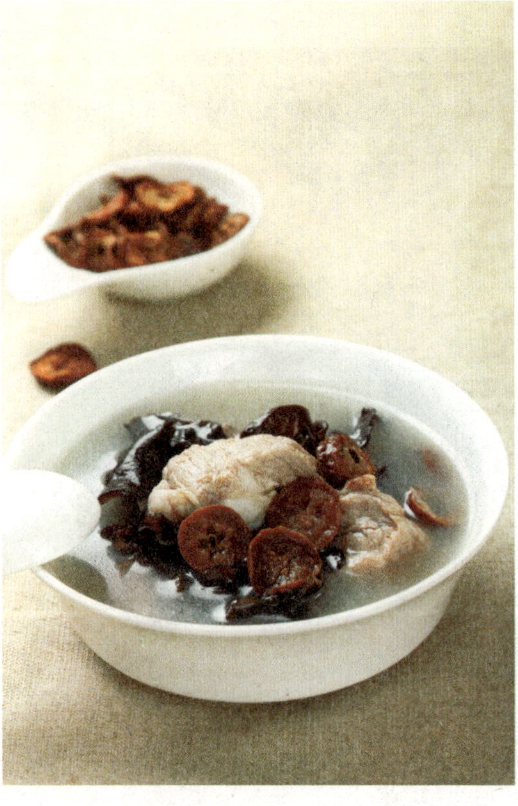

营养解读

黑木耳中的蛋白质含量很高，铁的含量位于植物性食物之首，有利五脏、益气强身之效。

瘦肉草菇煲

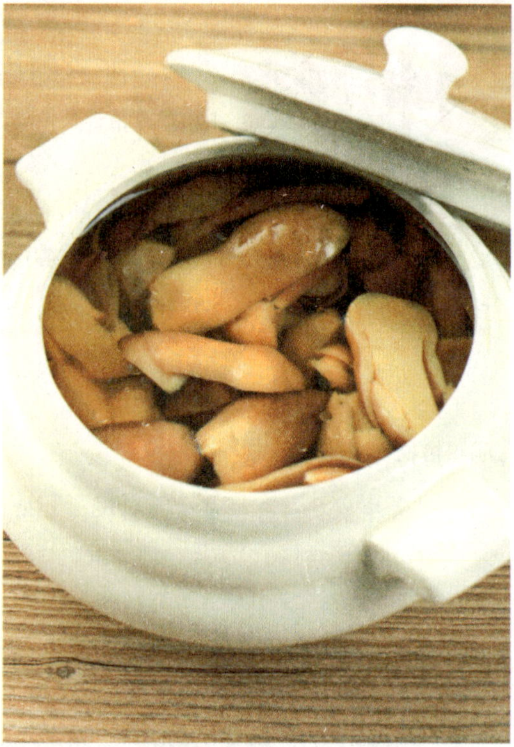

材料： 草菇750克、猪瘦肉300克。

调料： 高汤、熟鸡油、盐、味精各适量。

做法：

1 草菇去蒂洗净，对切两半，入沸水锅中汆烫后捞出，沥干，放入炖盅中；猪瘦肉洗净，切成片，汆烫片刻后捞出，放入碗中，备用。

2 草菇、猪瘦肉炖盅中加高汤、盐、熟鸡油、味精，入锅中蒸20分钟后，取出即可。

营养解读

草菇为食用菌之佳品，内含有蛋白质、脂肪、多种维生素和核酸等，对气血不足、神经衰弱有很好的疗效。

双心藕椒汤

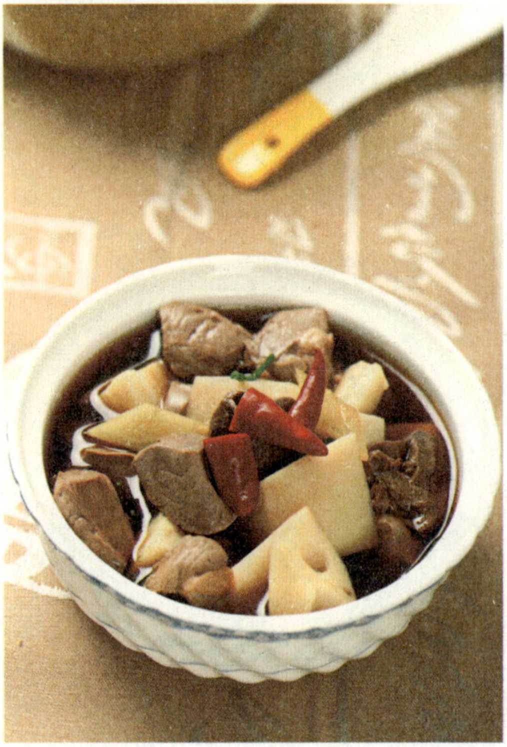

材料： 猪心1个，鸡心15个，新鲜莲藕150克，葱末、姜丝各少许。

调料： 干辣椒、盐、酱油、味精各适量。

做法：

1 将猪心洗净，切成块；鸡心洗净，每个都一分为二；莲藕去皮洗净，切成滚刀块；干辣椒切成段，备用。

2 锅中加适量清水，放入猪心块与鸡心，开火煮至熟，捞出洗净，沥干水分。

3 油锅烧热，放入葱末、姜丝与干辣椒段炒香，下入猪心块与鸡心煸炒至香，加入藕块微炒，加入适量水煮开，加入盐、酱油和味精略煮至入味即可。